Schattauer

Jan Frölich | Gerd Lehmkuhl

Medienkonsum von Kindern und Jugendlichen

Risiken und Chancen

Schattauer

Priv.-Doz. Dr. med. Dr. päd. Jan Frölich
Zentralinstitut für seelische Gesundheit (ZI)
Klinik für Psychiatrie und Psychotherapie
des Kindes- und Jugendalters
Postfach 12 21 20
68072 Mannheim
E-Mail: info@kjp-froelich.de

Prof. Dr. med. Dipl. Psych. Gerd Lehmkuhl
Stübbenstraße 10
10779 Berlin
E-Mail: gerd.hk.lehmkuhl@gmx.de

Das vorliegende Buch ist die komplett überarbeitete und erweiterte Neuauflage von:
Frölich, J. & Lehmkuhl, G. (2012). Computer und Internet erobern die Kindheit. Vom normalen Spielverhalten bis zur Sucht und deren Behandlung. Stuttgart: Schattauer.

Schattauer
www.schattauer.de

Gestaltungskonzept: Farnschläder & Mahlstedt, Hamburg
Cover: Bettina Herrmann, Stuttgart
unter Verwendung einer Abbildung von © istock/patat
Gesetzt von Eberl & Koesel Studio, Kempten
Gedruckt und gebunden von Friedrich Pustet GmbH & Co. KG, Regensburg
ISBN 978-3-608-40068-7
E-Book ISBN 978-3-608-11951-0
PDF-E-Book ISBN 978-3-608-20587-9

Bibliografische Information der Deutschen Nationalbibliothek
Die Deutsche Nationalbibliothek verzeichnet diese Publikation in der Deutschen Nationalbibliografie; detaillierte bibliografische Daten sind im Internet über http://dnb.d-nb.de abrufbar.

Vorwort

Die Frage, ob digitale Medien die Entwicklung unserer Kinder negativ beeinflussen und einen relevanten Risikofaktor für die seelische Gesundheit darstellen, beschäftigt eine breite Öffentlichkeit. Die Stellungnahmen und Ansichten sind ebenso kontrovers und polarisiert wie die Ergebnisse empirischer Studien und die Darstellungen in unzähligen Ratgebern und Fachbüchern. Die Flut der Publikationen in der Fach- und Tagespresse reißt nicht ab, denn die Online-Zeit von Kindern und Jugendlichen wächst ständig. Gefordert wird deshalb, die notwendige Medienkompetenz von frühauf zu fördern. Hierzu sind eine altersadäquate Anleitung und Begleitung notwendig, denn wir sind in unserem Alltag immer mehr auf die Nutzung von ganz unterschiedlichen Medien angewiesen.

So sieht ein Gutachten der Ständigen Wissenschaftlichen Kommission der Kultusministerkonferenz (SWK) den dringenden Bedarf für eine intensive Medienbildung bereits in den Kitas und verlangt, ein nachhaltiges pädagogisches Konzept zu verankern. Darüber hinaus sieht der Beirat Handlungsnotwendigkeit, um das Bildungssystem erfolgreich und zukunftsfähig für die dauerhaften Anforderungen einer digitalisierten Welt aufzustellen (SWK 2022). Auch die Nationalakademie Leopoldina fordert eine bessere Infrastruktur in Schulen, um einen Wechsel von Präsenz- und Online-Betrieb besser bewerkstelligen zu können, wenn, wie in der Pandemie, auf Homeschooling umgestellt werden muss (Leopoldina 2020).

Und natürlich gibt es Mahnungen, dass diese Transformation und zunehmende Digitalisierung neben Chancen auch weitreichende Risiken mit sich bringt. Dabei gilt es auch, die langfristigen Auswirkungen bei den sogenannten »digital natives« in den Blick zu nehmen. Neben einer Gefährdung der individuellen Freiheit durch gespeicherte Daten bis hin zu »kommerzieller Überwachung« ergeben sich Probleme für die politische Meinungsbildung und öffentliche Diskussion. Jürgen Habermas (2022) wies in diesem Zusammenhang auf die »Gefahr der Fragmentierung in Verbindung mit einer gleichzeitig entgrenzten Öffentlichkeit hin« (S. 47).

Um sich in diesem Dschungel konträrer Argumente, Risiken und Erwartungen orientieren zu können, bedarf es nicht nur einer wie auch immer erworbenen Medienkompetenz, sondern auch der Fähigkeit, die Vielfalt von Umfrageergebnissen, Warnungen, Empfehlungen und wissenschaftlichen Fakten zur Digitalisierung kritisch zu reflektieren und zu gewichten.

Es scheint verlockend, nach einfachen und beständigen Wahrheiten zu suchen, doch dieses Buch soll dafür sensibilisieren, dass diese z. T. keinen Bestand haben können, durchaus flüchtig und widersprüchlich sind und ein rasches Verfallsdatum aufweisen. Es kommt also darauf an, eine Form der Beschäftigung und Auseinandersetzung mit der Medienkultur zu entwickeln, die es uns erlaubt, eine unaufgeregte, abwägende Haltung einzunehmen und ständig »nachzubessern«.

Aus stilistischen Gründen und zur besseren Lesbarkeit wird das generische Maskulinum als geschlechtsneutrale Formulierung verwendet.

Unser Dank gilt Frau Dipl.-Betriebsw. Helga Banhart, die mit großer Kompetenz und hohem Engagement bei der Manuskriptgestaltung und Fertigstellung dieses Buches entscheidend mitgeholfen hat.

Stuttgart und Berlin im Oktober 2022
Jan Frölich
Gerd Lehmkuhl

Inhalt

1 Prolog: Medienkonsum von Kindern und Jugendlichen – eine kontroverse Diskussion

Warum ein weiteres Buch zum Thema der Nutzung digitaler Medien von Kindern und Jugendlichen?

Die Monografien, Ratgeber und Beiträge in der Tagespresse und in wissenschaftlichen Zeitschriften sind kaum noch zu überblicken. Eine Orientierung fällt schwer, denn die Meinungen und Argumente umfassen ein breites Spektrum: Während die einen davon ausgehen, dass wir uns und unsere Kinder durch den Medienkonsum um den Verstand bringen und dement werden (Spitzer 2012), meinen andere, dass Computer unsere Kinder weder dumm noch krank machen und sprechen von einer digitalen Hysterie (Milzner 2016). Wer hat nun Recht, wie lassen sich die jeweiligen Positionen begründen, gibt es für sie eine ausreichende empirische Evidenz? Und wie kann es Eltern und Pädagogen gelingen, sich im Dschungel ganz unterschiedlicher Einschätzungen zu orientieren?

Es liegt in der Natur der Sache, dass wenig Einigkeit besteht, da die vorliegenden wissenschaftlichen Untersuchungen sehr unterschiedlich interpretiert werden können, ihre Relevanz für die Praxis nicht immer eindeutig ausfällt und die Kombattanten alle Register ziehen, um ihre jeweiligen Standpunkte zu untermauern. Die Vielfalt der Argumente und Interpretationen ist für die Nutzer verwirrend. Welchen Argumenten soll Glauben geschenkt werden, und wie kann es vor allem gelingen, eine eigene Einstellung und Haltung zu finden?

Dabei geht es sowohl um Konsum und Genuss als auch um Informationen, Wissensvermittlung und soziale Kontakte. Die neuen Kommunikationswege eröffnen faszinierende Freiräume, können aber auf der anderen Seite auch einengen und in Abhängigkeiten führen. Es kommt also auf ihre vernünftige Handhabung, Kontrolle und Nutzung an. Doch wie sieht der richtige Umgang mit den neuen Medien für Kinder und Jugendliche aus, wie viel Zeit sollten sie in virtuellen Welten verbringen, welche Folgen sind zu befürchten? Die empirischen Daten hierzu belegen übereinstimmend, dass ein hoher Medienkonsum in Zusammenhang mit psychischen, physischen und sozialen Auffälligkeiten steht (Grund & Schulz 2017). Allerdings gibt es eine ganze Reihe von Einflussfaktoren, die hinsichtlich der negativen Auswirkungen zu beachten sind. Hierzu gehören u. a. das Alter, das zeitliche Ausmaß der Beschäftigung, die konsumierten Inhalte, der sozioökonomische Status der Familie, vorhandene sozio-emotionale Kompetenzen sowie das Erziehungsverhalten der Eltern, also ein komplexes Bedingungsgefüge, das im Einzelfall nicht immer leicht zu beurteilen und zu durchschauen ist. Dabei existieren durchaus differenzielle Effekte. So besteht z.B. für Jugendliche mit Migrationshintergrund ein erhöhtes Risiko für eine Internet- und Computerspiel-Abhängigkeit. Überraschenderweise scheint die frühkindliche Gesamtmediennutzung nur eine geringe Vorhersagekraft für einen späteren auffälligen Medienkonsum zu besitzen.

So genannte nicht substanzgebundene Abhängigkeiten durch Internet, Computerspiele und soziale Medien stellen zunehmend ein Problem dar, mit dem sich Eltern, Pädagogen, Psychologen und Kinderpsychiater auseinanderzusetzen haben (Geisel et al. 2021). Dabei zeigt sich, dass die Vermittlung von Medienkompetenz ein lebenslanger Prozess ist, der möglichst früh beginnen sollte. Denn digitale Geräte prägen heute von klein auf den Alltag, und ihr Gebrauch ist nicht mehr wegzudenken. Die mediale Jugend ist digital schon immer einen Schritt voraus, sie wurde bereits in eine digitale Welt hineingeboren und musste sich diese nicht erst aneignen und erschließen (Hurrelmann & Albrecht 2020). Die Generation Greta handhabt den Umgang mit Internet & Co. souverän, sie trainiert ständig den Umgang damit, weiß bestens, was medial ankommt, TikTok-Auftritte belegen dies millionenfach. Auch wenn mobile Kommunikation und soziale Medien scheinbar an absoluter Faszination verloren haben, kommt niemand mehr ohne sie aus und setzt sie in großem zeitlichem Umfang ein. Digital Natives wachsen mit der Gefahr des Binge Watching auf – des so genannten »Koma-Glotzens« –, sodass der richtige Umgang mit Smartphone und Internet eine ständige Herausforderung darstellt. Doch welche Aktivitäten werden mit den neuen Medien am häufigsten durchgeführt? Ganz vorne, das zeigen empirische Untersuchungen, stehen soziale Netzwerke, die Kommunikation mit Freunden, aber auch die Internetsuche sowie Musikhören und die Nutzung von Streaming-Angeboten. Hurrelmann und Albrecht (2020) bemerken aber auch eine wachsende Skepsis und Übung in Selbstdisziplin beim Umgang mit digitalen Geräten: Knapp ein Drittel der Befragten wünscht sich, in Zukunft weniger online zu sein, kritisieren fehlenden Datenschutz, Cybermobbing und Fakenews. Allerdings gelingt es vor allem denen, ihren Konsum zu reduzieren, die über einen guten Bildungshintergrund und familiäre Ressourcen verfügen. Hintergründe und Motivation für den Medienkonsum dürfen bei der Einschätzung von Risiken und Nebenwirkungen nicht vernachlässigt werden und stellen ein wesentliches Anliegen dieses Buches dar. Denn ihre Kenntnis ist die Voraussetzung für die Entwicklung adäquater Beratungskonzepte und Präventionsmaßnahmen.

Diese erscheinen deswegen dringend notwendig, weil immer wieder darauf hingewiesen wird, dass Smartphones eine Gefahr für das kindliche Gehirn darstellen und die digitale Übersättigung vielfältige Wunden schlägt (Müller-Jung 2019). Allerdings ergeben die methodisch z.T. sehr aufwendigen Untersuchungen, u.a. mit Hirnscannern, kein einheitliches Bild, sodass zum jetzigen Zeitpunkt keine Aussagen über mögliche Intelligenz- und Entwicklungseinbußen belegt sind.

Dagegen weist eine Reihe von Medienstudien auf die Gefahr für Gesundheit und Bildung hin (Spitzer 2018). In der Folge mangelnder körperlicher Aktivität könne es zu

Übergewicht und Herz-Kreislauf-Problemen sowie einer geringen motorischen Fitness kommen. Außerdem sei mit Verhaltensproblemen wie Schlafstörungen, erhöhter Ablenkbarkeit, sozialen Ängsten und Lernstörungen zu rechnen. Dabei rückt jedoch nicht nur das Medienverhalten von Kindern und Jugendlichen in den Blickpunkt, sondern auch dasjenige ihrer Eltern. Demnach können Säuglinge Fütter- und Einschlafprobleme entwickeln, wenn die Bezugspersonen während der Betreuung parallel digitale Medien nutzen, als Hinweis für eine beginnende Bindungs- und Interaktionsproblematik (Füßler 2017). Und bei Kindern vor dem 6. Lebensjahr verzögere sich sowohl die sprachliche als auch motorische Entwicklung. Die Überflutung mit digital generierten Reizen könne sich – so die Befürchtung – auf die Hirnreifung auswirken. Auch wenn bislang die Evidenz der Schädlichkeit eines problematischen Smartphone-Gebrauchs von Kindern nicht vorliegt, sollten die vorliegenden Befunde gesichtet und auf ihre Relevanz hin überprüft werden.

Neben den negativen Effekten eines unkontrollierten Computer- und Internet-Gebrauchs auf Verhalten und Befindlichkeit werden weitere Risiken und Auswirkungen von Videospielen und Netflix-Serien diskutiert. In seinem Beitrag *Glück aus der Überraschungskiste* fragt Boris Hänssler (2020), ob so genannte Lootboxen süchtig machen, wobei sich schon 7-Jährige in vielen Videospielen virtuelle Vorteile für echtes Geld erkaufen. Dank der rasanten technologischen Entwicklung kommen immer neue problematische Spieldesigns auf den Markt, deren Regulierung für die Eltern häufig ein Problem darstellt. Auch wenn das Abdriften in virtuelle Welten nicht unbedingt mit einer Verarmung oder reduzierten Wahrnehmung der Realität verbunden sein muss, können hierdurch die Interessen und Aktivitäten von Kindern und Jugendlichen bestimmt werden. Andererseits ist nicht alles, was in den Spielen und Filmen auf die Kleinen einströmt, bloßer Konsum. Vieles regt auch Kreativität, Fantasie und Teamgeist an (Makowsky 2017), sodass sich auch hierin das Janusgesicht des Medienkonsums zeigt.

Seit Längerem wird intensiv diskutiert, ob Gewalt, Kriminalität, Bedrohung und Rache, die in Videospielen eine zentrale Rolle einnehmen, aggressives und dissoziales Verhalten begünstigen bzw. verstärken. Sebastian Herrmann (2020) kommt zu dem Fazit, dass, nach mehr als 40 Jahren Forschung hierzu, die Angstwahrscheinlich stark übertrieben ist. Diese Ergebnisse differenziert zu betrachten und dabei differenzielle Einflussfaktoren zu erkennen, sehen wir als eine wichtige Aufgabe dieses Buches. Gut belegt ist jedoch, dass Gewaltfantasien, -handlungen und -androhungen im Internet in den letzten Jahren deutlich zugenommen haben (Kliem et al. 2020). Diese Erfahrungen hinterlassen häufig deutliche Spuren bei den Betroffenen. Sie können Hilflosigkeit, Stimmungsschwankungen und Selbstwertkrisen hervorrufen. Die erfahrenen Verletzungen und Beschämungen verlangen spezifische Interventionsstrategien und langfristige Therapieprogramme sowie einen kompetenten Umgang mit den Problemen und dessen Auswirkungen durch Lehrer und Eltern (Scheithauer et al. 2020). Bislang fehlt jedoch eine flächendeckende Strategie für Schulen, und es bleibt unklar, ob und in welchem Umfang bisherige Maßnahmen wirken, auch wenn das »Medienheld-Programm« vielversprechend erscheint (Schultze-Krumbholz et al. 2014 a; b). Bislang wurde eine ganze Reihe von Pilotprojekten angeschoben, aber nicht konsequent weiterentwickelt und ihre Implementierung in die Praxis nicht vorangetrieben.

Als Manfred Spitzer (2018) postulierte, dass die digitale Informationstechnik der Bildung schade, dachte noch niemand an die Herausforderungen durch die Corona-Krise für Schule und Familien. Der Notwendigkeit einer besseren Digitalisierung der Schulen und entsprechende Anstrengungen, diese zu erreichen, wird jetzt eine große Priorität eingeräumt. Andererseits zeigt sich, dass Homeschooling nicht für jedes Kind eine gute Lösung darstellt, insbesondere nicht für Jüngere, Lernschwache und sozial Benachteiligte. Sie geraten hierdurch eher noch weiter ins Abseits. Dabei machen digitale Medien Schüler keineswegs schlauer, vielmehr bedarf es entsprechender Lernprogramme und intelligenter Tutorensysteme. Insgesamt scheint das Lernen mit digitalen Medien die Motivation einiger Schüler zu erhöhen, jedoch können auch sehr gut entwickelte multimediale Lerninhalte die Lehrkraft nicht ersetzen. Und wenn insbesondere bei jüngeren Kindern Anleitung und Unterstützung durch die Eltern beim Homeschooling fehlen, besteht die Gefahr, dass auf Videospiele und andere mediale Inhalte ausgewichen wird. Zudem würde der Unterricht, so Kritiker, nicht besser, wenn jeder Schüler und Lehrer über ein Tablet verfüge. Digitalisierung sei per se für »unsere Kultur, für unsere Bildung« nicht nur positiv zu bewerten (Zierer 2019 a; b). Vielmehr habe die Corona-Krise das Dilemma zwischen Gesundheit und Bildung offengelegt und die Notwendigkeit eines besseren E-Learnings deutlich gemacht. Corona hat die Schüler gezwungen, ihr Lernen stärker selbst zu organisieren. »Lehrer mussten lernen, digital zu unterrichten, Kollegien, dass gemeinsames Handeln besser funktioniere als Einzelkämpfertum.« Wenn von alledem etwas erhalten bliebe, könne sich die Krise für die Schulen »sogar als Gewinn erweisen«, sagt Prenzel, der einst für die PISA-Studie in Deutschland verantwortlich war (Füller & Spiewak 2020).

Wenn Google Deutschland feststellt, dass viele Anwendungen für Smartphone, Tablet oder Computer beim Lernen und Arbeiten nützlich sein können, trifft dies sicherlich zu, jedoch sollte eine ausreichende Förderung sozialer Kompetenzen dabei nicht vernachlässigt werden. Es gilt, die Chancen und Risiken der digitalen Informationstechnik für Bildung, Schule und soziale Entwicklung hinsichtlich ihrer Chancen und Risiken genau abzuwägen.

Um den inhärenten Gefahren, die mit einer intensiven Mediennutzung und den möglichen negativen Auswirkungen verbunden sind, früh begegnen zu können, werden entsprechende Aufklärungskampagnen, Handlungsempfehlungen und Präventionsmaßnahmen konzipiert und angeboten. Das Bundesfamilienministerium unterstützt u. a. die Veröffentlichung von Informationsmaterialien im Internet. Die Initiative »Schau hin! Was Dein Kind im Internet macht« klärt über die Mediennutzung von Kindern auf und will Eltern in ihren Medienkompetenzen unterstützen. TV-Spots zu Themen des sexuellen Missbrauchs im Netz und des Cybermobbings tragen dazu bei, eine breite Öffentlichkeit mit dieser Problematik vertraut zu machen. Ob dies zu einem kritischeren und bewussteren Umgang mit Smartphone und Netzgeräten beiträgt, ist jedoch keineswegs erwiesen.

Das Schlüsselwort heißt »Medienkompetenz«. Diese soll verbessert werden, was angesichts der umfassenden Thematik und der stetigen Zugriffsmöglichkeiten ein schwieriges Unterfangen darstellt. Es ist nicht leicht zu vermitteln, dass die Digitalisierung einerseits in der Schule und in der Arbeitswelt dringend vorangebracht werden muss, aber andererseits die Nutzung sozialer Medien im Alltag und ihre Nutzung für die Freizeit kritisch gesehen wird. Da sind gute Begründungen gefragt, wobei Handlungsempfehlungen und -strategien sowohl die Kinder und Jugendlichen als auch ihre Eltern erreichen sollten. Denn, wer eine kluge Smartphone-Nutzung lehren und vorleben soll, muss sie zunächst selbst beherrschen (Füßler 2017). Das Ziel einer bewussten Mediennutzung für die ganze Familie setzt jedoch eine hohe Bereitschaft und Motivation aller Beteiligten voraus und verlangt von jedem eine Veränderung seines digitalen Alltags. Über alle Generationen und über alle sozialen Kontexte hinweg sollten Nutzer darauf achten, in ihrem Medienhandeln das richtig Maß zu finden (Zurstiege 2019). Dies bedeutet auch, dass Medienbildung zwar im Kindesalter begonnen werden muss, aber eine Aufgabe des lebenslangen Lernens ist. Dann kann Papa nicht mehr jederzeit rasch WhatsApp-Nachrichten bearbeiten und sich nebenbei mit dem 3-jährigen Sohn beschäftigen, der vor dem Schlafengehen noch schnell ein YouTube-Video auf dem Tablet anschaut.

Wenn technische Begrenzungen Kinder vor Gefahren im Netz schützen können, ist es durchaus möglich, dass andererseits ihre sozialen und technischen Kompetenzen hierdurch eingeschränkt werden. Begrenzungen mag ein einfaches und häufig erkämpftes Mittel für Eltern sein, um die Internetnutzung des Kindes zu regulieren, allerdings wird es deren Internet-Nutzungskompetenz eher behindern (Glüer & Lohaus 2018).

Dass Medienkompetenz nicht »einseitig auf technische und instrumentelle Fertigkeiten« beschränkt sein sollte, zeigt nach Hartmut von Hentig (2002) eine fast 20-jährige Debatte, wenn er ausführt: »Aber statt die Menschenbildung so weit auszulegen, dass sie die Meisterung auch dieser Lebensschwierigkeit einschließt, erfindet man eine ›Medienbildung‹ als eine ›reduzierte Medienkompetenz‹« (S. 197). Eine Bestimmung der Medienkompetenz als eine Art Computerführerschein verfehlt nach von Hentig nicht nur das mit dem Wort bezeichnete Problem, sondern »sie bleibt vor allem der Pädagogik die erwartete Orientierung schuldig, ja, sie schwächt sie durch ihre Enge, in der breiten Hauptaufgabe: den jungen Menschen helfen, der technischen Zivilisation gewachsen zu sein. Die uns in der Regel empfohlene Medienkompetenz beschränkt sich auf die Fähigkeit, das Gerät zu bedienen, Computer und Internet für jeweilige typische Zwecke einzusetzen, einen vernünftigen und kritischen Gebrauch vom Fernsehen zu machen. Sie beschreibt – und beschwichtigt damit – die Unruhe über erkennbaren Widersinn und schädliche Folgen, die Ohnmacht gegenüber den ›Entwicklungen‹, die Kritik an den gebrachten oder noch zu bringenden Opfern« (S. 194).

Über die widersprüchlichen Forschungsergebnisse zur Wirksamkeit elterlicher Medienerziehungsmethoden wird später noch ausführlich zu berichten sein. Denn um mögliche Risiken der Mediennutzung abzumildern, bedarf es neben medienerzieherischer Kompetenz auch eines verbesserten Problembewusstseins. Darüber hinaus haben Video-Plattformen wie TikTok Möglichkeiten eingerichtet, die Nutzung sowohl zeitlich wie inhaltlich zu kontrollieren und zu begrenzen. Diese restriktiven Methoden verbessern allerdings nicht die Selbstkontrolle der Kinder und Jugendlichen, sondern lässt sie eher nach Auswegen suchen, die einschränkenden Maßnahmen zu umgehen.

Bedroht oder zerstört sogar das World-Wide-Web die Individualität jedes Einzelnen (Lanier 2010) und verändert das Internet unser Denken in ungeahnter und einschneidender Weise (Carr 2010)? In dieser generellen Diskussion, welchen Preis wir für den digitalen Fortschritt zu zahlen haben, stehen sich die gegensätzlichen Meinungen und Haltungen unerbittlich gegenüber. Wird die Kultur des Dialogs und des individuellen Lebens bedroht oder erweitern die sozialen Medien unser kollektives Wissen, schafft sie neue Bildungsangebote und eröffnet neue Kommunikationswege zu unserem Wohl? Die Einschätzungen hierzu könnten konträrer nicht sein. Für Zadie Smith (2019) braucht es eine Revolution, die uns vom Internet befreit. Der jungen Generation würde Zeit, Kreativität und Energie durch Social Media genommen, die eine massive Ablenkung vom eigentlichen Leben darstellt. Die Informationsgesellschaft käme nie zur Ruhe, sie münde in einen Konformitätszwang, und es gelänge nur schwer, sich »gegen die von digitalen Programmen gesteuerte Lenkung und Überwachung seiner Aktivitäten zur Wehr zu setzen« (Hüther 2020).

Die warnenden und kritischen Stimmen überwiegen bei Weitem, und sie untermauern ihre Bedenken mehr oder weniger mit stichhaltigen empirischen Befunden. Auf diese alarmistischen Perspektiven soll im Folgenden ebenso näher eingegangen werden wie auf die ermutigenden und bereichernden Möglichkeiten, die das Internet mit sich bringt. Das »Wunder der modernen sozialen Netzwerke« bestünde darin – so Christakis und Fowler (2010) –, dass sie den Kontakt zu anderen Menschen in neuer Weise ermöglichen und dazu beitragen, für Probleme kreative Lösungen zu finden. Eine Bewegung wie »Fridays for Future« wäre ohne digitale Plattformen nicht denkbar. Wir müssen vielmehr Strategien einer sinnvollen Nutzung entwickeln und steuern, »was wir in unsere Köpfe lassen« (Baker 2010). Wir müssen uns eine angemessene Daten-Diät verordnen, um das Übermaß an Informationen, Sozialkontakten und Zerstreuungen zu reduzieren (Spiewak 2017). Es gehe darum, gegen die Welt der Computer Instanzen des Einspruchs zu etablieren und »den Widerspruch, der sich einzig und allein aus Empirie und Intuition speisen kann, als Aufgabe moderner Gesellschaften zu erkennen« (Schirrmacher 2010).

Zurzeit lässt sich die Frage nicht beantworten, ob die digitale Dauerpräsenz mehr Vorteile oder Nachteile mit sich bringt. Es ist nicht zu erwarten, dass sich diese Entwicklung aufhalten lässt. Voirol (2010) plädiert dafür, weder in eine radikale Kritik der Internet-Technologie zu verfallen, die darin ausschließlich ein Ort des Untergangs der Kultur und der wachsenden Entfremdung sieht, noch im Gegenteil einen technologischen Optimismus zu verkünden, der nur die Ausweitung von Handlungsspielräumen feiert.

In diesem Sinn wollen wir versuchen, die vorliegenden empirischen Daten zum Medienkonsum bei Kindern und Jugendlichen mit seinen Auswirkungen auf Verhalten, Leistung und Freizeit in ihrer Aussagekraft für die Praxis darzustellen.

2 Medien bestimmen die Lebenswelt von Kindern und Jugendlichen

2.1 Besitz und Zugang zu Medien

Während dieses Buch geschrieben wurde, veränderten sich die damals noch aktuellen Mediennutzungsdaten von Kindern und Jugendlichen unter der Corona-Pandemie ganz erheblich. Der Einfluss auf das Schul- und Privatleben war massiv. Über längere Phasen hinweg waren die Schulen geschlossen, oder Unterricht fand nur teilweise statt. Normalerweise wahrgenommene Freizeitaktivitäten, sei es, sich mit Freundinnen und Freunden zu treffen oder Vereinsaktivitäten nachzugehen, waren ebenfalls nur in sehr eingeschränktem Maße oder sogar gar nicht möglich. Selbst nach Ende des ersten Lockdowns fand in diesem Coronajahr nur bei 12 % der Schülerinnen und Schüler regulärer, täglicher Präsenzunterreicht statt. Hybride Unterrichtsformen mit einem Wechsel von Präsenz und Homeschooling überwogen für 69 % der Befragten, 16 % waren ausschließlich zu Hause (mpfs 2020a).

Eine aussagekräftige Datengrundlage für dieses Buch sind u. a. die repräsentativen JIM- und KIM-Studien. Für die Studien werden seit 1998 bzw. 1999 Kinder- und Jugendliche und deren Haupterzieher zum Besitz und Umgang mit Medien und deren Auswirkungen befragt. Die langangelegten Studien geben zum einen ausführlich den aktuellen Stand der Situation wieder, zum anderen aber auch einen tiefen Einblick in die Entwicklung der letzten 20 Jahre des Medienkonsums. Sie erlauben dadurch Rückschlüsse, wie Medien von Kindern und Jugendlichen in unserer Zeit genutzt werden und was sie mit ihnen »machen« (mpfs 2020a, JIM-Studie; mpfs 2020b, KIM-Studie).

Für die JIM-Studie 2020 fand deutschlandweit telefonisch oder online von Juni bis Juli bei 1200 Jugendlichen im Alter zwischen 12 und 19 Jahren (52 % Jungen/junge Männer, 48 % Mädchen/junge Frauen) eine Befragung statt. 77 % der Befragten waren Schüler und Schülerinnen, 8 % Auszubildende, 9 % Studierende. 18 % der Befragten hatten einen Migrationshintergrund.

Erwartungsgemäß besteht bei der Medienausstattung in vielen Haushalten ein weit gefächertes Medienrepertoire. U. a. finden sich WLAN-Anschluss und Handy/Smartphone in 99 % der Haushalte, Computer/Laptop in 98 %, Fernseher bei 95 % der Familien. Mittlerweile werden auch Streaming-Dienste für Musik und Videos von ca. 70 % der Haushalte in Anspruch genommen, was einen deutlichen Zuwachs bedeutet.

Von den Jugendlichen besitzen 94 % ein Smartphone, knapp 75 % einen Computer/Laptop, bei 50 % der Kinder und Jugendlichen befindet sich ein Fernseher im eigenen

Zimmer. Der Bildungshintergrund scheint hierbei eine erhebliche Rolle zu spielen: Während Gymnasiasten deutlich häufiger einen Computer/Laptop im eigenen Zimmer haben als Haupt- oder Realschüler, kehrt sich dies um für den Besitz eines eigenen Fernsehers. Auch geschlechtsspezifische Unterschiede existieren: Mädchen besitzen seltener einen Computer als Jungen (21 % gegenüber 45 %), aber häufiger einen Laptop (62 % gegenüber 50 %). Dafür besitzen 51 % der Jungen eine feste Spielekonsole gegenüber 32 % der Mädchen.

Jugendliche wählen als häufigsten Zugang zum Internet das Smartphone (73 %), erheblich seltener den stationären Computer bzw. den Laptop (jeweils 10 %). Es gibt deutliche geschlechtsbezogene Unterschiede, bei den Mädchen wird das Smartphone als Zugangsweg favorisiert, bei den Jungen dagegen der stationäre Computer. Erklärt wird dies damit, dass Jungen häufiger PC-Spiele spielen. Im Jahr 2020 wurde in deutlich stärkerem Ausmaß auch das Tablet als Zugangsweg zum Internet genutzt gegenüber dem Vorjahr (Anstieg von 17 auf 34 %). Auch bei der Nutzung von Smart-TVs ergibt sich ein erheblicher Zuwachs von 12 % innerhalb eines Jahres.

2.2 Mediennutzung bei Jugendlichen

Die schulische Nutzung von Medien

Während der Corona-Pandemie gab es große Herausforderungen für die Schulen bezüglich der Kontaktaufnahme mit den Schülern und der Bereitstellung von Unterrichtsmaterialien. Diese wurden den Schülern in 57 % per E-Mail zugesandt, 55 % nutzten eine Schul-Cloud oder Online-Plattformen der Schule. Knapp ein Drittel lernte klassisch mit gedruckten Büchern, 27 % nutzten Videokonferenzen und knapp 15 % WhatsApp zum Austausch von Unterrichtsmaterialien.

60 % der Schülerinnen und Schüler geben an, sich außerhalb des klassischen Unterrichtsrahmens schlecht für das Lernen motivieren zu können, 12 % vermissen einen geeigneten Ort zum Lernen. Bis zu einem Drittel der Schülerinnen und Schüler beklagt sich entweder über technische Probleme oder Probleme bei der Übersicht über unterschiedlich genutzte Lernplattformen. Insgesamt wird das Online-Lernen im Jahr 2020 als durchschnittlich zwischen gut und befriedigend eingeschätzt, von 46 % der Jugendlichen sogar als sehr gut oder gut. Im zweiten Lockdown 2021 nahm allerdings die Zufriedenheit auf 35 % ab, was eventuell auch damit erklärt werden kann, dass die Schüler trotz besserer technischer Voraussetzungen in der Schule insgesamt durch die Coronalage mehr belastet waren. Besonders die 18- bis 19-Jährigen litten unter den Bedingungen mit nur 2 % hoher Zufriedenheit, wahrscheinlich beeinflusst durch die speziellen Anforderungen für die Abiturvorbereitungen (JIM 2021).

Die Nutzung von Medien in der Freizeit

Während der Corona-Pandemie hat sich durch die Beschränkungen schulischer und sozialer Aktivitäten das Freizeitverhalten von Kindern und Jugendlichen stark verändert. Im Hinblick auf die nicht medialen Aktivitäten sind weiterhin das Treffen von Freunden, sportliche Aktivitäten, Familienunternehmungen und Musik selbstständig machen von großer Bedeutung. Gerade im Hinblick auf das Treffen von Freunden bzw. auf sportliche Aktivitäten ist allerdings ein erheblicher Rückgang zu beobachten (täglich oder mehrfach in der Woche haben sich 2019 noch 75 % mit Freunden getroffen, 2020 nur noch 61 %; beim Sport ging der Anteil von 66 % auf 60 % zurück). Familiäre Aktivitäten und selbst Musikmachen haben demgegenüber zugenommen. Bei den nicht-medialen Aktivitäten gaben in der JIM-Studie von 2011 (mpfs 2011) noch 67 % der Jugendlichen als Freizeitaktivität Ausruhen/nichts tun an, ab 2012 wurde dieser Aspekt in den JIM-Studien nicht mehr erhoben.

35 % der Jugendlichen, das ist eine leichte Zunahme gegenüber 2019, geben an, täglich oder mehrfach in der Woche ein gedrucktes Buch zu lesen, wobei der Durchschnitt der letzten Jahre bei ca. 40 % lag. Hervorzuheben ist die längere Lesedauer mit 74 Minuten durchschnittlich gegenüber 53 Minuten 2019. Das Lesen von Büchern ist stark geschlechtsspezifisch geprägt: Während 42 % der Mädchen regelmäßig lesen, tun dies nur 28 % der Jungen täglich oder mehrfach in der Woche. Der Anteil der Nicht-Leser ist bei Jungen doppelt so hoch wie bei Mädchen (20 % gegenüber 10 %). Auch der Bildungsgrad spielt eine Rolle: Gymnasiasten lesen fast doppelt so häufig Bücher wie Haupt- oder Realschüler (40 % gegenüber 26 %). Je älter die Jugendlichen werden, desto seltener lesen sie regelmäßig (Rückgang von 42 % im Alter von 12–13 Jahren auf 26 % im Alter von 18–19 Jahren). Hinzuzufügen ist, dass das Lesen elektronischer Publikationen (E-Books) weiterhin keine besondere Wichtigkeit in all diesen Altersgruppen hat.

2020 waren das Internet und das Smartphone die allumfassenden täglichen Medienbegleiter der 12- bis 19-jährigen Jugendlichen. Ungefähr 90 % der Befragten geben an, diese beiden Medien täglich zu nutzen, gefolgt von Musik hören, das mit 80 % deutlich vor den anderen Medien wie Videos und Fernsehen liegt. Abbildung 2-1 zeigt die regelmäßigen, also die täglich oder zumindest mehrmals in der Woche stattfindenden medialen Aktivitäten. Wie man in der Abbildung sieht, unterscheidet sich das Nutzungsverhalten zwischen Jungen und Mädchen teilweise erheblich (z. B. digitale Spiele und Lesen).

Im Corona-Jahr 2020 zeigen gegenüber 2019 fast alle Medien eine erhöhte Nutzungshäufigkeit auf, bis auf das Radio und das Fernsehen. Der größte Zuwachs war bei der Nutzung von Tablets und bei Videostreaming-Angeboten (jeweils +15 %) festzustellen. Auch bei digitalen Spielen zeigte sich ein Zuwachs von +5 %, etwa der gleiche Zuwachs war bei den Online-Angeboten von Tageszeitungen und Zeitschriften zu verzeichnen.

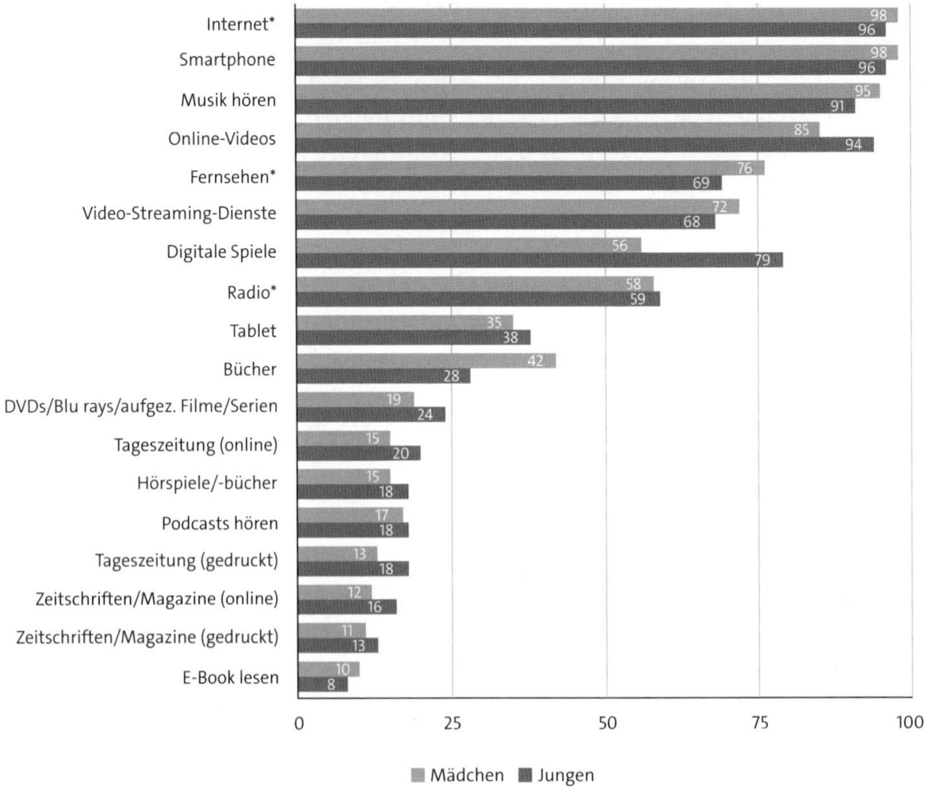

Abb. 2-1: Medienbeschäftigung in der Freizeit – täglich/mehrmals pro Woche. Angaben in Prozent, Basis: alle Befragten, n = 1.200; *egal über welchen Verbreitungsweg (mpfs 2020a, S. 15)

2.3 Stellenwert von Medien im Alltag Jugendlicher

Nutzungszeiten

89 % der Jugendlichen nutzen täglich das Internet, 8 % nutzen es mehrfach in der Woche. Differenziert man nach Altersgruppen, so liegen die zugehörigen Prävalenzzahlen bei den 12- bis 13-Jährigen bei 81 %, bei den 18- bis 19-Jährigen bei 93 %. Gymnasiasten nutzen häufiger täglich das Internet als die Jugendlichen der anderen Schulformen. Die tägliche Internet-Nutzungsdauer ist 2020 erheblich gestiegen um 26 % von durchschnittlich 205 Minuten auf 258 Minuten. Es kann mit großer Wahrscheinlichkeit davon ausgegangen werden, dass dies eine Folge der Corona-Pandemie ist aufgrund der geringeren nicht-medialen Aktivitätsmöglichkeiten von Jugendlichen sowie der Verlagerung von schulischen Aktivitäten in das Homeschooling mit der Notwen-

digkeit zu täglicher Internetnutzung. Mädchen beschreiben eine zehn Minuten längere Online-Nutzungsdauer als Jungen, des Weiteren gibt es eine klare Altersabhängigkeit mit 212 Minuten bei den 12- bis 13-Jährigen und bis 306 Minuten bei den 18- bis 19-Jährigen. Die gesamte Nutzungsdauer des Internets ist im Übrigen mit 247 Minuten bei Gymnasiasten deutlich geringer als die von Jugendlichen anderer Schulformen mit 281 Minuten durchschnittlich.

Mittlerweile liegen die Daten einer weiteren JIM-Studie aus dem Jahr 2021 vor (mpfs 2021). Dabei nutzen die Jugendlichen nach eigener Einschätzung an einem durchschnittlichen Wochentag 241 Minuten das Internet. Damit ist nach dem sehr starken Anstieg der Internetnutzungszeit um 53 Minuten im Jahr 2020 zwar wieder ein Rückgang um 17 Minuten zu beobachten, trotzdem liegt dieser Wert weiter deutlich über dem Vor-Corona-Niveau.

Nutzungsinhalte

Die Nutzung des Internets für unterschiedliche Inhalte bezieht sich nach Auskunft der Jugendlichen bei 34 % der Befragten auf den Bereich Unterhaltung, gefolgt von Spielen und Kommunikation (28 und 27 %). 11 % der Befragten geben der Informationssuche den Vorrang. Im Kontrast zu den Jahren zuvor erhält der Bereich Unterhaltung (Musik, Videos, Bilder) eine größere Bedeutsamkeit gegenüber dem Bereich der Kommunikation. Dieser Trend besteht bereits schon seit fünf Jahren, hat sich allerdings während der Corona-Pandemie nochmals verstärkt. 2010 gaben noch 46 % der Befragten als hauptsächliche Internetnutzung die Kommunikation mit anderen Personen an und nur 23 % den Bereich Unterhaltung. Es gibt auch hier geschlechtsbezogene Unterschiede: 33 % der Mädchen nutzen das Internet zur Kommunikation, dies tun nur 23 % der Jungen. Des Weiteren ist bei der Online-Nutzung die Unterhaltung bei Mädchen stärker vertreten als bei Jungen (37 % gegenüber 32 %). Umgekehrt verhält es sich bei Computerspielen (Jungen 34 %, Mädchen 19 %). Über die Altersgruppen hinweg unterscheiden sich die Bereiche Kommunikation und Informationssuche nur geringgradig voneinander, Computerspiel-Aktivitäten lassen dagegen im Altersverlauf nach (33 % bei den 12- bis 13-Jährigen, 26 % bei den 18- bis 19-Jährigen). Jugendliche Gymnasiasten nutzen gegenüber Schülern anderer Schulformen häufiger das Internet zur Unterhaltung, diese wiederum mehr für Spiele. Im Bereich der Kommunikation und Informationssuche gibt es keine schulspezifischen Unterschiede.

Als liebstes Online-Angebot wird von den Jugendlichen am häufigsten YouTube angegeben (57 %), Instagram folgt auf dem zweiten und WhatsApp auf dem dritten Platz. In deutlich geringerem Ausmaß werden Netflix und Google genannt, nachfolgend Snapchat. Die größten Steigerungsraten erzielte TikTok, welches nun von 10 % der Jugendlichen als liebstes Internetangebot angeführt wird. Spotify und Facebook geben jeweils 5 % der Jugendlichen als Favoriten an. Es fällt auf, dass mit zunehmendem Alter TikTok und YouTube seltener als Lieblingsmedium genannt werden, dafür öfters

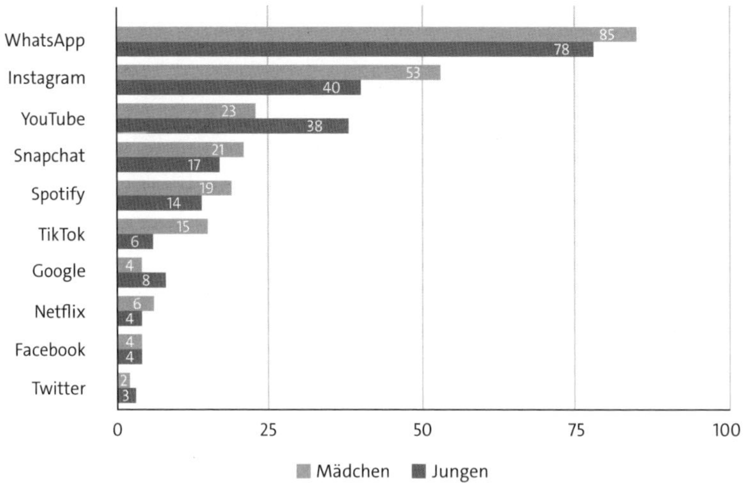

Abb. 2-2: Wichtigste Apps. Angaben in Prozent, es waren jeweils bis zu drei Nennungen möglich. Basis: die Befragten, die ein Smartphone besitzen, n = 1.150 (mpfs 2020a, S. 38)

Instagram und Twitter. Auf dem Smartphone hat das benötigte Datenvolumen wohl mit eine Auswirkung auf die Beliebtheit von Apps: Hier wird an erster Stelle sowohl von den Mädchen als auch von den Jungen WhatsApp von insgesamt 82 % genannt, gefolgt von Instagram (46 %), YouTube folgt mit größerem Abstand mit 31 %. Instagram wird vor allem von Mädchen favorisiert, für Jungen ist YouTube wichtiger (→ Abb. 2-2).

94 % der Jugendlichen nutzen WhatsApp mindestens mehrfach in der Woche zum Austausch mit anderen, 86 % täglich. Die Befragten geben an, im Durchschnitt 22 Nachrichten am Tag zugesendet zu bekommen. WhatsApp-Gruppen sind bei Mädchen stärker verbreitet als bei Jungen. Bezüglich der Nutzung von Gruppen im Klassenverband ist ein deutlicher Anstieg gegenüber dem Vorjahr zu beobachten (insgesamt 87 % gegenüber 69 %). Auch hier dürfte die Corona-Pandemie mit eine wichtige Ursache darstellen. Insgesamt gesehen wird, mitbedingt durch die Corona-Pandemie, Online-Kommunikation immer bedeutender, und es gewinnen auch neue Angebote an Marktanteilen, so wird z. B. das Live-Streaming-Videoportal Twitch von 14 % der Jugendlichen mindestens mehrmals pro Woche genutzt. Hier liegen keine Daten zu den Vergleichsjahren vor, da sie zum ersten Mal erfasst wurden.

Die Nutzung des Fernsehers ist bei den bewegten Bildern – Filmbildern – stark angestiegen, vor allem durch Fernsehgeräte mit Internetzugang. 34 % der Befragten sind im Besitz sogenannter Smart-TVs. Die Nutzungsdauer an Werktagen hat sich um 30 Minuten gegenüber dem Vorjahr erhöht von durchschnittlich 107 auf 137 Minuten. Am beliebtesten sind Comics/Zeichentrick/Animes, danach folgen Scripted Reality und Krimi/Mystery. Sitcoms und Comedy haben dagegen in den letzten vier Jahren um mehr als 50 % an Attraktivität verloren. Die Ursachen für diese Entwicklung sind unklar. Es wird vermutet, dass die gestiegene Nutzung von Streaming-Diensten eine erhebliche Rolle spielt, da hier andere Angebote favorisiert werden (mpfs 2020a). Nachrichten und Wissensmagazine werden im Übrigen deutlich seltener in der Beliebtheitsskala genannt (8 % bzw. 7 %).

YouTube und Netflix erweisen sich als am relevantesten für die Nutzung von Serien und Filmen, bei Mädchen häufiger Netflix, Jungen dagegen YouTube. Als beliebteste YouTube-Genres liegen Musikvideos auf dem ersten Platz, gefolgt von lustigen Clips, Let's-Play-Videos und Videos mit Alltagsberichten von Jugendlichen. Aber auch Wissensformate werden auf YouTube häufig genutzt (26 %). 24 % der Jugendlichen schauen Videos mit Nachrichteninhalten und Ereignissen auf der Welt. 21 % der Jugendlichen nutzen Lehr- und Ausbildungsfilme. Vor allem Jüngere nutzen außerdem YouTube zum Thema Beauty und Mode. Fremdsprachliche Videos werden mittlerweile sehr regelmäßig von Jugendlichen genutzt, 43 % der Befragten sehen sich mindestens mehrmals pro Woche YouTube-Videos in Englisch oder in einer anderen Sprache an, Jungen häufiger als Mädchen (46 % gegenüber 39 %), eher die Älteren als die Jüngeren mit 54 % gegenüber 32 % und häufiger Gymnasiasten gegenüber Jugendlichen anderer Schulformen (45 % gegenüber 33 %).

In der JIM-Studie 2020 geben die Jugendlichen an, dass sie im Durchschnitt 11 % ihrer Online-Zeit mit der Suche nach Informationen verbringen, am häufigsten wird Google als Suchmaschine verwendet (88 %). Zwei Drittel der Jugendlichen nutzen YouTube als Medium, 40 % arbeiten mit Online-Enzyklopädien, Nachrichtenportale von Zeitschriften oder Magazinen werden von 20 % der Jugendlichen aufgesucht. 2020 wurden Suchmaschinen zur Informationssuche häufiger eingesetzt gegenüber dem Vorjahr, vermutlich erneut pandemiebedingt. Jungen weisen insgesamt eine höhere Affinität zur Informationssuche auf, besonders ausgeprägt ist die Differenz bei der Nutzung von YouTube (72 % der Jungen, 57 % der Mädchen). Altersbezogen haben vor allem die 12- bis 15-Jährigen ihr Informationsverhalten verstärkt, die Diskrepanz zu den 18- bis 19-Jährigen ist jetzt weniger ausgeprägt. Dies hat durchaus Vorteile, da visuell vermittelte Informationen bedeutsam schneller verarbeitet und im Gedächtnis verankert bleiben als Textstellen.

Die Forsa Politik- und Sozialforschung GmbH hat 2020 unter dem Eindruck der ersten Welle der Corona-Krise eine Eltern-Kind-Befragung durchgeführt zum Thema »Game- und Social-Media-Konsum im Kindes- und Jugendalter«. Hierbei wurden 824 Elternteile bzw. Erziehungsberechtigte sowie jeweils ein Kind im Alter zwischen 10 und 18 Jahren zum Nutzungsverhalten sozialer Medien, einschließlich der Kontrollen seitens der Eltern, befragt (Forsa Politik- und Sozialforschung GmbH 2020).

75 % der 10- bis 18-Jährigen nutzten während der Lockdown-Phase ab März 2020 an 7 Tagen soziale Medien, 8 % an 5 bis 6 Tagen. Mit zunehmendem Alter stieg die Nutzungshäufigkeit unabhängig von der besuchten Schule an, am meisten ausgeprägt bei Mädchen im Alter zwischen 16 und 18 Jahren (→ Abb. 2-3). Die durchschnittliche Nutzungsdauer in der Gesamtgruppe betrug unter der Woche 193 Minuten gegenüber 116 Minuten im Vorjahr. Auch hier wurde ein altersabhängiger Trend beobachtet mit durchschnittlich 140 Minuten bei den 10- bis 12-Jährigen und 216 Minuten bei den 16- bis 18-Jährigen. Eine kürzere Nutzungsdauer wurde beobachtet bei Jugendlichen, die das Abitur anstreben oder schon erreicht hatten. An den Wochenenden war die Nut-

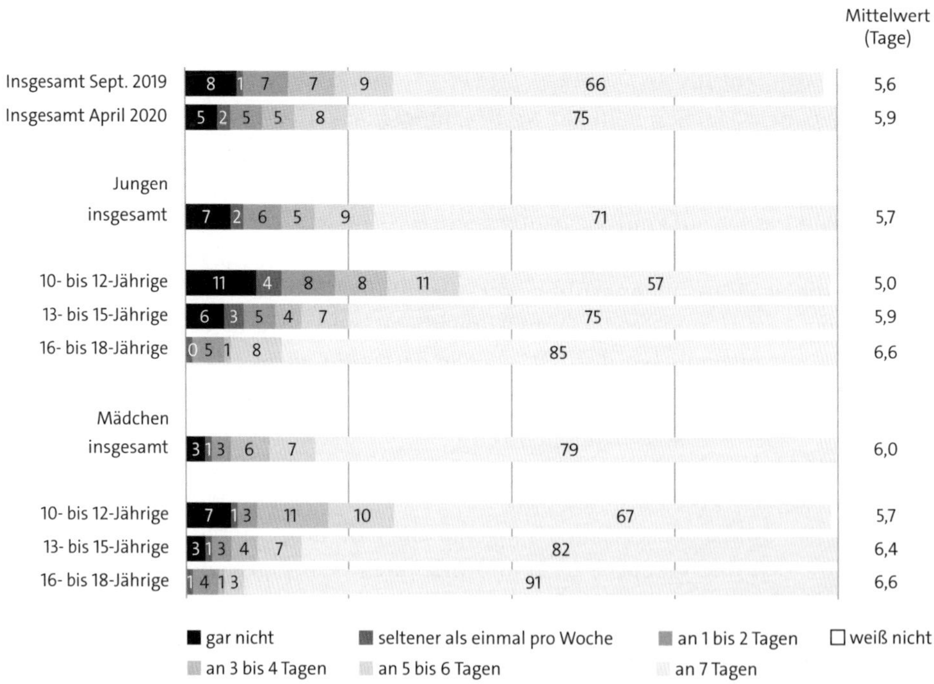

Abb. 2-3: Häufigkeit der Nutzung von sozialen Medien im letzten Monat (in Prozent), Basis: n = 824 Kinder (Forsa Politik- und Sozialforschung GmbH 2020, S. 4)

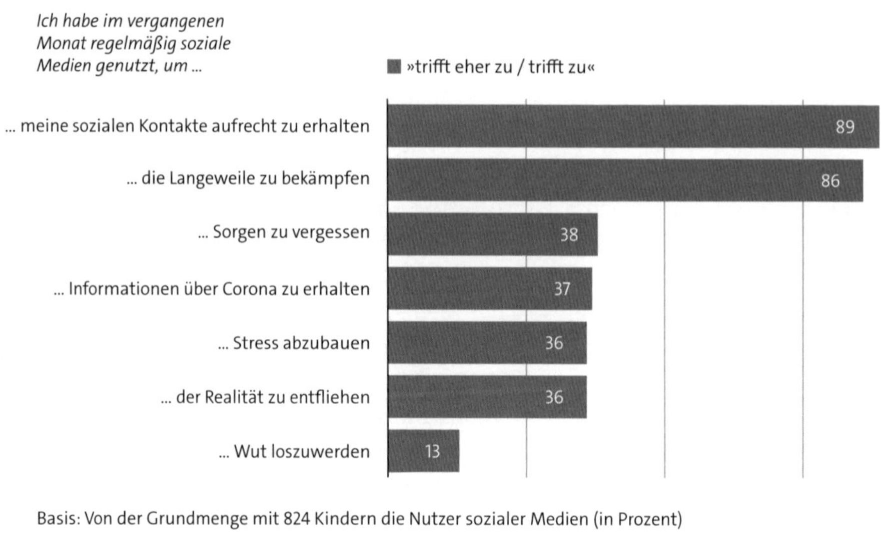

Abb. 2-4: Nutzung sozialer Medien als Emotionsbewältigungsstrategie (Forsa Politik und Sozialforschung GmbH 2020, S. 10)

zungsdauer erwartungsgemäß höher, durchschnittlich über alle Altersgruppen 241 Minuten gegenüber 185 Minuten im Vorjahr, 169 Minuten bei den 10- bis 12-Jährigen und 284 Minuten bei den 16- bis 18-Jährigen.

Als Hauptmotiv für die Nutzung sozialer Medien geben 89 % der Befragten an, soziale Kontakte aufrechterhalten zu wollen, und 86 %, ihre Langeweile zu bekämpfen (→Abb. 2-4). Weitere, nicht so häufig genannte Motive waren: Sorgen zu vergessen (38 %), Informationen über Corona zu erhalten (37 %), der Realität zu entfliehen (36 %) und um Stress abzubauen (36 %). Die letztgenannten Motive wurden häufiger von Kindern und Jugendlichen genannt, die nur bei einem Elternteil wohnen.

2.4 Mediennutzung bei Kindern

Für die Mediennutzung bei Kindern veröffentlicht der mpfs ebenfalls regelmäßig die Ergebnisse seiner Befragungen bei Kindern und den Haupterziehern. Im folgenden Abschnitt soll ausführlich auf die Ergebnisse einer Erhebung aus dem Jahr 2020 eingegangen werden. Sie sind unter den Bedingungen der Pandemie zu betrachten, wobei zum Zeitpunkt der Datenerhebung von August bis Oktober 2020 gerade eine relativ entspannte und reguläre Situation sowohl in den Schulen als auch bei den Freizeiteinrichtungen herrschte.

Die KIM-Studie 2020 (mpfs 2020b) mit 1216 Deutsch sprechenden Teilnehmern auch mit Migrationshintergrund gibt einen aktuellen Überblick zum Medienumgang 6- bis 13-Jähriger im Rahmen einer computergestützten persönlich-mündlichen Befragung im häuslichen Rahmen. Parallel erfolgte eine Befragung der Haupterzieher mit Hilfe eines Selbstausfüllerfragebogens. Die Ergebnisse sind repräsentativ für Deutschland.

Themeninteressen

Die Kinder wurden nach Themeninteressen befragt. Dabei landete das Motiv Freunde/Freundschaft mit 93 % weit vorne. Über 70 % interessierten sich für die Inhalte Schule und Handy/Smartphone, ca. zwei Drittel für Sport, Spielsachen, Musik und Internet/Computer, ca. 60 % zeigten Interesse an Tieren sowie Computer/Konsolen- und Online-Spielen.

Trotz Corona im Jahr 2020 sind die Themengebiete Computer/Internet/Smartphone relativ stabil geblieben. Zugenommen hat das Interesse am aktuellen Weltgeschehen, wahrscheinlich bedingt durch die weltweite Corona-Pandemie, an Umwelt/Technik, Spielsachen und fremden Ländern.

Genutzte Medien, Medienkompetenz und Freizeitverhalten

Wie die Jugendlichen wachsen auch Kinder in Haushalten mit einem vielfältigen Medienangebot auf. Gegenüber der Voruntersuchung von 2018 wird eine deutliche Zunahme der Nutzung von Streaming-Diensten, Computer/Laptops, Smart-TVs und Tablets angegeben, womit sich die Zunahme dieser Geräte der letzten Jahre im Corona-Jahr noch verstärkt hat. Nur der klassische Computer war vor der Pandemie auf dem Rückzug, aber zu Corona-Zeiten wieder gefragt. Allerdings besitzen die Kinder eine weit geringere Anzahl von Mediengeräten selbst. Am häufigsten haben sie Zugriff auf ein Mobiltelefon (50 % Smartphone oder konventionelles Handy), Spielkonsolen (41 %) oder einen CD-Player (38 %). Immerhin 34 % der Kinder verfügen über einen eigenen Fernseher, 22 % einen Internetzugang im eigenen Zimmer, 18 % über einen eigenen Computer bzw. Laptop, 9 % über ein Tablet. 7 % der Kinder haben sogar einen eigenständigen Zugang zu Streaming-Diensten. Tendenziell besitzen Jungen mehr Medien-

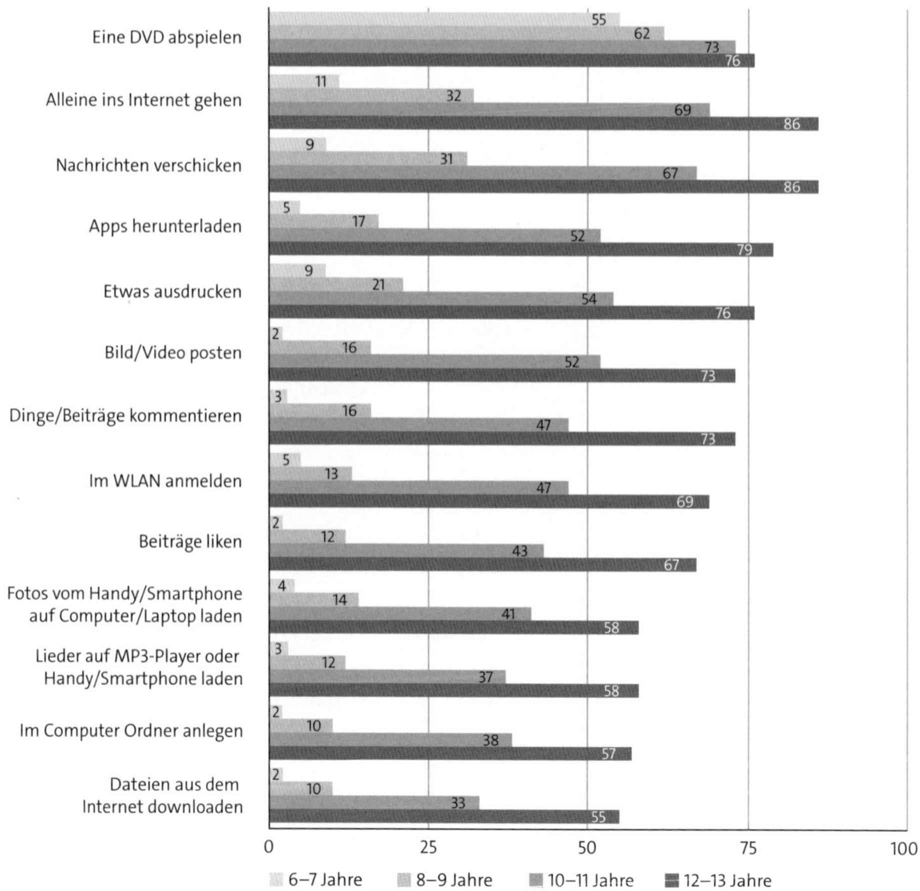

Abb. 2-5: Technische Kompetenzen der Kinder, eigene Einschätzung »Ich kann das gut …«. Angaben in Prozent; Basis: alle Kinder n = 1.216 (mpfs 2020b, S. 69)

geräte. Wie bei den Jugendlichen besteht auch bei den Kindern mehrheitlich die Tendenz zur Nutzung von tragbaren gegenüber fest installierten digitalen Geräten.

Abbildung 2-5 gibt einen Überblick über die selbst in diesem Alter schon hohen technischen Kompetenzen der Kinder bei der Handhabung von Medien, 86 % der 12- bis 13-Jährigen können z. B. allein ins Internet gehen oder Nachrichten verschicken und auch schon ca. 10 % der 6- bis 7-Jährigen sind dazu in der Lage.

In der Befragung nach den Freizeitaktivitäten steht Fernsehen (70 % täglich/fast täglich) an erster Stelle, gefolgt von Hausaufgaben/Lernen, Freunde treffen sowie drinnen oder draußen spielen. Digitale Spiele oder die Nutzung des Internets (egal über welchen Verbreitungsweg) liegen erst an neunter und zehnter Stelle hinter Sport treiben. Vor allen Dingen Fernsehen und Freunde treffen erwiesen sich über alle Altersgruppen hinweg als äußerst stabil. Zum ersten Mal wurde 2020 die Nutzung der Geräte bei den mediengebundenen Freizeitaktivitäten getrennt abgefragt, hier liegt das Handy/Smartphone weit vorne und ist mit knapp 50 % ein täglicher/fast täglicher Begleiter (→ Abb. 2-6).

Zugleich steigt die Beschäftigung mit digitalen Medien bei gleichzeitigem Rückgang von nicht-digitalen Spielaktivitäten mit zunehmendem Alter erheblich an. Jungen interessieren sich neben sportlichen Aktivitäten häufiger für digitale Spiele, Mädchen zeigen ein höheres Interesse für Beschäftigungen mit Tieren, Malen/Basteln und Bücher lesen. Wichtig ist zu beobachten, dass die Mediennutzung, vor allen Dingen die Nutzung des Smartphones, Internets und digitaler Spiele, häufiger allein stattfindet

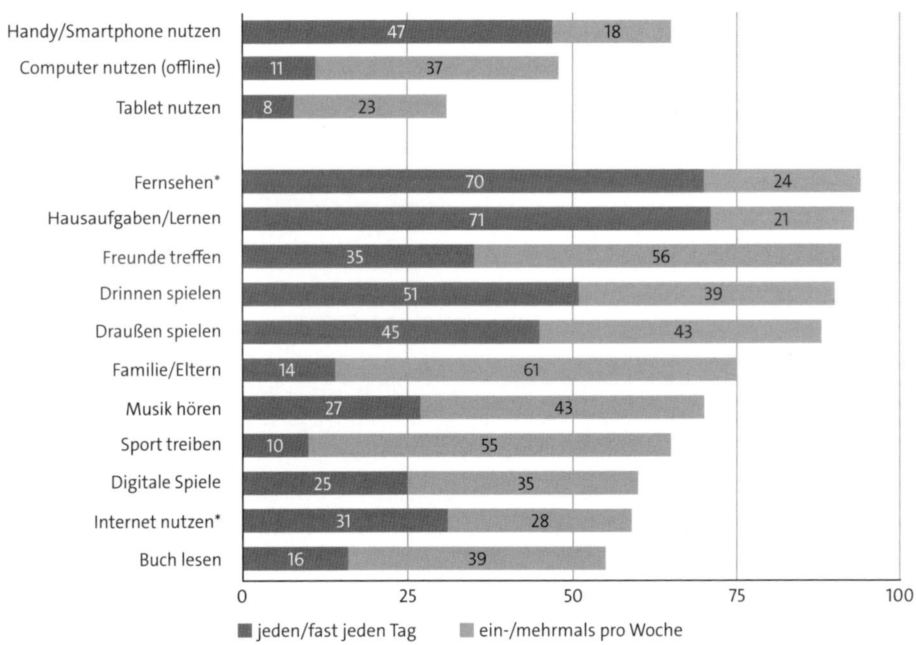

Abb. 2-6: Freizeitaktivitäten der Kinder. Angaben in Prozent; *egal über welchen Verbreitungsweg; Basis: alle Kinder n = 1.216 (mpfs 2020b, S. 14)

(Smartphone-Spiele eher allein bei 6- bis 7-Jährigen: 18 %, bei 12- bis 13-Jährigen 67 %; im Internet surfen: 6 bis 7 Jahre: 8 %, 12 bis 13 Jahre: 74 %).

In der KIM-Studie 2020 wurde bei der Befragung nach der Nutzungsdauer von den Bewegtbildern das erste Mal unterschieden zwischen den Möglichkeiten klassisches Fernsehen, Streamen, Mediatheken oder den YouTube-Kanälen der Fernsehsender. Gegenüber der KIM-Studie 2018 ist die durchschnittliche klassische Fernsehzeit rückläufig von 82 auf 68 Minuten, 2016 waren es sogar noch 88 Minuten.

Wie oben angegeben, besitzt die Hälfte der Kinder bereits ein eigenes Mobiltelefon. Als wichtigste Handyfunktion wird die Kommunikation per Textnachricht genannt (42 % Versenden und 43 % Empfangen), gefolgt von Anrufen der Eltern oder bei den Eltern. Zugleich nutzt bereits mehr als jedes dritte Kind täglich Apps oder das Internet. Als häufigste App wird WhatsApp angegeben (52 %), YouTube an zweiter Stelle mit 24 %. Bereits bei 53 % der WhatsApp-Nutzer existiert eine entsprechende Gruppe für die gesamte Schulklasse, wobei aber 45 % der Kinder angeben, dass sie mindestens ein Kind in der Klasse haben, das nicht in der WhatsApp-Gruppe ist, entweder weil es kein Handy hat (65 %) oder weil es unbeliebt ist (23 %).

Zu der Mediennutzung im Tagesverlauf gibt knapp die Hälfte der Kinder an, dass sie den Tag mit Medien (Musik und Radio hören) beginnen, beim Frühstück sind es sogar über 50 %, und auch auf dem Schulweg findet in erheblichem Maße Medienkonsum statt, am häufigsten werden hier WhatsApp-Nachrichten ausgetauscht und Radio oder Musik gehört (18 bzw. 14 %). Wiederum ca. ein Drittel der Kinder greift auf die Medien sowohl während des Mittagessens als auch beim Lernen zurück. Beim Abendessen wird Fernsehen/BluRay-/DVD-sehen als dominierende Medienaktivitäten angegeben (28 %). Erst vor dem Einschlafen steigt die Bedeutung des Lesens von Büchern (17 %).

Lesen zum Vergnügen wird als tägliche oder fast tägliche Freizeitaktivität von 16 % der Kinder genannt, ein gutes Drittel gibt an, mehrfach in der Woche zu lesen, wobei hier eine eindeutig geschlechtsbezogene Präferenz vorliegt. 63 % der Mädchen sind regelmäßige Leserinnen, dagegen lesen nur 48 % der Jungen regelmäßig. 14 % der Befragten lesen überhaupt nicht. Am häufigsten wird in der Gruppe der 8- bis 9-Jährigen gelesen. Etwas mehr als die Hälfte der 6- bis 13-Jährigen teilt mit, zumindest selten Hörspiele oder Hörbücher zu hören, über ein Viertel regelmäßig.

Das Internet wird von 12 % der 6- bis 7-Jährigen täglich oder fast täglich genutzt, bei den 12- bis 13-Jährigen sind es 65 % (+ 7 PP gegenüber 2018), wobei mit 97 % quasi alle Kinder dieser Altersgruppe zumindest selten im Internet sind. Bei der inhaltlichen Nutzung des Internets geben 56 % der Kinder an, Zugang zu Informationen zu erhalten. 39 % beschreiben bestimmte Anwendungsgebiete wie z. B. Spiele, Filme und Fotos, Musik oder Einkaufen, ein Drittel räumt der Kommunikation subjektive Bedeutsamkeit ein (Austausch mit anderen). Ca. ein Viertel der befragten Kinder machte allgemeine Angaben, was sie mit dem Internet verbinden: Einerseits finden sie es z. B. lustig, andererseits aber auch gefährlich. Nachdem fast alle Kinder uneingeschränkten technischen Zugang zum Internet haben, nutzen dieses tatsächlich insgesamt 71 % der 6- bis 13-Jährigen, die Jungen 4 % mehr als die Mädchen (→ Abb. 2-7).

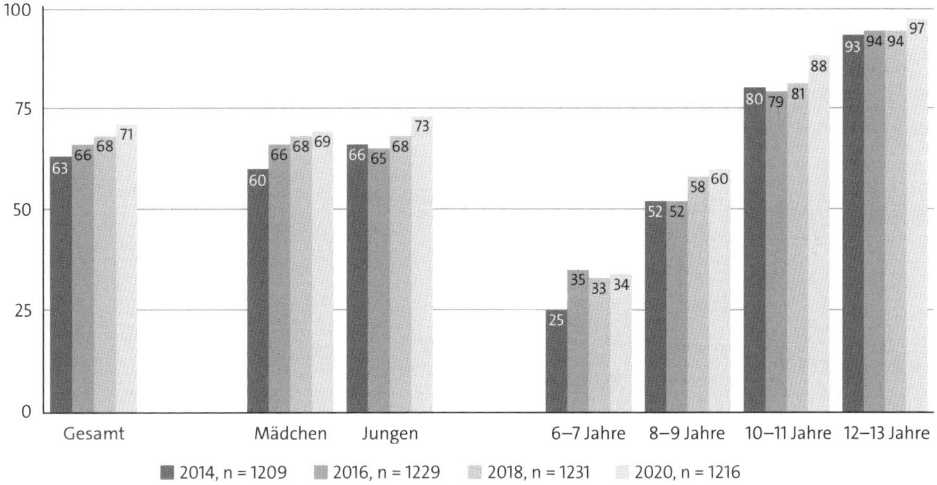

Abb. 2-7: Entwicklung der Internetnutzer 2014–2020. Angaben in Prozent; Basis: alle Kinder jeweils in den entsprechenden Jahren (mpfs 2020b, S. 37)

Abbildung 2.8 gibt einen Überblick über die täglichen Internetaktivitäten der Kinder. Am dynamischsten ist altersbezogen die Nutzung der WhatsApp-Funktion (28 % der 6- bis 7-Jährigen, 90 % der 12- bis 13-Jährigen). Interessant ist die Information, dass 93 % der Befragten mindestens einmal in der Woche zu ihren Freunden persönlichen Kontakt zu haben, 47 % jeden/fast jeden Tag (2018: 54 %). Verabredungen finden zu 21 % über das Versenden von Textnachrichten statt (zunehmend mit höherem Alter), 13 % gehen persönlich bei ihren Freunden vorbei (2018: 25 %), 8 % rufen auf dem Festnetz an, um sich zu verabreden, 7 % auf dem Handy. 5 % der Befragten treffen sich einfach an einem festen Treffpunkt ohne Verabredung, spontane Besuche zu Hause machen 13 %.

Suchmaschinen werden von 97 % der 12- bis 13-Jährigen genutzt, bei den 6- bis 7-Jährigen sind es aber auch immerhin schon 62 %. Betrachtet man genauer die von Kindern getätigten Recherchen und Informationssuchen im Internet, so geht es inhaltlich am häufigsten um Musik, Gaming, Informationen für die Schule, Promis, Sport oder Angaben über Dinge, die sie gerne kaufen möchten. Ca. ein Viertel erkundigt sich über Nachrichten oder Themen zu Mode und Beauty, Letzteres mehr die Mädchen, Jungen dagegen mehr über Themen rund um Computerspiele und Sport.

Nutzungsdauer von Medien

Wie in Abbildung 2-9 dargestellt, liegt insgesamt bei der durch die Haupterzieher geschätzten Nutzungsdauer der Medien das Fernsehen vorne, bei den 12- bis 13-Jährigen aber bereits vom Internet überholt. Durchschnittlich kommt die Internetnutzungsdauer auf 46 Minuten mit starker Entwicklungsdynamik im Altersverlauf: Bei den 6-

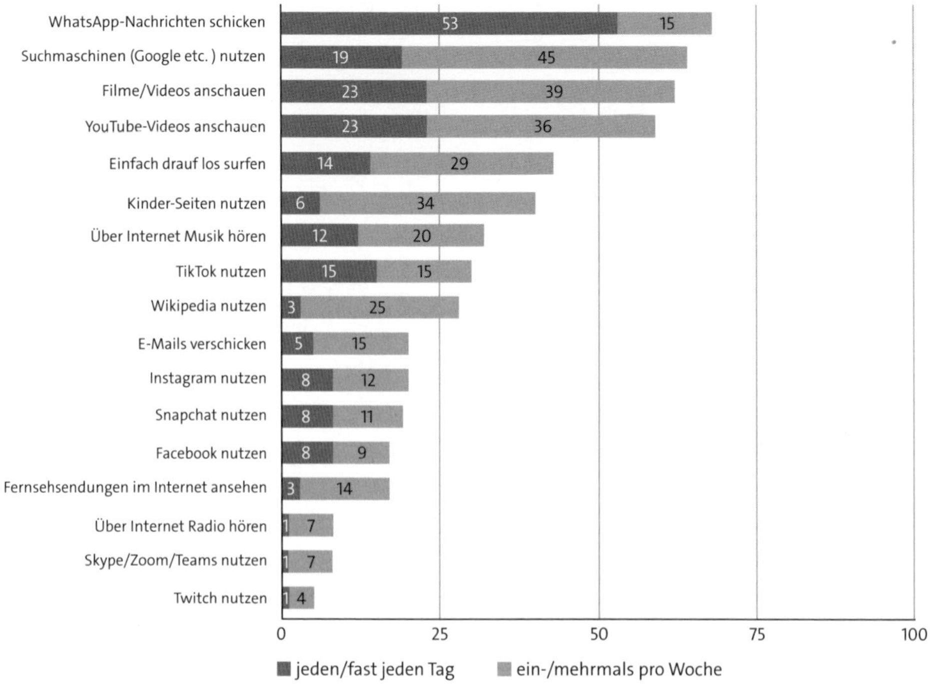

Abb. 2-8: Internet-Tätigkeiten. Angaben in Prozent; Basis: alle Internetnutzer, n = 863 (mpfs 2020b, S. 39)

bis 7-Jährigen sind es noch 14 Minuten, bei den 12- bis 13-Jährigen dann 84 Minuten. 2016 waren es durchschnittlich noch 39 Minuten, 2018 aber schon 45 Minuten. Diese etwa gleichbleibende Nutzungszeit zum Vorjahr trotz der Pandemie erklärt sich wohl dadurch, dass zu dem Zeitpunkt der Befragung im Spätsommer/Anfang Herbst gerade wieder ein relativ normaler Alltag für die Kinder herrschte.

Die Mediennutzungszeiten sind abhängig vom Bildungshintergrund der Eltern mit dem am meisten feststellbaren Kontrast beim klassischen Fernsehen. Kinder von Haupterziehern mit Abitur oder Studium sehen im Durchschnitt 58 Minuten am Tag fern, Kinder von Haupterziehern mit Hauptschulabschluss 79 Minuten am Tag.

Bezüglich problematischer Medieninhalte geben insgesamt 7 % der Kinder, die das Internet nutzen, an, dass sie bereits auf für Kinder ungeeignete Inhalte gestoßen sind, viermal häufiger bei den 12- bis 13-Jährigen gegenüber den 6- bis 7-Jährigen. Sowohl bei den unangenehmen als auch bei den ungeeigneten Inhalten liegen erotische und pornografische Darstellungen auf dem ersten Platz, gefolgt von Gewalt- und Prügelszenen.

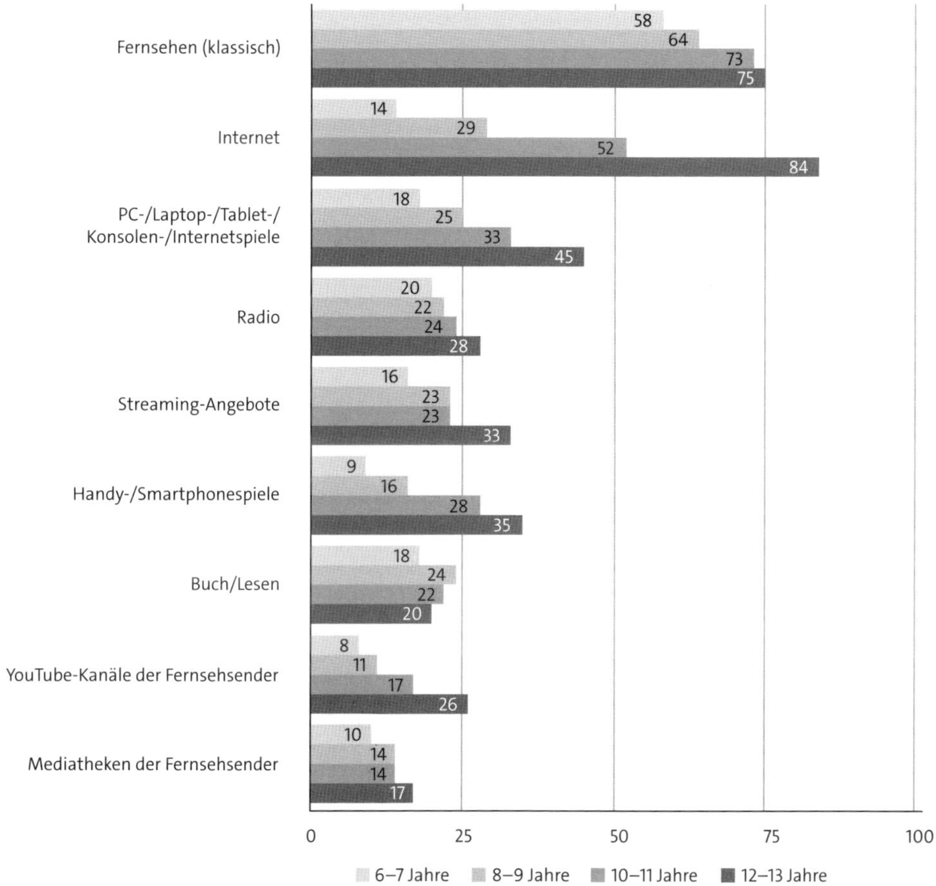

Abb. 2-9: Geschätzte tägliche Nutzungsdauer verschiedener Medien durch die Kinder. Angaben der Haupterzieher in Minuten (Mittelwert); Basis: alle Haupterzieher, n = 1.216 (mpfs 2020b, S. 79)

Die Haltung der Eltern

Bemerkenswert ist, dass das Thema Kinder und Medien nur bei 45 % der Haupterzieher auf ein mittleres Interesse stößt, häufiger, wenn ein höherer Bildungsabschluss vorliegt. Einen hohen Stellenwert weisen die Haupterzieher dem Lesen von Büchern für Bildung/Schulerfolg und für die Förderung von Fantasie zu. Zugleich wird von 44 % der gefragten Erwachsenen angegeben, dass die Nutzung des Internets für Konflikte in der Familie sorgt, besonders durch das Handy mit 51 %. Etwa ein Viertel der Haupterzieher ist der Meinung, dass ihre Kinder zu viel Zeit mit dem Smartphone verbringen, 83 % geben an, dass sie das Internet für gefährlich halten, aber noch mehr, nämlich 88 % meinen, dass die Kinder durch den Umgang mit dem PC auch viel Neues lernen können.

Die Haupterzieher wurden auch dazu befragt, ob es in der Familie fest etablierte Mediennutzungsregeln und -zeiten gibt. Bezüglich der Nutzungsdauer bestätigten dies drei Viertel der Befragten für die tägliche Fernsehzeit, 55 % für die Nutzung von Videos, Filmen und Computerspielen sowie 51 % für die Nutzung des Internets. Am geringsten reglementiert sind das Spielen auf dem Handy/Smartphone (46 %) sowie die Nutzung der sozialen Medien (43 %). Bei der inhaltlichen Nutzung von Medien werden ebenfalls Regeln vorgegeben: 76 % der Kinder müssen fragen, welche Fernsehsendung und 57 % welche Videos und Filme im Internet sie anschauen dürfen, 56 % welche Computerspiele sie spielen dürfen und 54 % müssen bezüglich der erlaubten Internetseiten nachfragen. Im Vergleich zu 2018 haben die Kinder mit teilweise + 20 PP deutlich mehr Freiheiten bezüglich der inhaltlichen Absprachen bekommen. Beim Handy geben um die 45 % der Eltern Regeln für die Spiele, Apps und Internetnutzung vor, auch hier deutlich weniger als 2018.

Abbildung 2-10 verdeutlicht, dass in vielen Familien Mediennutzungsregeln etabliert sind. Aber selbst für das Internet, das Smartphone und die sozialen Medien trifft dies in weniger als bei der Hälfte der Familien zu. Für die sozialen Medien gilt meist ein Verbot für die Altersgruppen unter 12 Jahren.

Über zwei Drittel der befragten Eltern verneinen auch die Frage, ob sie irgendwelche Einschränkungen auf dem Smartphone oder anderen Medienendgeräten installiert haben, um sicherzustellen, dass die vorgegebenen Medienregeln befolgt werden. 22 % der Befragten haben auf dem Computer oder Laptop eine allgemeine Jugendschutz-Software installiert, 13 % eine App auf dem Smartphone und 10 % auf dem Tablet. Ein Programm zur zeitlichen Einschränkung haben auf dem PC als auch auf dem Handy 11 %, eine Sperre für problematische Inhalte 17 % (bzw. 14 % für das Handy). Umgekehrt ist festzustellen, dass insgesamt 69 % der Haupterzieher keine Jugendschutz-

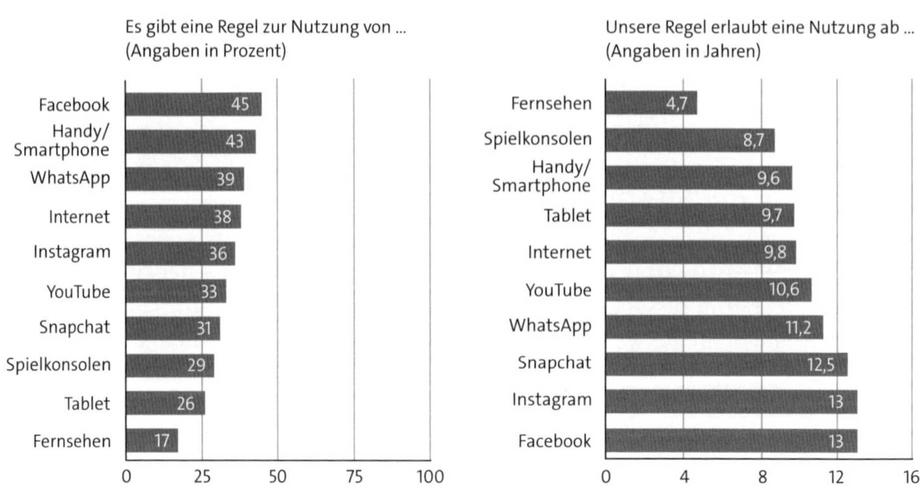

Abb. 2-10: Mediennutzungsregeln durch die Haupterzieher. Basis: links alle Haupterzieher, n = 1.216, rechts alle Haupterzieher, bei denen es jeweils Regeln gibt (mpfs 2020b, S. 83)

programme einsetzen. Während von 2016 zu 2018 noch eine Zunahme des Einsatzes der technischen Hilfsmittel von 27 % auf 35 % zu verzeichnen war, ist die Zahl 2020 wieder rückläufig.

Empfehlungen für Bildschirmzeiten

Mehrere nationale Fachgesellschaften haben inzwischen Empfehlungen herausgegeben, welche angemessene Bildschirmzeiten für spezifische Altersgruppen beinhalten. Übergreifend wird von Bildschirmmedien für Kinder unter 18 Monaten abgeraten, außer für Videochats, danach eine Begrenzung auf eine Stunde am Tag für hochqualitative Programme für Kinder bis zu fünf Jahren. Die Empfehlungen beinhalten auch Ratschläge für Eltern, z. B. bezüglich eines ausgewogenen Maßes an körperlichen und sitzenden Aktivitäten. Manche Empfehlungen beziehen sich nicht nur auf die Dauer der Mediennutzung, sondern auch auf die Qualität, beispielsweise dass begleitend eine Interaktion mit den Eltern stattfinden und eine passive Mediennutzung vermieden werden sollte. Der Einsatz von Touchscreens wird angeraten (Bach et al. 2013). Andere Empfehlungen beziehen sich darauf, die Medien auszuschalten, wenn sie nicht in Nutzung sind, vor dem zu Bett gehen oder während der Mahlzeiten bzw. diese nicht im Schlafzimmer des Kindes zu platzieren.

Kritisiert werden die Leitlinien häufig vor dem Hintergrund, dass noch keine eindeutige empirische Evidenz besteht für entsprechende Empfehlungen, dass die vorliegenden Daten nicht mehr aktuell seien und vor allem nicht den moderneren Nutzungsmöglichkeiten digitaler Medien entsprechen (Ferguson & Donnellan 2014). Gerade den interaktiven Spielkommunikationsmöglichkeiten digitaler Medien werde zu wenig Bedeutung beigemessen (Marsh 2014). 2019 veröffentliche das *Royal College of Paediatrics and Child Health* einen Leitfaden für Mediziner und Eltern im Umgang mit Medien. Hierin wird festgestellt, dass bisher noch keine zureichende Evidenz dafür bestehe, dass insbesondere die genutzte Bildschirmmedienzeit für Kinder jeglichen Alters schädlich sei. Aus diesem Grund verzichtet diese Gesellschaft darauf, Empfehlungen für die Nutzungszeiten zu geben. Stattdessen fokussiert sie auf Aspekte der kindlichen Gesundheit und der Online-Sicherheit sowie der Vermeidung der Nutzung nicht-kindgerechter Medieninhalte (RCPCH 2019).

Andererseits argumentieren die Fachgesellschaften, dass durch die Mediennutzung Kinder davon abgehalten werden, produktiveren und kreativeren Beschäftigungen nachzugehen und sich mehr zu bewegen.

Tabelle 2-1 fasst die Empfehlungen der Fachgesellschaften für Bildschirmzeiten in der Freizeit aus unterschiedlichen Ländern zusammen.

Land/Institution	Kleinkinder	Frühe Kindheit	Schulalter/Jugendliche	Weitere Empfehlungen
USA AAP (2016a) AAP (2016b)	Unter 18 Monaten: keine Bildschirmmedien außer Video-Chatten 18–24 Monate: Bildschirmzeiten vermeiden außer Video-Chatten; falls man dennoch mit Bildschirmzeiten beginnen will, auf gute Qualität achten	2–5 Jahre: < 1 Stunde am Tag, nur gute Qualität	Die Medien sollen nicht andere wichtige Tätigkeiten verdrängen wie z. B. Sport und Familienmahlzeiten Auf medienlose Zeiten achten	Mit den Kindern zusammen schauen, um sie dabei zu unterstützen, das Gesehene zu verstehen und daraus zu lernen Bildschirmfreie Zeiten einhalten
Kanada Canadian Paediatric Society (2017) CSEP (2017)	Unter 2 Jahren: keine Bildschirmmedien	2–5 Jahre: < 1 Stunde am Tag	< 2 Stunden (nach der CSEP)	Gemeinsam mit den Kindern schauen, Inhalte beachten, Bildschirmfreie Zeiten einhalten Lange Sitzzeiten beschränken (CSEP)
Australien Australian Government of Mental Health (2021)	Unter 2 Jahren: keine Bildschirmmedien	2–5 Jahre: < 1 Stunde am Tag	< 2 Stunden am Tag	Lehrreiche Filme schauen, zusammen mit dem Kind schauen, über den Inhalt sprechen und als Chance sehen, die Welt zu verstehen
Neuseeland Ministry of Health (2017a) Ministry of Health (2017b)	Unter 2 Jahren: keine Bildschirmmedien	2–5 Jahre: < 1 Stunde am Tag	< 2 Stunden am Tag	
Deutschland »Schau Hin!« Bundesministerium für Familien, Senioren, Frauen und Jugend (2021) Rütten & Pfeifer (2016)	Säuglinge und Kleinkinder: keine Bildschirmmedien	Bis 5 Jahre: 30 Minuten am Tag	6–9 Jahre: < 1 Stunde am Tag. Ab 10 Jahre: 10 Minuten pro Lebensjahr am Tag oder eine Stunde pro Lebensjahr in der Woche, Zeitkontigent vereinbaren (nach »Schau Hin!«) max. 120 min. (nach Rütten & Pfeiffer)	Regeln aufstellen Die vereinbarten Zeiten müssen eingehalten werden

Quelle: mod. nach Gottschalk 2019.

Tab. 2-1: Empfehlungen von Bildschirmzeiten in der Freizeit in unterschiedlichen Ländern

Mediennutzung im Langzeitverlauf

Die als mediale Revolution zu bezeichnende Umwälzung kindlicher Alltagsaktivitäten in den letzten 20 Jahren wird sehr gut deutlich im Zeitverlauf der erhobenen Studiendaten von 1999 bis 2018. Hierfür wurde bewusst nur der Zeitraum bis 2018 vor der Pandemie abgebildet, also unter einigermaßen konstanten gesellschaftlichen Bedingungen.

Schon allein der Besitz der Mediengeräte in den Familien hat sich drastisch verändert. Lediglich das Fernsehen ist hier eine unveränderte Konstante, da hier bereits 1999 Vollversorgung bestand. Immerhin verfügten zu dieser Zeit allerdings bereits 43 % der Haushalte über eine Spielkonsole, knapp jeder zweite besaß einen PC (Laptop 7 %) nur 9 % der Haushalte verfügten über einen Internetanschluss und 21 % hatten ein eigenes Mobiltelefon. Während Abonnements für Zeitschriften und Tageszeitungen zurückgingen, stieg deren Anteil für die Teilnahme an Streaming-Diensten und Pay-TV an.

Auch die Medienausstattung von Kindern hat sich grundlegend verändert. 1999 besaß so gut wie kein Kind ein Mobiltelefon, 2018 waren es knapp über 50 %. Interessant ist, dass der Besitz von Spielkonsolen stark rückläufig ist und wieder zurückgeht auf das Niveau von 1999, weil Spiele-Optionen vor allen Dingen mittlerweile über das Handy stattfinden.

Die Einstellungen der Haupterzieher zum Thema Computer hat sich ebenfalls stark verändert. 1999 waren noch 50 % der Befragten froh, sich nicht mit Computern auseinandersetzen zu müssen, allerdings gaben damals schon 70 % an, dass Kinder so früh wie möglich an den Computer herangeführt werden müssten, 88 % sahen allerdings darin eine Aufgabe der Schule. Nur 35 % waren der Meinung, dass die Eltern hier die entsprechenden Kompetenzen vermitteln müssen. Darüber hinaus waren 88 % der Meinung, dass ihre Kinder das Internet auch ohne elterliche Aufsicht nutzen dürften.

Da es 1999 noch so gut wie keine Internetnutzung gab, interessieren vor allem die Gesamtmediennutzungszeiten der Kinder unterschiedlicher Generationen. 1999 verbrachten Kinder durchschnittlich 97 Minuten Zeit vor dem Fernseher, 63 Minuten wurden für das Radiohören genutzt, 39 Minuten durchschnittlich wurde täglich ein Buch gelesen. Bei der (Frei-)Zeitgestaltung außerhalb der Schule stand 2018 die Erledigung der Hausaufgaben an erster Stelle, an zweiter Stelle wurde Fernsehen angegeben.

Vergleicht man die Freizeitaktivtäten der Kinder der Jahre 1999 zu 2018 (→ Tab. 2-2), dann fällt auf, dass Jugendliche sich z. B. seltener mit Freunden treffen und kreative manuelle Freizeitbeschäftigen wie Malen und Basteln weniger geworden sind, die Zeiten für digitale Spiele und die Beschäftigung mit dem PC hingegen zugenommen haben. Fernsehen, Sport und Unternehmungen mit der Familie sind im Zeitverlauf relativ stabil geblieben. Bei den liebsten Freizeitaktivitäten steht aber *Freunde treffen* immer noch an erster Stelle, *draußen spielen* hat *Fernsehen* vom zweiten Rang verdrängt. Digitale Spiele liegen 2018 aber schon auf Rang 4, 1999 befanden sie sich auf einem weit hinten angesiedelten Rankingplatz. Die Beschäftigung mit Tieren scheint in der Beliebtheit keine so große Rolle mehr zu spielen. Sport zu treiben hat sogar in

	1999 (n = 1.058)	2018 (n = 1.231)
	Tägliche Freizeitgestaltung	
	Hausaufgaben 81 %	Hausaufgaben 68 %
	Fernsehen 73 %	Fernsehen 74 %
	Spielen 64 %	Spielen drinnen 54 % Spielen draußen 50 %
	Freunde treffen 54 %	Freunde treffen 35 %
	Basteln/malen/kreativ sein 17 %	Basteln/malen/kreativ sein 10 %
	Sport 13 %	Sport 11 %
	Unternehmungen mit den Eltern 10 %	Unternehmungen mit den Eltern 13 %
	Game Boy 9 %	Digitale Spiele 22 %
	Videospiele allgemein 7 %	
	Täglich PC offline 8 %	Täglich PC offline 14 %
	Liebste Freizeitaktivitäten	
Rang 1	Freunde treffen 42 %	Freunde treffen 56 %
Rang 2	Fernsehen 37 %	Draußen spielen 44 %
Rang 3	Spielen 35 %	Fernsehen 27 % Sport treiben (allein oder Verein) 27 %
Rang 4	Sport treiben (allein oder Verein) 18 %	Digitale Spiele 21 %
Rang 5	Beschäftigung mit Tieren 15 %	Unternehmungen mit Familie/Eltern 15 %

Basis: alle Kinder
Quelle: mod. nach mpfs 1999 und mpfs 2018

Tab. 2-2: Freizeitaktivitäten von Kindern 1999 und 2018 im Vergleich

der Beliebtheit um 10 Prozentpunkte gewonnen. Es bleibt aber festzuhalten, dass die Interessen und Freizeitaktivitäten sich über den Zehnjahresverlauf keineswegs dramatisch verändert haben, auch wenn die Medien zunehmend bedeutsamer erscheinen. Soziale Kontakte nehmen weiterhin einen hohen Stellenwert ein und besitzen höchste Priorität.

Die Ergebnisse der neuesten JIM-Studie 2021 (mpfs 2021) werden an dieser Stelle nicht differenziert dargestellt. Die Autoren weisen darauf hin, dass sich nach der Sondersituation 2020 bedingt durch die Corona-Pandemie eine gewisse Normalisierung des Mediennutzungsverhaltens abzeichnet, teilweise aber auch »neue Gewohnheiten« möglicherweise dauerhaft bestehen bleiben. Um hierüber Sicherheit zu gewinnen, ist es wichtig, die nächsten Verlaufsstudien diesbezüglich genau zu analysieren.

2.5 Computer-, Konsolen- und Online-Spiele

Spiele bei Jugendlichen

Die Nutzung von digitalen Spielen hat sich fest im Alltag von Jugendlichen etabliert. Nur 8 % der Jugendlichen spielen nach Angaben der JIM-Studie 2020 überhaupt nicht, 68 % dagegen regelmäßig, d. h. mehrmals in der Woche. Gegenüber dem Vorjahr hat die Nutzung um 5 % zugenommen. Rückläufig ist die Nutzungsfrequenz mit zunehmendem Alter, sie verbleibt jedoch auf einem hohen Niveau. Nach wie vor zeigen gegenüber den Vorstudien Jungen eine deutlich höhere Spielaffinität auf (→ Abb. 2-11).

Mit 49 % wird am häufigsten das Smartphone als Medium für digitale Spiele genutzt, gefolgt von Konsolenspielen (28 %) und Computerspielen am PC (26 %). Tablet-Spiele sind bisher geringgradig verbreitet (13 %). Dieses Medium erhält allerdings zunehmende Bedeutsamkeit mit einer Verdoppelung gegenüber dem Vorjahr (→ Abb. 2-12).

Die selbst eingeschätzte Spieldauer über alle Medien hinweg lag 2020 an Werktagen bei durchschnittlich 121 Minuten. Gegenüber dem Vorjahr ist eine Zunahme von 40 Minuten zu beobachten (2019: 81 Minuten, 2018: 103 Minuten, 2017: 84 Minuten). Eine nochmals höhere Nutzungsdauer liegt am Wochenende vor mit 145 Minuten, ebenfalls mit einer Steigerung im Vergleich zu den Vorjahren (2019: 117 Minuten, 2018: 125 Minuten). Es gibt starke geschlechtsspezifische Unterschiede, denn Jungen spielen an den Werktagen ungefähr doppelt so lange wie Mädchen (159 Minuten gegenüber 81 Minu-

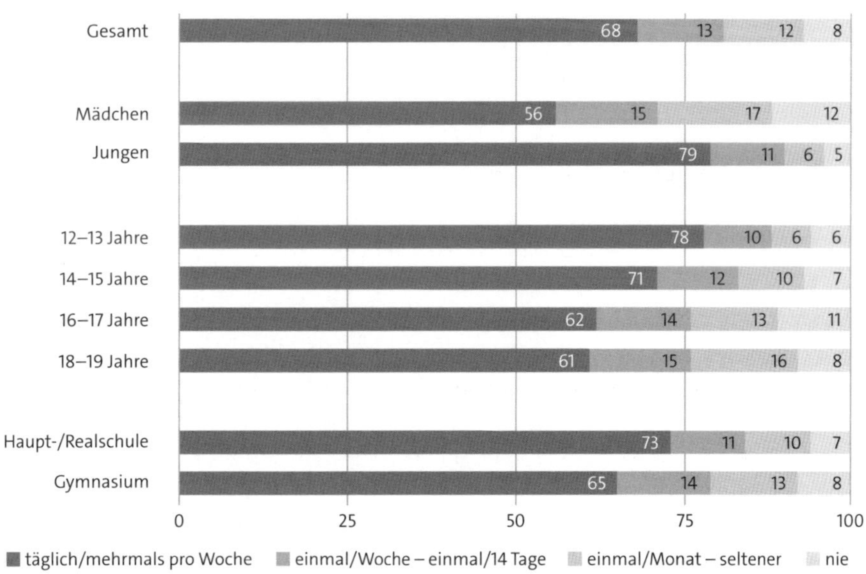

Abb. 2-11: Digitale Spiele auf Computer, Konsolen, Tablets und Smartphones: Nutzungsfrequenz 2020. Angaben in Prozent, Basis: alle Befragten, n = 1.200 (mpfs 2020a, S. 54)

ten). Interessant ist, dass das Alter keinen Einfluss auf die Spieldauer hat. Sie ist über die Altersgruppen in etwa homogen verteilt.

Tabelle 2-3 fasst die Lieblingsspiele der Jugendlichen im Jahr 2020 zusammen.

Die Motivation für die Nutzung von Computerspielen wurde in der bereits oben genannten Forsa-Studie untersucht (Forsa Politik- und Sozialforschung GmbH 2020). Hier geben 89 % der Kinder und Jugendlichen an, im vergangenen Monat regelmäßig digitale Spiele genutzt zu haben, um die Langeweile zu bekämpfen, 55 %, um mithilfe der digitalen Spiele ihre sozialen Kontakte aufrechtzuerhalten, und etwa ein Drittel der Befragten spielen, um der Realität zu entfliehen (38 %). Weitere Motive waren Stressabbau (35 %) sowie Sorgen zu vergessen (30 %). Jungen geben letztgenannte Motive deutlich häufiger an als Mädchen. Bei den Jungen im Alter zwischen 10 und 12 Jahren spielte das Motiv, die Langeweile zu bekämpfen, eine größere Rolle als bei den älteren Jugendlichen.

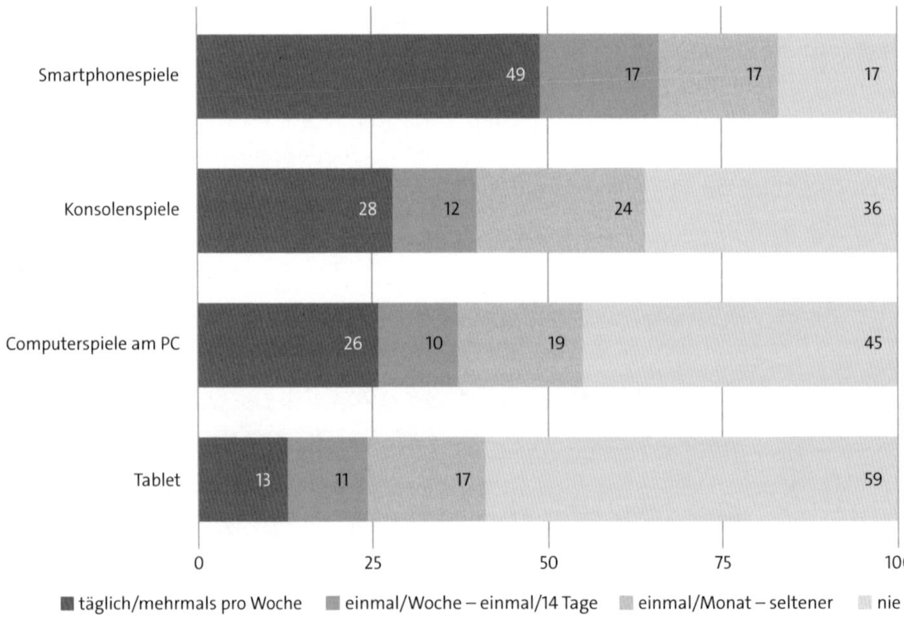

Abb. 2-12: Digitale Spielformen im Vergleich: Nutzungsfrequenz 2020. Angaben in Prozent, Basis: alle Befragten, n = 1.200 (mpfs 2020a, S. 55)

	12–13 Jahre	14–15 Jahre	16–17 Jahre	18–19 Jahre
Rang 1	Minecraft	Fortnite	Minecraft	FIFA
	23 %	22 %	14 %	13 %
Rang 2	Fortnite	Minecraft	GTA – Grand Theft Auto	Call of Duty
	17 %	19 %	11 %	12 %
Rang 3	FIFA	FIFA	Call of Duty	GTA – Grand Theft Auto
	11 %	14 %	10 %	11 %

	Haupt-/Realschule	Gymnasium
Rang 1	Minecraft	Minecraft
	20 %	12 %
Rang 2	Fortnite	FIFA
	18 %	11 %
Rang 3	FIFA/GTA – Grand Theft Auto	Fortnite
	12 %	9 %

Basis: Nutzer von Computer-, Konsolen-, Tablet- und Smartphone-Spielen; n = 1.105
Quelle: mpfs 2020a, S. 58

Tab. 2-3: Liebste Computer-, Konsolen-, Tablet- und Smartphone-Spiele 2020 (%)

Spiele bei Kindern

Laut der KIM-Studie (mpfs 2018) interessieren sich zwei Drittel der 6- bis 13-jährigen Kinder für Computer-/Konsolen- und Online-Spiele. Betrachtet man alle Spielmöglichkeiten, also zusätzlich zu den oben genannten auch Tablet- und Smartphone-Spielen, nutzen zwei Drittel dieser Altersgruppe diese Spiele auch regelmäßig, am häufigsten die Spielkonsole, aber auch 38 % bereits das Smartphone. Bei den älteren Kindern steigt der Anteil derer, die über das Handy oder das Smartphone spielen. Jungen zeigen eine starke Präferenz für Konsolenspiele. Das beliebteste Spiel ist *FIFA* gefolgt von *Die Sims* sowie *Minecraft*. Die Alterskennzeichnung von Computerspielen ist drei Viertel der Kinder bekannt, am häufigsten den 12- bis 13-Jährigen (82 %). Immerhin ein Drittel der Kinder, etwas weniger als 2016, gibt an, manchmal Spiele zu spielen, für die sie laut Kennzeichnung zu jung sind. Die Hälfte hält sich laut deren Aussagen an diese Vorgaben. Jungen spielen häufiger Computerspiele, die für ihr Alter nicht geeignet sind, je älter, desto häufiger. 75 % der Haupterzieher wiederum sind sich der Alterskennzeichnung von Computerspielen bewusst, aber nur gut die Hälfte (56 %) von diesen gibt an, diese als sehr hilfreich zu empfinden. 45 % sind der Ansicht, dass es sich hierbei lediglich um eine Empfehlung handelt, 38 % wissen um die gesetzlich festgelegte Altersfreigabe. Entsprechend gibt gut die Hälfte der Haupterzieher an, ihr Kind kein Spiel spielen zu lassen, für welches es laut Alterskennzeichnung zu jung ist. Ungefähr ein Viertel der Haupterzieher ist der Meinung, dem eigenen Urteil bei der Auswahl des Spiels mehr vertrauen zu können als der Altersbeschränkung.

2.6 Internationale Studien zur Mediennutzung

Europäischer Forschungsverbund EU Kids Online

Die EU Kids Online-Befragung (Hasebrink et al. 2019) ist Teil eines europäischen Forschungsverbundes mit der Zielsetzung, international vergleichbare Daten zur Online-Nutzung von Kindern und Jugendlichen mit 33 beteiligten Ländern zu generieren. In einer repräsentativen nationalen Datenerhebung in Deutschland wurden 1044 Kindern und Jugendlichen im Alter von 9 bis 17 Jahren sowie einem Elternteil befragt. Die Datenerhebung wurde 2019 als sogenannte CASI-Befragung (Computer Assisted Self-administered Interview) bei den Kindern und Jugendlichen zu Hause durchgeführt. Erfasst wurden mittels eines Fragebogens verschiedene Aspekte der Online-Aktivitäten. Folgende zentrale Ergebnisse wurden erhoben:

Die 9- bis 17-jährigen Befragten verbrachten werktags 2,2 Stunden online, am Wochenende ca. eine Stunde mehr. Zumeist wurde das Smartphone für die Online-Tätigkeiten genutzt, vorzugsweise, um Videos anzuschauen, Musik zu hören, für Schularbeiten, um Spiele zu spielen sowie für die Nutzung von sozialen Medienangeboten. 25 % der Jugendlichen nutzt das Internet zum Austausch mit anderen Gleichaltrigen im Hinblick auf gemeinsam geteilte Interessen oder Hobbys (→ Tab. 2-4 und Abb. 2-13; Hasebrink et al. 2019).

	Alle	9–11 Jahre	12–14 Jahre	15–17 Jahre
Smartphone/Handy	67	38	72	90
Computer/Laptop	16	6	17	25
Tablet	5	2	6	7
Andere	3	2	4	3

Basis: n = 1044 Frage: Wie oft nutzt du die folgenden Geräte, um online zu gehen bzw. das Internet zu nutzen? Quelle: Hasebrink et al. 2019, S. 10, Tab. 1.1

Tab. 2-4: Zugang zum Internet (in Prozent der Befragten, die das Gerät mindestens mehrmals täglich nutzen)

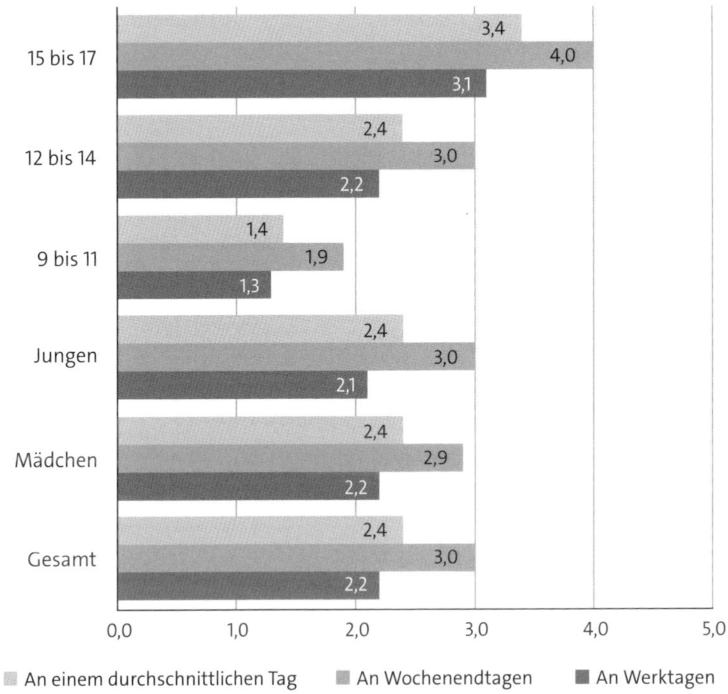

Abb. 2-13: Online-Nutzungsdauer je Alter in Stunden pro Tag. Basis: n = 1044 Frage: Wie lange nutzt du das Internet an einem normalen Schultag bzw. an einem normalen Tag am Wochenende? Quelle: Hasebrink et al. 2019, S. 10, Abb. 1.1

Befragt zu dem Medienkompetenzen schätzen sich die meisten der befragten Kinder und Jugendlichen in der EU Kids Online-Befragung als technisch kompetent im Umgang mit digitalen Medien ein, beispielsweise fühlen sich 71 % dazu in der Lage, ein Foto abzuspeichern, welches im Internet gefunden wurde, und 59 % können selbstständig Einstellungen in der Privatsphäre ändern (→ Tab. 2-5).

Des Weiteren meinen 79 %, dass sie im Internet geeignete Suchbegriffe auswählen können, allerdings erkennen aber nur 34 %, ob die dazugehörigen Informationen wahr oder falsch sind. Auf einer Skala von 1–10 (1 = stimmt gar nicht; 10 = stimmt voll und ganz) liegt die Selbsteinschätzung der Befragten bezüglich ihrer Informationskompetenz bei 7,02.

Bei den gerätebezogenen medientechnischen Fähigkeiten (zum Beispiel Installation einer App auf dem Smartphone) besteht auch schon bei jungen Kindern eine hohe Kompetenz. 61 % der 9- bis 11-Jährigen gibt an, über diese Fähigkeit zu verfügen, altersübergreifend liegen die diesbezüglichen Kompetenzen der Mädchen durchweg unter denen der Jungen. Insgesamt schätzen die Befragten ihre gerätebezogenen Fähigkeiten durchschnittlich mit 7,20 ein.

Geringer ist das Zutrauen in kreative Fähigkeiten im Umgang mit dem Internet. Gut die Hälfte der befragten Kinder und Jugendlichen gibt an, über Kenntnisse zu verfügen, Videos oder Musik selbst zu machen und dann ins Internet zu stellen. Ein Drittel fühlt sich dazu in der Lage, bereits vorhandene Online-Inhalte bearbeiten zu können. Bezüglich der kreativen Fähigkeiten schätzen sich die 9- bis 17-Jährigen mit einem durchschnittlichen Wert 6,0 ein.

Ich weiß ...	Alle	m	w	9–11 Jahre	12–14 Jahre	15–17 Jahre
Instrumentelle Fähigkeiten:						
... wie ich ein Foto abspeichern kann, das ich im Internet gefunden habe	71	72	70	40	80	92
... wie ich meine Privatsphäre-Einstellungen ändern kann	59	61	58	24	65	87
Mittelwert instrumentelle Fähigkeiten: (Skala 1–10)	**7,5**	**7,6**	**7,4**	**5,3**	**8,0**	**9,1**
Gerätebezogene Fähigkeiten:						
... wie ich auf einem mobilen Gerät (z. B. Handy/Smartphone oder Tablet) Apps installieren kann	79	83	75	61	84	91
... wie ich auf einem Handy/Smartphone oder Tablet nachschauen kann, wie viel Geld ich in den Apps ausgebe	51	53	48	21	53	76
... wie ich in einer App etwas kaufen kann (In-App-Käufe)	58	64	53	30	62	82
Mittelwert gerätebezogene Fähigkeiten (Skala 0–10)	**7,2**	**7,5**	**7,0**	**5,3**	**7,5**	**8,7**
Kreative Fähigkeiten:						
... wie ich Videos oder Musik selber machen und ins Internet stellen kann	51	56	46	19	57	75
... wie ich Inhalte aus dem Internet von anderen Personen bearbeiten oder verändern kann	33	34	32	11	36	53
Mittelwert kreative Fähigkeiten (Skala 0–10)	**6,0**	**6,2**	**5,9**	**4,0**	**6,4**	**7,6**

Basis: n = 1044, in Prozent diejenigen, die mit »stimmt eher« oder »stimmt voll und ganz« geantwortet haben. Mittelwert auf einer Skala von 1–10 (1 = stimmt gar nicht; 10 = stimmt voll und ganz)
Quelle: mod. nach Hasebrink et al. 2019, Tab. 2.1, S. 12; Tab. 2.5, S. 14; Tab. 2.4, S. 14.

Tab. 2-5: Instrumentelle, gerätebezogene und kreative Fähigkeiten (in Prozent).

In der EU Kids Online-Befragung wurden die Kinder- und Jugendlichen aber auch zu ihren negativen Online-Erfahrungen befragt:

- 9 % der Befragten erlebten im vergangenen Jahr während ihrer Online-Tätigkeiten etwas, das sie als schlimm oder belastend einschätzen bzw. ihnen Angst machte. Die Erfahrungen reichen hier von abschätzigem Verhalten gegenüber anderen, dem Veröffentlichen von Fotos anderer ohne deren Zustimmung, nicht erwünschter Kontaktaufnahme durch andere (vor allen Dingen durch Erwachsene) bis hin zu sexuellen oder anderen problematischen Inhalten (Tierquälerei, Gewalt gegenüber anderen Menschen).
- Ca. 25 % der Heranwachsenden gaben an, dass sie im Internet Bilder oder Videos gesehen haben mit Inhalten wie die Nutzung von Drogen, blutige oder gewalttätige Bilder oder Hassnachrichten, in denen bestimmte Personen oder Gruppen z. B. wegen ihrer Herkunft oder Hautfarbe angegriffen wurden.
- 24 % der Befragten machten in den letzten zwölf Monaten online oder offline Erfahrungen mit gemeinen oder verletzenden Verhaltensweisen (→ Abb. 2-14 und Tab. 2-6).

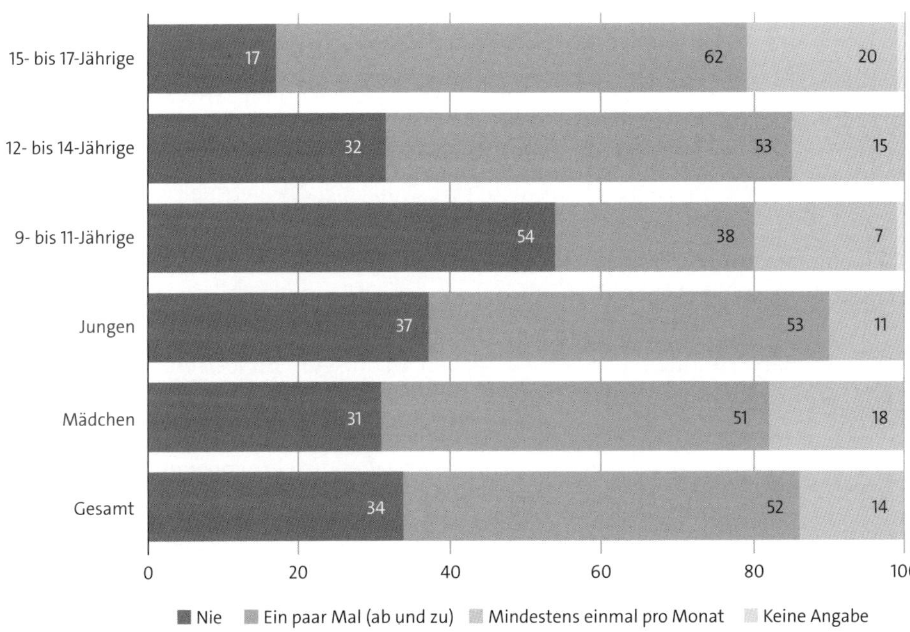

Abb. 2-14: Erfahrungen mit gemeinem und verletzendem Verhalten online (über Handy/ Smartphone, Internet, Laptop/Computer, Tablet, usw.). Frage: »Wie oft sind dir diese Sachen (Dinge) in den letzten 12 Monaten auf die folgende Art und Weise passiert? Basis: n = 253. Quelle: Hasebrink et al. 2019, S. 19, Abb. 5.1

	Alle	9–11 Jahre	12–14 Jahre	15–17 Jahre
Mir wurden gemeine oder verletzende Nachrichten zugeschickt.	59	40	65	70
Es wurden gemeine oder verletzende Nachrichten über mich herumgeschickt, sodass andere sie sehen konnten.	33	24	38	35
Ich wurde von einer Gruppe oder einer Aktivität im Internet ausgeschlossen.	18	16	23	17
Ich wurde im Internet bedroht.	8	3	5	16
Ich wurde dazu gezwungen, etwas zu machen, was ich nicht machen wollte.	11	11	10	11
Mir sind andere verletzende oder gemeine Dinge im Internet passiert.	12	4	14	18

Basis: n = 253 Frage: »Ist dir in den letzten 12 Monaten Folgendes passiert?«
Quelle: Hasebrink et al. 2019, S. 19, Tab. 3.1

Tab. 2-6: Art des gemeinen und verletzenden Verhaltens (in Prozent)

11 % verhalten sich selbst gegenüber anderen Menschen gemein oder verletzend, allerdings häufiger offline als online.

Die Befragten betrachten die in der öffentlichen Diskussion als Risiken wahrgenommene Internetinhalte durchaus nicht immer als negativ. Beispielsweise berichten 54 % der 12- bis 17-Jährigen, in den letzten Monaten mit sexuellen Darstellungen in Berührung gekommen zu sein, zumeist über das Internet. Der Mehrzahl der Jungen (61 %) hat dies gefallen gegenüber nur 19 % der Mädchen. 37 % geben sogar an, dass sie sexuelle Darstellungen im vergangenen Jahr gezielt gesucht hätten (→ Abb. 2-15).

- 30 % der Befragten 12- bis 17-Jährigen geben an, dass sie im letzten Jahr ungewollt mit intimen oder anzüglichen Fragen konfrontiert wurden, Mädchen stärker als Jungen (34 % gegenüber 23 %).
- 12 % der Befragten haben sich nach eigenen Angaben im vergangenen Jahr mit einer Internetbekanntschaft persönlich getroffen und dieses Treffen überwiegend positiv oder neutral beurteilt. Demgegenüber zeigen sich 54 % der befragten Eltern darüber besorgt, dass ihr Kind über das Internet Kontakt zu Fremden hatte.
- Auf die Frage, welche Sorgen sich die Eltern um ihre Kinder machen, nannten mit Abstand die meisten Eltern die Sorgen um schulische Leistungen (71 %). Bezüglich des Internets sorgen sich die Eltern besonders vor der Kontaktaufnahme von Fremden mit ihrem Kind (54 %) oder dass es ungeeignete Inhalte sieht (50 %), diese Sorgen werden ähnlich gewichtet wie die Sorgen um die Gesundheit der Kinder (53 %) oder dass sie Opfer von Verbrechen (51 %) oder von gemeinem und verletzenden Verhalten (49 %) werden. Bezüglich der ungeeigneten Internet-Inhalte befürchten die Eltern besonders den Kontakt ihrer Kinder zu sexuellen Darstellungen und Themen.

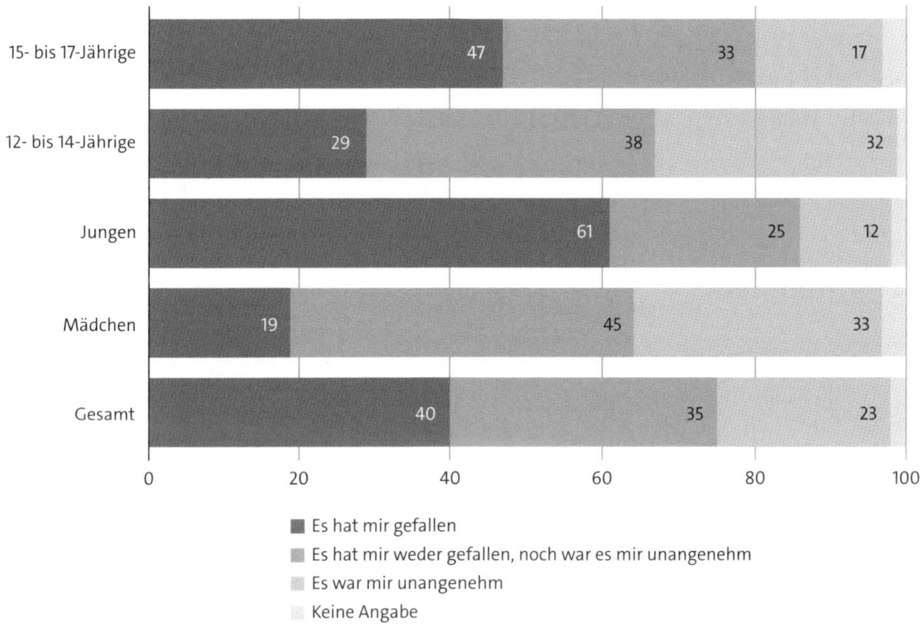

Abb. 2-15: Reaktionen auf sexuelle Darstellungen. Frage: »Wenn du an das letzte Mal denkst, als du solche Bilder gesehen hast, wie hast du dich gefühlt?« Basis: n = 378.
Quelle: Hasebrink et al. 2019, S. 23, Abb. 3.13

	Alle	m	w	9–11 Jahre	12–14 Jahre	15–17 Jahre
Die Kamera eines Handys/Smartphones oder eines Laptops zum Chatten zu nutzen	26	24	27	47	25	6
Filme oder Musik aus dem Internet herunterzuladen	24	23	25	48	19	5
Ein soziales Netzwerk zu nutzen	29	29	28	62	23	2
Fotos/Bilder, Videos oder Musik mit anderen im Internet/online zu teilen	24	22	26	48	20	5
Apps fürs Handy/Smartphone oder Tablet herunterzuladen	17	16	17	36	12	2
In einer App oder einem Spiel etwas zu kaufen (In-App-Käufe)	45	42	42	73	43	20

Basis: n = 1.044
Quelle: Hasebrink et al. 2019, S. 40, Tab. 5.4

Tab. 2-7: Restriktive Maßnahmen durch Eltern (in Prozent der Eltern, die keine Erlaubnis geben)

- Eine Einflussnahme der Eltern über eine problematische, risikoreiche Internetnutzung ihrer Kinder erfolgt am häufigsten über Gespräche. Restriktives Verhalten zeigen Eltern vor allem in Bezug auf Online-Käufe von Spielen oder Apps. Auf technische Möglichkeiten der Regulierung von Internetaktivitäten wird vor allem bei jüngeren Kindern zurückgegriffen (→Tab. 2-7).

Großbritannien

Ähnlich wie die JIM- und KIM-Studien veröffentlicht die britische Ofcom seit 2005 regelmäßig Mediennutzungsdaten von Kindern und Jugendlichen in Großbritannien. Im Jahr 2019 wurden zu Hause 2343 Kinder und Jugendliche im Alter von 8 bis 15 Jahren und ebenso viele Eltern von 5- bis 15-jährigen Kindern und Jugendlichen nach ihren Mediennutzungsgewohnheiten und ihrer Medienkompetenz befragt (Ofcom 2019). Zusätzlich fanden Interviews mit Eltern von 3- bis 4-Jährigen statt.

Die letzte, 2019 veröffentlichte Studie erbrachte folgende Ergebnisse: Bereits bei den 3- bis 4-Jährigen besteht in erheblichem Ausmaß ein Zugang zu Medien. 24 % der Kinder besitzen ein eigenes Tablet, 20 % bzw. 49 % nutzen das Smartphone oder das Tablet, um online zu gehen. 15 % der ein Tablet besitzenden Kinder dürfen es mit ins Bett nehmen. 98 % dieser Altersgruppe sahen durchschnittlich 12 h 42 min in der Woche Filme auf irgendeinem Medium an, 51 % YouTube-Filme mit einer durchschnittlichen Dauer von 8 h 6 min pro Woche. 39 % spielten durchschnittlich 4 h 42 min pro Woche Computerspiele.

Die Hälfte der Befragten 10-Jährigen gibt an, über ein eigenes Smartphone zu verfügen. Interessant ist hierbei vor allen Dingen die Verdopplung des Gerätebesitzes im Alter von 9 und 10 Jahren am Übergang zur weiterführenden Schule.

Bei den 12- bis 15-Jährigen verfügen 83 % über ein eigenes Smartphone, 59 % ein Tablet. Dreiviertel dieser Altersgruppe gab an, das Smartphone mit ins Bett zunehmen. 98 % der Befragten schauen durchschnittlich 11 h 48 min pro Woche Filme auf irgendeinem Medium an, 89 % YouTube für 11 Stunden in der Woche. 81 % beschäftigen sich durchschnittlich 11 h 36 min pro Woche mit Computerspielen.

Die Inanspruchnahme von Videodiensten hat sich ebenfalls in den letzten fünf Jahren verdoppelt. Es ist ein klarer Trend vom Fernsehen weg hin zur Nutzung dieser Film-Medien zu beobachten. Ein Viertel der befragten Kinder gab an, überhaupt kein klassisches Fernsehen mehr zu nutzen.

Neben Facebook, Snapchat und Instagram zählt mittlerweile auch WhatsApp zu den am meisten genützten Plattformen bei den sozialen Medien. Eine beachtliche Zunahme findet sich bei der Nutzung von TikTok von 8 % im Jahr 2018 bei den 12- bis 15-Jährigen auf 13 % (2019).

Bei den Computerspielaktivitäten zeigt sich insgesamt eine Zunahme für Online-Spiele von 45 % im Jahr 2015 auf 59 % im Jahr 2019. Hier findet innerhalb nur eines Jahres, vor allem bei den Mädchen, ein erheblicher Zuwachs statt. Während 2018 über 39 % der Mädchen angaben, Computerspiele zu spielen, waren dies 2019 fast die Hälfte.

Ein interessantes Studienergebnis ist auch, dass sich die Kinder und Jugendlichen zwar weiterhin für weit bekannte YouTube-Stars interessieren, zugleich aber zunehmend Interesse für Influencer in ihrer eigenen Region bekunden (sogenannte *Mikro- oder Nano-Influencer*). Außerdem gewinnen soziale Medien eine zunehmende politische Bedeutung. 2019 unterstützten im Zuge des sogenannten *Greta-Effekts* deutlich mehr Kinder und Jugendliche, vor allem die älteren, politische Anliegen.

Änderungen werden im Zeitverlauf auch beim Thema Mediensicherheit erkennbar. Die Hälfte der 15-Jährigen gibt an, im letzten Jahr etwas Hasserfülltes über eine bestimmte Gruppe im Internet gesehen zu haben, dieser Anteil lag 2016 noch bei einem Drittel. Immer mehr Eltern der 5- bis 15-Jährigen (ca. 50 %) geben an, sich Sorgen über solche Medieninhalte zu machen, die ihre Kinder zu Selbstverletzungen animieren könnten. 2018 lag dieser Anteil noch bei 39 %. Zunehmende Sorgen beziehen sich auch auf die Nutzung von Computerspielen bei den 12- bis 15-Jährigen (von 40 % auf 47 %). Insgesamt ist ein Rückgang des Vertrauens von Eltern über den Nutzen der Medienaktivitäten ihrer Kinder gegenüber den damit einhergehenden Risiken zu beobachten (55 % gegenüber 65 % im Jahr 2015). Zugleich führen wohl auch immer mehr Eltern Gespräche mit ihren Kindern über Internetsicherheit (85 % gegenüber 81 % in 2008).

Vereinigte Staaten

2018 veröffentlichte das PEW Research Center eine im selben Jahr online durchgeführte Untersuchung zum Medienverhalten von Jugendlichen (n = 743) in den Vereinigten Staaten im Alter von 13 bis 17 Jahren (Anderson & Jiang 2018 a, b).

Den Ergebnissen zufolge sind YouTube, Instagram und Snapchat die beliebtesten Online-Plattformen bei US-Jugendlichen, nur 51 % bevorzugen Facebook. Auch in den USA ist das Smartphone der alltägliche Medienbegleiter von Jugendlichen: 95 % der Jugendlichen geben an, ein Smartphone zu besitzen oder Zugang dazu zu haben. Gegenüber dem Untersuchungszeitraum zwischen 2014 und 2015 bedeutet dies eine Zunahme von 22 %. 45 % der Befragten gaben an, dass sie praktisch konstant online seien, was fast eine Verdopplung gegenüber 24 % der Jugendlichen der Voruntersuchung bedeutet. Von Mädchen wird dies deutlich häufiger angegeben als von Jungen (50 % gegenüber 39 %). (Anderson & Jiang 2018a).

Vor allem für Jugendliche, die täglich Kontakt zu ihren Freunden haben, ergibt sich mittlerweile ein Übergewicht der Online- gegenüber der personellen Kommunikation (60 % gegenüber 24 %). Nur bei der Gruppe der Jugendlichen, die mehrfach oder seltener in der Woche Kontakt zu Freunden hat, steht die persönliche Kommunikation noch vor der Online-Kommunikation. Zugleich gibt allerdings die Mehrheit der Jugendlichen, die ihre Freunde seltener als täglich sieht, an, dass sie sich wünschten, diese häufiger persönlich zu sehen. Als Grund für die häufigere Online-Kommunikation geben 41 % der Befragten an, dass sie selbst zu viele andere Verpflichtungen hätten, um ihrer Freunde persönlich treffen zu können oder aber diese wiederum eigene Verpflichtungen hätten, die ein Treffen unmöglich machten (34 %). 33 % der Befragten meinen, dass es einfacher ist, per Telefon oder online mit dem Freund in Kontakt zu treten, 32 % geben als Argument keine angemessene Transportmöglichkeit für ein persönliches Treffen an (Anderson & Jiang 2018b).

Uneinigkeit besteht darüber, welchen Einfluss soziale Medien auf ihr Leben haben (Anderson & Jiang 2018a). 31 % beschreiben einen zumeist positiven Einfluss, 24 % einen zumeist negativen Einfluss, 45 % geben an, dass soziale Medien überhaupt keinen Einfluss auf ihr Leben haben. Von der Gruppe der Jugendlichen, die sozialen Medien einen positiven Einfluss auf ihr Leben zuschreibt, nennen 40 % hierfür als Grund, dass sie auf diese Weise in Kontakt und Austausch mit anderen treten können und dadurch Kommunikation insgesamt für sie leichter werde, sowohl zu Familienmitgliedern, Freunden oder zu ihnen bislang unbekannten Personen. Weitere Argumente für einen positiven Einfluss sind der bessere Zugriff auf Nachrichten und Informationen oder der Kontakt zu Personen, die gleiche Interessen teilen. Interessant hierbei ist, dass zwei Drittel der Befragten, vor allem die Älteren, angeben, dass soziale Medien dazu beitragen, mit Menschen verschiedener persönlicher und sozialer Hintergründe zu interagieren, unterschiedliche Ansichten besser kennenzulernen oder Gleichaltrigen Unterstützung für spezifische Fragen geben zu können (Anderson & Jiang 2018b).

In weit geringerem Ausmaß werden Beweggründe wie Unterhaltung, Selbstdarstellung, Unterstützung durch andere oder neue Dinge zu lernen genannt (Anderson & Jiang 2018a).

Abbildung 2-16 verdeutlicht die Grundeinstellung Jugendlicher zu sozialen Medien, die man damit zusammenfassen kann, dass sich geschlechtsübergreifend die Mehrheit hierdurch sozial beteiligter, zuversichtlicher, authentischer und aufgeschlossener erlebt (Anderson & Jiang 2018b).

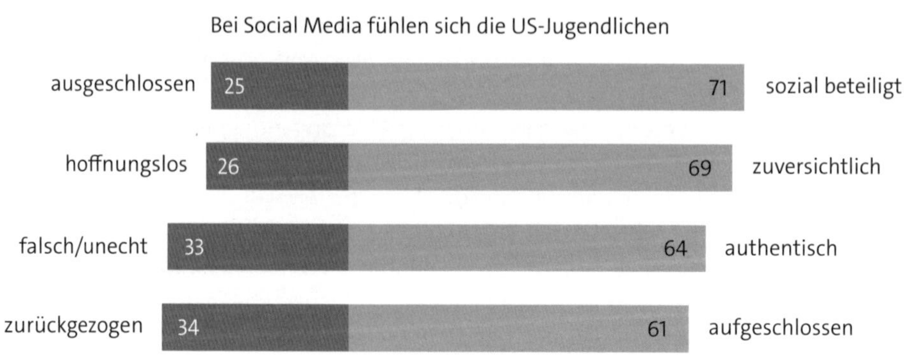

Abb. 2-16: Welches Gefühl gibt den Jugendlichen die Nutzung von Social Media? In Prozent, Antworten mit »keine Angabe« werden hier nicht berücksichtigt (Anderson & Jiang 2018b, S. 7)

Zugleich fühlen sich aber auch 45% der Befragten von den »sozialen Dramen« in den sozialen Medien überfordert, 43% fühlen einen Druck, auf sozialen Plattformen gut aussehen zu müssen oder auf eigene Online-Äußerungen positive Kommentare oder Likes zu bekommen.

Bei den Jugendlichen, die angaben, dass soziale Medien einen negativen Einfluss auf ihr Leben haben, werden als Motive Mobbing, Gerüchte streuen, verletzende Äußerungen oder Beziehungen, eine unrealistische Sicht des Lebens von anderen, schädliche Ablenkung, Sucht sowie sozialer Druck genannt. Immerhin 17% geben an, dass

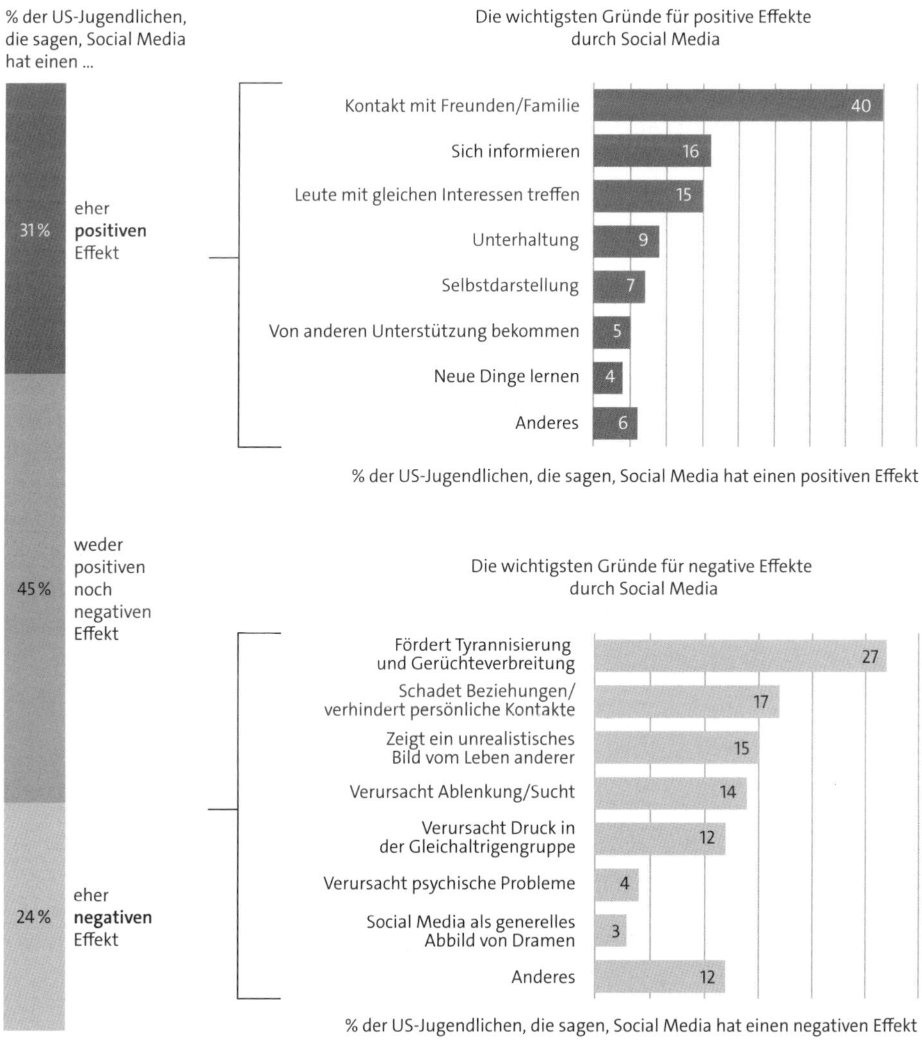

Abb. 2-17: Welche Effekte hat Social Media auf die Jugendlichen und welche Gründe gibt es dafür? In Prozent, Antworten mit »keine Angabe« werden hier nicht berücksichtigt, mehrere Antworten waren möglich (mod. nach Anderson & Jiang 2018a, S. 6)

soziale Plattformen persönliche Beziehungen schädigen und zu weniger bedeutsamen menschlichen Beziehungen führen (→ Abb. 2-17).

Die Ergebnisse der Studie weisen außerdem darauf hin, dass der Zugang zu einem Computer in den USA erheblich vom Einkommen der Eltern beeinflusst wird. Während 96 % der Befragten, deren Eltern ein jährliches Einkommen von mehr als 75 000 US-$ haben, angeben, Zugang zu einem Computer zu besitzen, liegt der Anteil bei nur 75 % in Haushalten mit einem Einkommen von weniger als 30 000 US-$. Ähnliche Kontraste bezüglich des Computerbesitzes können gesehen werden im Hinblick auf die Bildungsabschlüsse der Eltern mit 94 % gegenüber 78 % (Bachelorgrad gegenüber High-school-Diplom oder geringer; Anderson & Jiang 2018a).

Betrachtet man die Angaben der Jugendlichen zu den Inhalten, über die sie in den sozialen Medien posten, stehen an erster Stelle Leistungen (49 %) gefolgt von Posts über die Familie (44 %), Emotionen und Gefühle (34 %) sowie ihre Verabredungen (22 %). In deutlich geringerem Maße teilen sie persönliche Probleme (13 %), religiöse Überzeugungen (11 %) sowie politische Ansichten (9 %). Auch hier existieren erhebliche geschlechtsbezogenen Unterschiede, denn Mädchen kommunizieren häufiger über familiäre Angelegenheiten, Gefühle und Emotionen sowie religiöse Ansichten. Bemerkenswert ist auch, dass nur die Hälfte der befragten Jugendlichen angab, Selfies an andere Personen weiterzuleiten, und wenn, dann zu ihren engsten Freunden, aber auch dann nicht häufig. Mädchen posten Selfies doppelt so häufig wie Jungen.

Die Ergebnisse der vorliegenden empirischen Studien sprechen trotz gewisser Unterschiede für einen eindeutigen Trend: Es überrascht nicht, dass der Medienkonsum in den letzten Jahren über alle Altersgruppen bedeutsam zugenommen hat, noch beschleunigt durch die Corona-Krise. Es zeigt sich auch, wie vielfältig Medien genutzt werden, und zwar sowohl für die Freizeit als auch die Schule. Im gleichen Maße stieg auch die Medienausstattung. Fast jedes Kind und jeder Jugendliche verfügt über ein vielfältiges Medienangebot. Das Smartphone avancierte zum alltäglichen Begleiter und wird sowohl zur Kommunikation als auch für die Freizeitgestaltung eingesetzt. Dennoch gehört das Treffen von Freunden, Sport zu treiben und draußen zu spielen weiterhin zu den beliebtesten Freizeitaktivitäten. Auch wenn durchaus über negative Erfahrungen wie Cybermobbing und verletzendes Verhalten von vielen Jugendlichen berichtet wird, überwiegt die positive Einstellung gegenüber den vielen Möglichkeiten im Netz. Dabei wachsen ihre medientechnischen Fähigkeiten, allerdings bedeutet dies nicht, dass sich gleichermaßen Medienkompetenz und digitale Bildung ausreichend mitentwickelt haben (Gigerenzer 2021). Auch wenn sich die Jugendlichen scheinbar souverän und mühelos online bewegen, erleben sie sich eher »als Getriebene denn als Gestalter einer digitalen Transformation« (DIVSI 2018). Die Omnipotenz der digitalen Welt ist daher für die »Generation Internet-Kinder« Fluch und Segen zugleich. Sie können gar nicht umhin, damit zu leben, sie kreativ zu gestalten und zu lernen, sie selbstverantwortlich zu nutzen.

3 Auswirkungen auf kognitive und sozio-emotionale Prozesse

3.1 Vorbemerkung

Aufgrund der Allgegenwärtigkeit der Nutzung von Smartphones erscheint es wichtig, nicht nur die Auswirkungen problematischer Mediennutzung zu betrachten, sondern zu untersuchen, inwieweit ein ganz durchschnittlicher, alltäglicher Umgang hiermit Auswirkungen hat auf kognitive Funktionen, Emotionalität sowie Interaktion und Kommunikationsverhalten.

A priori ist methodisch anzumerken, dass die Erforschung dieser Zusammenhänge schwierig ist, weil es fast unmöglich erscheint, beispielsweise nur eine Form der Smartphone-Nutzung zu untersuchen, schon aufgrund des technisch Möglichen und auch vielfach geübten Multitaskings. Experimentelle Forschungsdesigns lassen sich zudem nur schwer konstruieren vor dem Hintergrund einer Vielzahl zusätzlicher Einflussvariablen wie Alter, Geschlecht, sozioökonomischer Status und geografische Herkunft der jeweiligen Stichproben. Kontrollgruppen lassen sich darüber hinaus heutzutage praktisch nicht mehr mit Personen bilden, die digitale Medien nicht nutzen. Die bisher vorliegenden Studienergebnisse basieren zudem häufig auf der Selbsteinschätzung der Nutzer bezüglich ihres Medienverhaltens mit der Gefahr einer erheblichen Verzerrung gegenüber dem tatsächlichen Verhalten. Hinzu kommt, dass digitale Medien auch weiterhin einer sehr dynamischen technischen Entwicklung unterworfen sind, sodass die eingesetzten Messinstrumente, vor allem häufig Fragebögen, sehr schnell ihre Gültigkeit verlieren. Wenn sich Voraussetzungen der Mediennutzung aber so schnell verändern, dann ist natürlich auch eine longitudinale Analyse von Nutzungsverhalten erschwert.

Bemerkenswert ist auch, dass sich Fachleute durchaus nicht einig sind über Nutzen und Risiken digitaler Medien im Alltag. Während medizinisch-psychologische Fachrichtungen eher die negativen Konsequenzen exzessiver Mediennutzung hervorheben, betonen Medienpädagogen die Wichtigkeit der neuen Informationstechnologien für eine erfolgreiche persönliche, soziale und berufliche Entwicklung in einer zunehmend digitalen Lebens-, Ausbildungs- und Arbeitswelt (Selwyn 2010). Es wird darauf hingewiesen, dass die Digitalisierung immer mehr in alle Lebensbereiche Einzug hält, somit unaufhaltsam ist und eine konstruktive Auseinandersetzung notwendig sei. Die OECD geht davon aus, dass 2026 bereits 50 % der Arbeitskraft durch Computer übernommen wird (Elliott 2017). Zugleich werden für immer mehr Aufgaben profunde, technologische Kenntnisse vorausgesetzt, die bereits in der Kindheit und Jugend erworben werden müssen. Deshalb kommt es darauf an, vor allem den Mädchen einen besseren Zugang zum IT-Bereich zu ermöglichen. So gaben in der letzten PISA-Studie zehnmal mehr Jungen an, eine berufliche Laufbahn im IT-Bereich einzuschlagen als Mädchen, die dreimal häufiger den sozialen – und Gesundheitsbereich bevorzugten (Elliott 2017).

Manche Experten messen dem Anteil von Mediennutzung als schädigende Ursache psychischer Gesundheit einen geringen Anteil zu. Przybylski & Weinstein (2017) untersuchten Daten von ca. 120 000 15-jährigen Jugendlichen im Vereinigten Königreich und kamen zu dem Ergebnis, dass eine zweistündige Mediennutzung am Tag weniger als 1 % der beobachteten Varianz im Hinblick auf psychisches Wohlbefinden ausmachte. Viele Fachleute argumentieren in den letzten Jahren zunehmend dahingehend, von simplifizierten Vorstellungen des negativen Einflusses von Medien auf die Gesundheit Abschied zu nehmen, insbesondere hier nicht mehr in erster Linie die Medienzeiten als Haupteinflussvariable zu betrachten. Als vernünftig wird ein Standpunkt erachtet, der eine Dosis-Wirkungsbeziehung zugrunde legt. Das heißt, dass ein gewisses Maß an Medienkonsum am Tag durchaus förderliche Auswirkungen haben kann, ein zu hohes Maß dagegen negative Konsequenzen nach sich zieht (Pujol et al. 2016). Einen Beleg für diesen Standpunkt gibt eine Metaanalyse hinsichtlich des Einflusses von Medienzeiten im Kontext von depressiven Erkrankungen. Liu et al. (2016) fanden, dass der komplette Verzicht auf Mediennutzung sogar mit einem erhöhten Risiko für depressive Symptome einherging, zwischen einer und zwei Stunden Mediennutzung das Risiko gering war bei kontinuierlicher Zunahme von mehr als zwei Stunden Mediennutzung am Tag dagegen das Risiko wieder anstieg. Auch in einer anderen Untersuchung bei Jugendlichen im Alter zwischen 13 und 18 Jahren konnte für das Ausmaß von Depressivität und Ängstlichkeit eine ähnliche Beziehung gefunden werden, wobei eine Mediennutzung von ein bis zwei Stunden am Tag mit geringeren Symptomen einhergeht gegenüber überhaupt keiner Nutzung oder einer wiederum deutlich längeren Nutzung (Twenge et al. 2018).

Abbildung 3-1 veranschaulicht den Zusammenhang zwischen mentalem Befinden und Medienzeiten (Przybylski & Weinstein 2017).

Gefordert wird deshalb von einer Reihe von Experten, sich vor allen Dingen die Medieninhalte, den sozialen Kontext sowie das Ausmaß des aktiven Engagements des Nutzers in den Fokus der Betrachtung ziehen (Orben & Przybylski 2019; Twenge et al. 2020).

Livingstone et al. (2011) formulieren gleichwohl drei Hauptrisiken für Kinder und Jugendliche durch Medienbetätigungen:

1. Inhaltliche Risiken (Gewalt, Pornografie, Hassbotschaften)
2. Kontaktrisiken (persönliche Verunglimpfung im Internet, Missbrauch persönlicher Daten)
3. Verhaltensrisiken (Mobbing, Sexing)

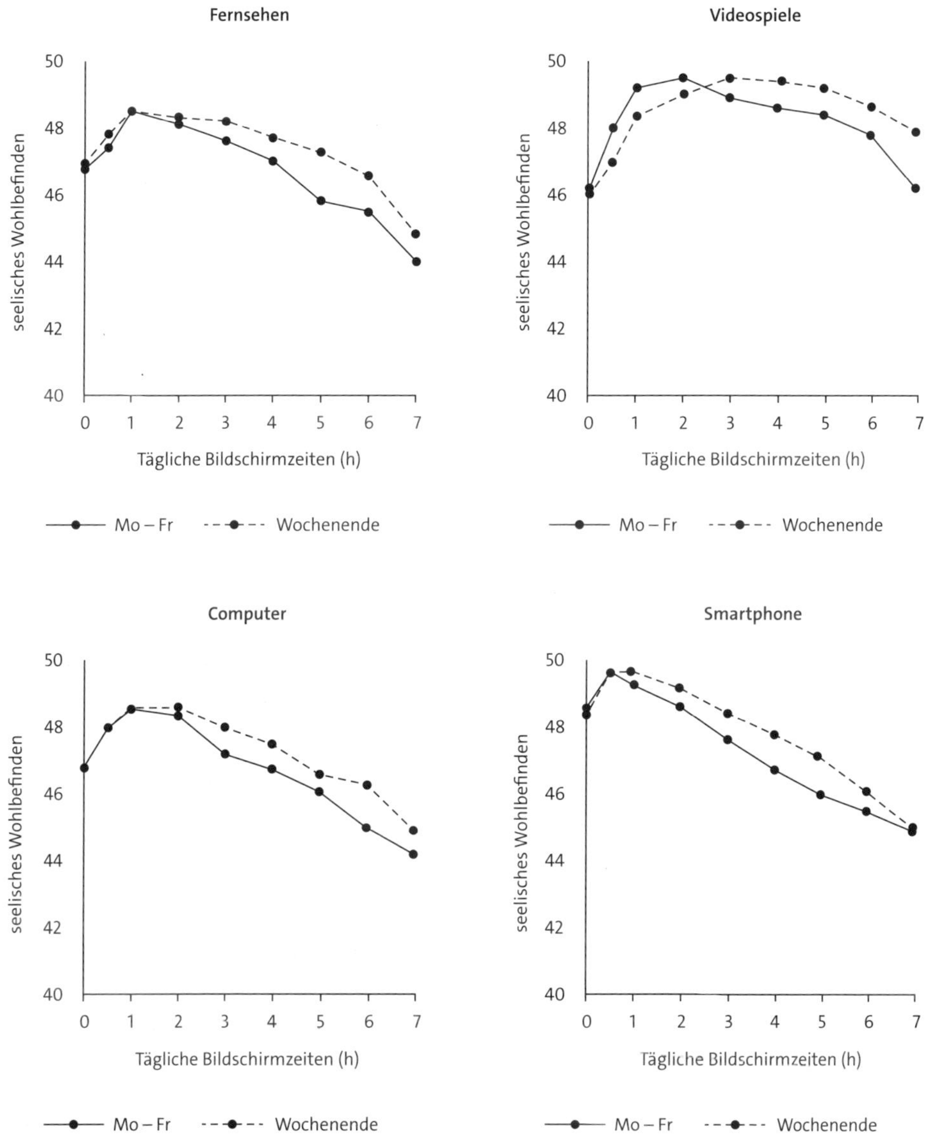

Abb. 3-1: Mentales Befinden als Folge der täglichen Bildschirmzeit an Wochentagen und am Wochenende (mod. nach Przybylski & Weinstein 2017).

Es bestände die Notwendigkeit, Risikogruppen zu identifizieren, die vulnerabler sind, digitale Medien zu missbrauchen oder unter entwicklungsschädliche Einflüsse zu geraten. Zu berücksichtigen sind hierbei Persönlichkeitsfaktoren (Tendenz zum Sensation Seeking, geringer Selbstwert, psychische Probleme), soziale Faktoren wie eine zu geringe Unterstützung seitens der Eltern oder der Gleichaltrigengruppe sowie digitale Faktoren (spezifische, durch das Internet vorgegebene Aktivitäten und Nutzungsmöglichkeiten, beispielsweise im Bereich Multitasking; Livingstone & Smith 2014; Anderson & Subrahmanyam 2017). Letztendlich geht es den Protagonisten einer konstruktiven, durchaus auch frühen Internetnutzung von Kindern und Jugendlichen darum, eine sogenannte *digitale Resilienz* zu entwickeln. Dies impliziert eine weniger restriktive Vorgehensweise von Eltern gegenüber der Mediennutzung ihrer Kinder. Stattdessen sollte eine ermutigende Haltung zu einer konstruktiven Exploration digitaler Medien in einem von Vertrauen und enger Eltern-Kind-Interaktion geprägten familiären Milieu angeregt werden, in dem Ausprobieren, aber auch fehlerhaftes Verhalten zugelassen wird (Livingstone et al. 2017).

3.2 Einfluss digitaler Mediennutzung auf das Gehirn

Bei den Auswirkungen einer Mediennutzung durch Kinder und Jugendliche ist vorab zu berücksichtigen, dass die Hirnentwicklung in dieser Entwicklungsphase größeren reifebezogenen Änderungen unterworfen ist. MRT-Verlaufsstudien haben in den letzten Jahren ergeben, dass sowohl die sozio-emotionale als auch die kognitive Entwicklung bei Jugendlichen mit erheblichen strukturellen und funktionalen Änderungen im Gehirn einhergehen (Blakemore & Mills 2014; Ladouceur et al. 2012). Es kommt auf der Strukturebene zur Vermehrung an Verbindungen in der weißen Hirnsubstanz, wodurch eine bessere Kommunikation der verschiedenen Hirnareale möglich wird. Damit geht eine verbesserte Impulskontrolle mit der Fähigkeit einher, Bedürfnisse aufzuschieben. Sichtbar wird dies in einer Zunahme der Verbindungen zwischen dem präfrontalen Kortex und dem Corpus Striatum (Achterberg et al. 2016). Zusätzlich kommt es in der Kindheit zu einer Neuronenvermehrung in der grauen Hirnmasse mit einer höheren Synapsendichte, die im späten Kindes- und Jugendalter wieder abnimmt (Huttenlocher 1990). Dieser Prozess, das sogen Pruning, findet vor allem im präfrontalen Kortex, im oberen temporalen Kortex sowie im Parietallappen statt, d.h. in Hirnregionen, die für die Kommunikation und das soziale Verständnis wichtig sind (Mills et al. 2014). Zusätzlich durchlaufen auch subkortikale Regionen signifikante Veränderungen während des Jugendalters (Goddings et al. 2014), beispielsweise in der Amygdala, die ebenfalls in die Verarbeitung sozio-emotionaler Prozesse, vor allem der bestehenden individuellen sozialen Netzwerke, involviert ist (Bickart et al. 2011; von der Heide et al. 2014; Kanai et al. 2012).

Vor diesem dynamischen Entwicklungshintergrund stellt sich die Frage, inwieweit die von Kindern genutzte Bildschirmzeit Auswirkungen hat auf die kognitive und sozio-emotionale Entwicklung. In einer Follow-up-Studie an 2441 Kindern im Alter von 24 bis 60 Monaten (Madigan et al. 2019) wurde untersucht, ob die Dauer der Bildschirmzeit Auswirkungen auf die Leistungen in verschiedenen Entwicklungs-Screenings hatte. Von besonderem Interesse war hierbei, ob Kinder mit verschiedenen Entwicklungsdefiziten davon sogar profitieren könnten. Die Medieninhalte bestanden aus

Filmeschauen im Fernsehen oder auf dem Computer/DVD, Computerspielen und anderen digitalen Bildschirmangeboten. Die durchschnittlichen Bildschirmzeiten lagen im Alter von 24 Monaten bei 2,4 Stunden, von 36 Monaten bei 3,6 Stunden und von 60 Monaten bei 1,6 Stunden. Der Rückgang der Bildschirmzeiten im Alter von 60 Monaten wurde damit erklärt, dass die Kinder zu diesem Zeitpunkt eingeschult wurden und weniger Zu Hause waren, also weniger Zeit für den Medienkonsum zur Verfügung stand. Es zeigte sich, dass längere Bildschirmzeiten im Alter von 24 und 36 Monaten mit einer schlechteren Leistung in den Entwicklungstests zu den Messzeitpunkten 36 und 60 Monaten korrelierten. Aufgrund dieser Langzeitstudie kann ein kausaler Zusammenhang angenommen werden zwischen dem Ausmaß des Medienkonsums und später auftretenden Entwicklungsverzögerungen. Die Autoren erklären die festgestellten Zusammenhänge damit, dass in erhöhtem Maße stattfindender Medienkonsum die Kinder in einer wichtigen Entwicklungsphase davon abhalte, motorische oder soziale Aktivitäten einzuüben und zu beherrschen. Dieser Zusammenhang sei vor allem bei den motorischen Entwicklungsdefiziten vorhanden, da die meisten Medienaktivitäten im Sitzen stattfinden würden. Die in geringerem Maße wahrgenommene Interaktion mit Gleichaltrigen oder Eltern gebe außerdem weniger Anregung, soziale Fähigkeiten einzuüben. Zugleich räumen die Autoren ein, dass die festgestellten Zusammenhänge zusätzlich von weiteren, sich negativ auswirkenden Covariablen abhingen: Geringere Bildschirmzeiten wurden festgestellt bei Mädchen, bei Müttern mit einem geringen Ausmaß an Depressivität, in Haushalten mit einem höheren Einkommen und Bildungshintergrund, besseren Lesefertigkeiten der Kinder sowie der Dauer des Nachtschlafs. Diese Prädiktoren machten 12% der Varianz aus. Nach deren Einberechnung in die Analyse bestand aber nach wie vor ein stabiler Zusammenhang zwischen der Bildschirmzeit und dem erreichten, schlechteren Entwicklungslevel.

Wichtig ist die Frage, wie sich exzessive Internetnutzung auf die kognitiven Fähigkeiten auswirkt. Ioannidis et al. (2019) führten hierzu eine Metaanalyse über 40 Studien mit 2922 Teilnehmern durch. Im Vergleich zu einer Kontrollgruppe zeigte sich bei den exzessiven Internetnutzern sowohl eine signifikant beeinträchtigte Impulskontrolle in der Fähigkeit, Entscheidungen zu treffen, als auch im Bereich des Arbeitsgedächtnisses. Weder die Art der Internetnutzung, insbesondere Computerspielen, noch das Alter, das Geschlecht oder Komorbiditäten beeinflussten diese Befunde zusätzlich. Die Autoren postulieren, dass exzessive bzw. problematische Internetnutzung mit einer frontostriatalen Dysfunktion einhergeht.

3.3 Auswirkungen spezieller Medienaktivitäten

Computerspiele

Für die Auswirkung von Computerspielen auf kognitive Prozesse und die Veränderung von Hirnstrukturen liegen folgende Befunde vor: Die Mehrzahl der vorliegenden Studien bezieht sich auf Befunde im Erwachsenenalter, in geringerem Ausmaß auch auf Kinder und Jugendliche. Beispielsweise konnte in einer bildgebenden Studie nachgewiesen werden, dass häufig Computer spielende, 14-Jährige ein größeres Volumen grauer Zellen im linken Corpus Striatum aufweisen. Die Autoren interpretieren diesen Befund als Korrelat zu veränderten Belohnungsprozessen im Kontext von häufigem Computerspielen (Kühn et al. 2011). Eine andere Studie ergab eine stärkere Konnektivität in den Basalganglien, die mit Lernprozessen und der Akquisition neuer Fertigkeiten assoziiert ist. Hier konnte nachgewiesen werden, dass eine Stunde Computerspielen in der Woche mit einer Verbesserung psychomotorischer Antworten auf visuelle Stimuli einhergeht, eine höhere Stundenzahl allerdings diese Fertigkeit nicht weiter verbessert. Stattdessen wurden mit der Zunahme des Ausmaßes wöchentlichen Computerspielens vermehrt Verhaltensprobleme, Konflikte in der Gleichaltrigengruppe und ein Rückgang prosozialen Verhaltens erkennbar (Pujol et al. 2016).

Im Erwachsenenalter gibt es Hinweise, dass Computerspielen spezifische Aufmerksamkeitsprozesse, beispielsweise der selektiven Aufmerksamkeit im räumlichen und zeitlichen Kontext, verbessert (Green & Bavelier 2012). Eine Metanalyse belegt andauernde und generalisierte Verbesserungen räumlicher Fähigkeiten (Uttal et al. 2013). Die dreimonatige Nutzung des Computerspiels Tetris, einem Spiel, das visuospatiale Fähigkeiten erfordert, führte zu Veränderungen der kortikalen Dicke bei jugendlichen Spielern in zwei Hirnregionen, die mit der Integration visueller, taktiler, auditiver sowie interner physiologischer Prozesse assoziiert sind (Haier et al. 2009). Insbesondere durch die Nutzung von Action-Videospielen konnten verbesserte Reaktionszeiten nachgewiesen werden (Pujol et al. 2016).

Eine Gruppe vierjähriger Kinder aus Familien mit geringem Einkommen profitierte von der Nutzung von Computerspielen mit erzieherischen Inhalten im Hinblick auf ihre Kenntnisse des Alphabets sowie des Rechnens im Vergleich zu einer Kontrollgruppe, welche lediglich Computerspiele zur Unterhaltung spielte (Griffith et al. 2019).

Drummond & Sauer (2014) analysierten Daten von 192 000 Schülern in 22 Ländern, die an der PISA-Studie teilnahmen. Sie konnten keinen Zusammenhang zwischen der Häufigkeit von Computerspielen und der Schulleistung in den Kernfächern feststellen.

Doch wie sehen die Langzeitauswirkungen von Computerspielen auf kognitive Prozesse aus? Verschiedene Studien nehmen eine Verbindung zwischen häufigem Computerspielen in der Kindheit und späteren Konzentrationsschwierigkeiten im Langzeitverlauf an (Swing et al. 2010; Gentile et al. 2012). Teilweise werden bidirektionale Zusammenhänge in der Form vermutet, dass a priori konzentrationsschwache Kinder häufiger Computer spielen und die Computerspiele wiederum deren Konzentrationsfähigkeit weiter reduzieren (Gentile et al. 2012). Swing et al. (2010) fanden jedoch in einer Langzeitstudie zum Einfluss von Fernsehen und Computerspielen über 13 Monate mit über 1200 Teilnehmern eine signifikante Verschlechterung des Konzentrationsvermögens, gemessen im Lehrerurteil bei Kindern im mittleren Schulalter, und zwar unabhängig davon, ob sie schon zuvor Konzentrationsprobleme hatten. Auf der anderen Seite existieren auch longitudinale Studien, die zeigen, dass bei mäßigem Computerspielen und Fernsehen im Alter von fünf Jahren keinerlei verhaltensbezogene oder kognitive Auswirkungen im Alter von sieben Jahren beobachtet wurden (Parkes et al. 2013). Trotzdem scheint das zeitliche Ausmaß des Computerspielens eine wichtige Rolle zu spielen. In einer Untersuchung bei 7- bis 11-jährigen Kindern ergab sich, dass nur diejenigen, welche mehr als neun Stunden pro Woche Computer spielten, häufiger Verhaltensprobleme und schlechtere soziale Fertigkeiten aufwiesen. Zugleich verbesserten sie ihre visuomotorischen Fertigkeiten (Pujol et al. 2016). Weitere Untersuchungen sprechen dafür, dass Trainingseffekte durch Computerspiele in erheblichem Maß altersabhängig sind, denn Kinder scheinen besser als Jugendliche und diese wiederum besser als Erwachsene von entsprechenden Trainings zu profitieren (Lövdén et al. 2010; Hartanto et al. 2016).

Zhou et al. (2017) untersuchten die Auswirkungen exzessiven Computerspielens auf Hirnstrukturen. 119 Teilnehmer wurden in eine Längsschnittstudie einbezogen. Darunter befanden sich 41 Spieler mit ausgeprägter »Gaming-Erfahrung« ebenso wie 78 Teilnehmer ohne nennenswerte Onlinespiel-Vorkenntnisse. Die Gruppe der unerfahrenen Spieler wurden in zwei Untergruppen eingeteilt: Eine spielte sechs Wochen lang täglich mindestens eine Stunde das Online-Computerspiel *World of Warcraft*, die andere bildete die Kontrollgruppe und spielte währenddessen nicht. Mögliche Effekte auf die Hirnstruktur wurden mit einem MRT-Scan zu Beginn und zum Ende der Untersuchung analysiert. Es zeigte sich, dass bei den erfahrenen Spielern bereits vor der Untersuchungsphase ein geringeres Volumen des orbitofrontalen Kortex beachtet wurde. Während des Untersuchungszeitraums kam es in der Gruppe der neuen, bislang unerfahrenen Spieler ebenfalls zu einer Abnahme der grauen Substanz im orbitofrontalen Kortex. Dieser Bereich im Frontallappen des menschlichen Gehirns ist insbesondere für die Kontrolle von Emotionen und Entscheidungen zuständig. Für die Forscher deuten diese Erkenntnisse auf neuroplastische Prozesse hin. Die Studiengruppe schlussfolgert, dass die beobachtete Reduktion spezifischer Hirnstrukturen mit einer schlechteren Emotionsregulation und Entscheidungsfindung einhergehen könne. Bemerkenswert ist, dass sich die hirnstrukturellen Veränderungen bereits nach sechs Wochen nachweisen ließen (Zhou et al. 2017).

Fernsehen

Einflüsse des Fernsehens auf die kindliche Entwicklung beruhen auf einer verlässlichen Datenbasis und beziehen sich auf die kognitive, körperliche und emotionale Entwicklung. Insgesamt genommen scheinen die Effektgrößen relativ gering zu sein, zugleich widersprechen sich die Studienergebnisse erheblich.

Einige Studien beobachten einen mäßiggradigen Zusammenhang zwischen längeren Bildschirmzeiten von Kindern vor dem vierten Lebensjahr mit der Ausprägung von Aufmerksamkeitsproblemen in der Jugend (Landhuis et al. 2007; Zimmerman & Christakis 2005). So konnte eine Studie nachweisen, dass die Bildschirmstunden, die Kinder im Alter von ein bis drei Jahren konsumierten, mit einer 28-prozentigen Zunahme die Entwicklung von Aufmerksamkeitsproblemen im Alter von sieben Jahren begünstigten (Christakis et al. 2004). In einer Zusatzanalyse wiesen allerdings nur 10 % der untersuchten Kinder dieses erhöhte Risiko auf, und zwar dann, wenn sie mehr als sieben Stunden am Tag ferngesehen hatten. Dies lässt die Auswirkungen weniger gravierend erscheinen (Foster & Watkins 2010). Ähnlich konnte auch eine dänische Studie keinen signifikanten Zusammenhang herstellen zwischen Bildschirmzeiten vor dem Fernseher und dem Auftreten späterer, ADHS-bezogener Verhaltensprobleme (Obel et al. 2004). Eine Longitudinalstudie zwischen dem fünften und siebten Lebensjahr belegt, dass Fernsehzeiten über drei Stunden am Tag zu einer geringen Zunahme von Verhaltensproblemen im Alter von sieben Jahren führten, unabhängig vom Programminhalt und vom Geschlecht (Parkes et al. 2013). Edukative Fernsehprogramme bewirken sogar Verbesserungen der Schreibleistungen, mathematischer sowie Problemlösefähigkeiten und auch des prosozialen Verhaltens bei Vorschulkindern (Schmidt & Anderson 2009). Dieser Effekt ist stärker nachweisbar bei Kindern aus Familien mit geringerem Sozialstatus (Wright et al. 2001).

Die Auswirkungen von Fernsehen auf kleine Kinder im Alter von ca. zwei Jahren hängen sowohl von der Bildschirmzeit als auch von den Medieninhalten und dem sozialen Kontext ab. Negative Auswirkungen auf exekutive Funktionen und Sprache werden vor allem dann sichtbar, wenn Programme mit Medieninhalten genutzt werden, die für das Alter nicht angemessen sind (Barr et al. 2010; Zimmerman & Christakis 2005). Vor allem Fernsehen, das im Hintergrund läuft, führt bei kleinen Kindern dazu, dass diese weniger anhaltend spielen und auch in geringerem Maße mit den Eltern interagieren (Schmidt et al. 2008; Kirkorian et al. 2009). Die Qualität und das Ausmaß der Eltern-Kind-Interaktion scheinen bei jungen Kindern entscheidenden Einfluss auf die Entwicklung zu haben (Anderson & Subrahmanyam 2017).

Eine Mehrzahl von Studien weist immer wieder darauf hin, dass der interaktionale Kontext des Fernsehens eine große Rolle bezüglich potenzieller Auswirkungen auf die Entwicklung spielt. Das gemeinsame Fernsehen mit Eltern, welche den Programminhalt erklären und den Aufmerksamkeitsfokus des Kindes auf den Fernsehfilm richten, und nicht-mediale Tätigkeiten wie körperlichen Aktivitäten und Lesen wirken sich durchaus positiv auf die kognitive und sprachliche Entwicklung von Kindern aus (Lee et al. 2017). Kinder scheinen vom Rollenvorbild der Eltern auch besser zu lernen als über das Fernsehen oder videogestützte Modelle (Anderson & Pempek 2005). Dies ist mit einer höheren Aktivierung sensumotorischer Regionen im Gehirn verbunden (Shimada & Hiraki 2006).

Bildgebende Studien berichten über einen Zusammenhang von Fernsehen mit morphologischen Veränderungen des Gehirns, vor allem des Hirnvolumens. Takeuchi et al. (2015) fanden Veränderungen vor allem im Bereich des Frontalkortex, die mit dem Verbal-IQ negativ korrelieren. Auswirkungen wurden auch auf dem sensomotorischen Kortex als Hinweis für geringere körperliche Aktivitäten der Kinder gefunden.

3.4 Spezifische kognitive Auswirkungen

Aufmerksamkeitsprozesse

Ist die vielfach geäußerte Hypothese, dass die zunehmende Nutzung von Smartphones zu einer immer kürzer werdenden Konzentrationsspanne führt, berechtigt (Nikken & Schols 2015)?

Zunächst ist bei dieser Fragestellung der Hinweis wichtig, dass die Allgegenwärtigkeit des Smartphones in jedem Fall dazu führt, dass intendierte Alltagshandlungen hierdurch potenziell ständig unterbrochen werden können. Ergänzt wird diese Störung durch exogene, z. T. auch selbstbestimmte Reize und Aktivitäten.

Endogen ausgelöste Unterbrechungen des Gedanken- oder Handlungsganges entstehen bereits durch die Erwartung, man könnte beispielsweise eine Kurznachricht erhalten, sodass hierdurch der eigentlichen Aufgabenstellung nicht mehr die volle Aufmerksamkeit gewidmet wird. Hierbei spielen auch erlernte Belohnungsprozesse eine große Rolle (Melcher 2013). Stets wird hierdurch aber auch auf der Handlungsebene die Aufgabenbearbeitung unterbrochen, etwa durch häufiges, kurzes Checken des Nachrichtenstatus. Zusätzlich sind damit oft Medienaktivitäten verbunden, die nicht mit der eigentlichen Aufgabenstellung zusammenhängen, wie etwa das Öffnen von Apps, Twittermeldungen oder Werbung. Der Ablenkung sind hier keine Grenzen gesetzt. In einer Studie konnte eine Verzögerung der eigentlichen Aufgabenbearbeitung um 400 % festgestellt werden (Leiva et al. 2012).

Exogene Ablenkungen, wie zum Beispiel ein Telefonanruf oder eine Kurznachricht, unterbrechen genauso die eigentliche Handlungsaufgabe. Es konnte gezeigt werden, dass die fokussierte Aufmerksamkeitsfähigkeit von Probanden auch dann verringert war, wenn sie auf die wahrgenommene Nachricht (durch Vibration) nicht einmal reagierten (Stothart et al. 2015). In einer weiteren Studie konnte nachgewiesen werden, dass allein die physische, für die Nutzer sichtbare Präsenz eines Smartphones, welches ihnen nicht einmal gehörte, zu einer schlechteren Aufgabenleistung führte im Vergleich zu einer Kontrollgruppe (Thornton et al. 2014).

Die Unterbrechung einer Aufgabenbearbeitung durch Smartphone-Nutzung führt außerdem gehäuft zu sogenannten Wiederaufnahmefehlern, wenn die Aufmerksamkeit wieder der eigentlichen Aufgabe gewidmet wird. In diesem Kontext werden sogar besonders viele Fehler begangen (Leiva et al. 2012).

Für das Autofahren als quasi experimentelle Bedingung der Nutzung eines Smartphones mit Lesen oder Texten von Kurznachrichten neben der Fahrtätigkeit wurden bereits eine Vielzahl an Studien veröffentlicht, die eine verringerte Aufmerksamkeitsfähigkeit, langsamere Reaktionszeiten, Spur-Ungenauigkeit als auch häufigere Unfälle nachwiesen (Centers for Disease Control and Prevention 2016).

Studien zur Aufmerksamkeitsspanne weisen darauf hin, dass zumindest die Verweildauer bei einzelnen internetbezogenen Aktivitäten abzunehmen scheint. Lorenz-Spreen et al. (2019) untersuchten, wie lange *Hashtags* über alle möglichen Themen hinweg unter den weltweit beliebtesten 50 Bestand hatten. 2013 verblieben sie 17,5 Stunden in dieser Gruppe, 2016 dagegen nur noch 11,9 Stunden. Die Autoren interpretieren diesen Befund dahingehend, dass die kollektive Aufmerksamkeitsspanne immer kürzer spezifischen Themen gewidmet wird. Als Ursache hierfür wird die immer größere, zur Verfügung stehende Masse an Informationen im Internet gesehen.

Zusammengefasst legt die derzeitige Studienlage nahe, dass Smartphone-Aktivitäten je nach Nutzungsintensität Aufmerksamkeitsprozesse ganz erheblich beeinträchtigen können. Langzeitstudien hierzu bzw. Kausalitätsbeziehungen fehlen hierzu allerdings weitgehend. Aus den bisher vorliegenden Befunden können keine Rückschlüsse auf langfristige Beeinträchtigungen konzentrativer Fähigkeiten gezogen werden.

Bei der Betrachtung der Auswirkungen von Computerspielen auf Aufmerksamkeitsprozesse ist eine Differenzierung nach dem Genre der genutzten Spiele notwendig, die eine große Diversität aufweisen: Action-Spiele, Shooter Games, Strategiespiele, Rollenspiele, Simulationsspiele, Puzzles, Kartenspiele und Spiele mit erzieherischem Hintergrund (Adams 2014).

Es liegt eine Mehrzahl an Befunden vor, die positive Auswirkungen von Computerspielen auf Aufmerksamkeitsprozesse auch bei Kindern vermuten lassen (Shaheen 2014). Die hier zugrunde liegende Annahme besteht darin, dass Videospiele ideale Lernvoraussetzungen beinhalten, weil sie implizit exploratives Lernen und Problemlösefertigkeiten von Kindern anstoßen (Greenfield et al. 1994). Die Spieler müssen kontinuierlich sensorische Signale integrieren, negieren oder adäquat beantworten im Sinne einer immer besseren Strategiebildung bei der Aufgabenbewältigung, um erfolgreich zu sein (Bavelier et al. 2012a). Die Hauptvertreter dieser medienpädagogischen Sichtweise der Nutzung von Computerspielen postulieren, dass durch trainingsimmanente verbesserte kognitive Fähigkeiten eine Generalisierung auf ähnliche Fähigkeiten im Alltag stattfinde (Green & Bavelier 2012; Prensky 2012). Tatsächlich weisen verschiedene Studien – allerdings in verschiedenen Altersgruppen und zumeist bei Erwachsenen erhoben – verbesserte neuropsychologische Fähigkeiten in verschiedenen Bereichen auf: Visuospatiale Aufmerksamkeitsfunktionen (Feng et al. 2007; Spence et al. 2009), visuelle Suchstrategien (Wu & Spence 2013), räumliches Gedächtnis (Thorell et al. 2009), Antwortselektion (Hutchinson et al. 2016), das Verfolgen mehrerer Objekte auf dem Computerscreen (Oei & Patterson 2013; 2015), Aufgabenwechsel (Strobach et al. 2012) sowie räumliches Denken (Uttal et al. 2013). Insbesondere Action-Videospiele scheinen intentionale Aufmerksamkeitsprozesse zu verbessern (Bavelier et al. 2012 b; Krishnan et al. 2013). Wichtig ist allerdings der Hinweis, dass die verbesserten Fähigkeiten nur genrespezifisch und die erzielten Verbesserungen ebenfalls lediglich dem jeweiligen Inhalt des Spiels zuzuordnen sind, es sich mit anderen Worten um eine Optimierung hochselektiver, aber nicht etwa allgemeiner Aufmerksamkeitsprozesse handelt (Subrahmanyam & Renukarya 2015). Momentan kann davon ausgegangen werden, dass es sehr unwahrscheinlich ist, dass Videospielen zu einer umfassenden Verbesserung konzentrativer Fähigkeiten führt, wenn der Kontext ein anderer ist als das spezielle Spiel (Przybylski & Wang 2016; Azizi et al. 2017; Sala & Gobet 2018). Es findet also kein Transfer in andere Situationen statt. Allerdings ist kritisch anzumerken, dass in einigen der angegebenen Studien keine objektiven Messungen der Aufmerksamkeitsfähigkeit erfolgten, sondern sich die Ergebnisse auf die subjektiven Angaben der trainierten Spieler bezogen. Außerdem waren die untersuchten Stichproben begrenzt, die Studien bezogen sich in vielen Fällen auf Erwachsene, häufig Universitätsstudenten, und es bestanden unterschiedliche Vorerfahrungen der Probanden mit Computerspielen, sodass auch aus diesen Gründen die Studienergebnisse mit Zurückhaltung zu betrachten sind (Przybylski & Wang 2016). Schließlich wird angenommen, dass durch Computerspiele erzielbare Verbesserungen kognitiver Funktionen auch von der individuellen Ausgangslage des Spielers abhängen, d. h. Variablen wie der Motivlage, Computer zu spielen, als auch kognitiven Grundfähigkeiten (Bavelier & Green 2019).

Gedächtnis

Sparrow et al. (2011) konnten zeigen, dass die Information an Internetnutzer, jederzeit Zugriff auf Fakten zu haben, dazu führte, dass sie über ein besseres Wissen verfügten, im Internet Informationen zu suchen. Zugleich wiesen sie aber im Vergleich zu einer Kontrollgruppe deutlich schlechtere inhaltliche, auf die zu merkenden Informationen bezogene Gedächtnisleistungen auf. Der Kontrollgruppe war mitgeteilt worden, dass das im Internet angeeignete Wissen nach kurzer Zeit wieder gelöscht werde. Die Autoren interpretieren ihre Befunde dahingehend, dass das Wissen um stets verfügbare Informationen weniger die Initiative nach sich ziehe, sich dieses auch tatsächlich anzueignen. Die gegenüber den gedruckten Lexika weit übersteigende Menge an im Internet verfügbaren Informationen führt möglicherweise in signifikant höherem Ausmaß dazu, weniger Priorität dem semantischen als dem transaktionalen, quasi »externen Gedächtnis« des Internet zu geben. Auf Dauer verschlechtert sich infolge mangelnder Übung das semantische Gedächtnis (Liang et al. 1995). Tatsächlich konnte gezeigt werden, dass Personen, die aufgefordert wurden, im Internet zugängliche, spezifische Informationen abzuspeichern, schlechtere Erinnerungsarbeit aufwiesen als Personen, die dieselben Informationen in einer Enzyklopädie erwerben mussten (Dong & Potenza 2015). Nach der gleichen Studie erfolgte Online-Informationssuche zwar schneller, aber es waren – nachgewiesen durch bildgebende Diagnostik – assoziierte Hirnregionen nicht ausreichend aktiviert, die für die Langzeitspeicherung von Informationen notwendig sind.

Mehrere Untersuchungen ergaben, dass räumliche Fähigkeiten weniger gut ausgebildet sind, wenn sich Internetnutzer beispielsweise während des Autofahrens bei der Ortssuche lediglich auf das Navigationssystem verlassen, und umgekehrt sich diese Fähigkeiten verbessern, wenn sie aufgefordert werden, sich dazu den Weg zum Ziel räumlich vorzustellen (Boari et al. 2012).

Häufiges Multitasking beeinträchtigt ebenfalls Gedächtnisprozesse sowohl in Form einer geringeren Präzision gemerkter Inhalte als auch im Hinblick auf die Speicherung von Informationen im Langzeitgedächtnis (Uncapher et al. 2016).

Bei älteren Menschen scheint sich die Gedächtnisleistung durch häufigere Internetaktivitäten dagegen zu verbessern. Es wird angenommen, dass sich das Internet bei dieser Altersgruppe stimulierend auf kognitive Aktivitäten allgemein auswirkt, einschließlich des Gedächtnisses (Xavier et al. 2014). Bildgebende Studien belegen, dass ältere Menschen, die das Internet als Informationsquelle nutzen, eine stärkere Aktivierung von Hirnregionen mit höheren kognitiven Leistungen hervorrufen als diejenigen, die sich vor allem auf textbasierte Informationen stützen (Small et al. 2009).

Die vorliegenden Forschungsergebnisse sprechen zusammen genommen dafür, dass bei der Nutzung digitaler Medien die Speicherfunktionen des Gedächtnisses in geringerem Ausmaß involviert sind, dagegen das Training hin zu adäquaten Suchprozessen, wo diese Informationen extern medial gespeichert sind, viel stärker geübt wird. Diese Fähigkeiten wiederum scheinen zu korrelieren mit der fluiden Intelligenz (Fleischhauer et al. 2010). Personen mit höherer Intelligenz nutzen internetbezogene Medien seltener für die Informationssuche, vermutlich aufgrund besserer eigener Speicherfähigkeiten. Zugleich sind sie effizienter in der Informationssuche, wenn sie digitale Medien einsetzen (Wilmer et al. 2017).

3.5 Sozio-emotionale Auswirkungen

Die Impulskontrolle, d.h. die Fähigkeit zu planvollem, reflektiertem Verhalten, ist ein wichtiger Gesichtspunkt, der bei der Nutzungsintensität und Häufigkeit digitaler Medien eine Rolle spielt. Emotionale Bedürfnisse, wie das Gefühl von Einsamkeit, spielen besonders bei Jugendlichen hierbei eine wesentliche Rolle (Konijn et al. 2015; Nowland et al. 2017). Jugendliche zeigen beim Betrachten von emotionalen Bildern mit verschiedenen Gesichtsausdrücken eine höhere neuronale Responsivität im ventralen Striatum und in der vorderen Inselregion (Pfeifer et al. 2011; Rosen et al. 2017).

Erlebte Frustrationen und Ärger über Erfahrungen im Internet scheinen bei Jugendlichen ein höheres Ausmaß zu erreichen als in anderen Altersgruppen (den Hamer & Konijn 2015). Hierbei korreliert die Aktivität im dorsolateralen Präfrontalkortex (DLPFC) negativ mit dem Ausmaß von Ärger und Aggressivität. Bei hoher Aktivität gelingt eine bessere Kontrolle negativer Emotionen (Will et al. 2016). Vermutlich führt die relativ späte Ausreifung des DLPFC dazu, dass digitale Medien insbesondere bei Kindern und Jugendlichen zu einer derart starken Beeinflussbarkeit der Emotionen und des Verhaltens führen. Von besonderer Bedeutung sind deshalb Projekte, die Jugendliche mit Videospielen darin schulen, eine bessere Impulskontrolle zu erzielen, beispielsweise bei ADHS (Weerdmeester et al. 2016) oder bei Angststörungen (Schoneveld et al. 2016).

Die sozio-emotionalen und neuronalen Auswirkungen von sozialer Ablehnung und Ausschlüssen sind im Rahmen des sogenannten Cyberball-Paradigmas gut untersucht (Williams & Jarvis 2006). In diesem virtuellen Wurfspiel mit drei Teilnehmern spielen sich im Verlauf ausschließlich zwei Verbündete den Ball zu und ignorieren den dritten Spieler. Nachgewiesen wurden bei den ausgeschlossenen Spielern das Gefühl, geächtet zu sein, eine verringerte Selbstkontrolle sowie ein verringerter Selbstwert (Williams & Jarvis 2006). Mittlerweile existiert hierzu auch ein Facebook-Format (Wolf et al. 2015). Untersuchungen mittels funktionaler Magnetresonanztomografie erbrachten bei den ausgeschlossenen Spielern eine erhöhte Aktivität im orbitofrontalen Kortex sowie der Inselregion, vermutlich Ergebnis eines erhöhten Erregungsniveaus und negativer Gefühle (Cacioppo et al. 2013). Bei Jugendlichen, die über eine längere Zeit sozialem Ausschluss, schlechter Behandlung durch andere oder einer unsicheren Bindung ausgesetzt waren, zeigt sich außerdem eine stärkere Aktivierung des dorsalen anterioren cingulären Kortex (ACC; Will et al. 2015; van Harmelen et al. 2014). Umgekehrt konnte nachgewiesen werden, dass Jugendliche, die üblicherweise viel Zeit mit Gleichaltrigen verbringen, eine geringere Aktivierung des ACC und der vorderen Inselregion aufweisen, wenn sie das Cyberball-Paradigma durchlaufen (Masten et al. 2012). Andere Befunde weisen darauf hin, dass sozialer Ausschluss bei depressiven Jugendlichen eine stärkere Aktivierung der Amygdala, des ACC und der Inselregion sowie des Nucleus accumbens bewirkt als bei gesunden Jugendlichen (Silk et al. 2014). Insgesamt sprechen die Befunde dafür, dass bei Jugendlichen als Reaktion auf sozialen Ausschluss eine Aktivierung von Hirnregionen vorliegt, welche mit ausgeprägten Emotionen einhergeht (Lieberman & Eisenberger 2009). Darüber hinaus wird angenommen, dass vor allem zeitbegrenzt auf das Jugendalter hier eine besonders sensitive Phase besteht, welche sich in einer verstärkten Aktivierung von Strukturen des präfrontalen Kortex und des limbischen Systems widerspiegelt (Vijayakumar et al. 2017).

Es gibt auch Studien über die Verbindung von sozialer Wertschätzung im Internet mit neuronalen Prozessen. Bildgebende Verfahren wiesen nach, dass bereits das individuelle Erlebnis von Ablehnung des eigenen Profilbildes im Internet durch andere zu einer verstärkten Aktivität im medialen Frontalkortex führte, und zwar sowohl bei Kindern und Jugendlichen als auch bei Erwachsenen (Achterberg et al. 2016; 2017). Weitere neurophysiologische Studien beobachteten bei Jugendlichen gegenüber Erwachsenen aber eine stärkere neuronal nachweisbare Aktivierung bei sozialem Ausschluss (Silk et al., 2012). Stärker als bei Erwachsenen kommt es bei Jugendlichen zu einer neuronalen nachweisbaren Aktivierung bei sozialem Ausschluss.

Umgekehrt kommt es bei sozialer Wertschätzung zur Aktivierung von Hirnregionen, die mit Belohnungen oder Wohlbefinden einhergehen (Lieberman & Eisenberger 2009), vor allem dem ventralen Striatum, zusammen mit dem Präfrontalkortex (Güroğlu et al. 2008). Verschiedene Metaanalysen konnten nachweisen, dass allgemein die Belohnungssensitivität im mittleren Jugendalter am höchsten ist (Silverman et al. 2015; Braams et al. 2015). Bei depressiven Jugendlichen (Silk et al. 2014) und auch bei Jugendlichen, die viel Ablehnung durch die Mutter erfuhren (Tan et al. 2014), ist diese Aktivierung vermindert. Es ist also zu vermuten, dass die Wirkung sozialer Medien bei Jugendlichen davon abhängt, wie sich die sozio-emotionalen Vorerfahrungen im Lebensverlauf gestalteten.

Zusätzlich ist anzumerken, dass die wahrgenommene soziale Wertschätzung wiederum die Häufigkeit der Nutzung sozialer Medien, beispielsweise von Facebook, beeinflusst (Meshi et al. 2013; Sherman et al. 2017). Dabei führt die Betrachtung eines Bildes im Internet, das durch andere Personen mehr oder weniger Wertschätzung in Form von Likes erhielt, zu einer unterschiedlich starken Aktivierung des ventralen Striatums (Sherman et al. 2017).

Nicht nur soziale Wertschätzung, sondern auch Meinungen und Entscheidungsbildung im Internet sind stark von der Peergroup abhängig (Knoll et al. 2015). Gut nachgewiesen ist, dass das Entscheidungsverhalten von Jugendlichen im Internet von der Peergroup stark beeinflusst wird und teilweise den eigenen Entscheidungen widerspricht (Zaki et al. 2011). Bezüglich der Körperwahrnehmung von jungen Frauen im Alter von 18 bis 19 Jahren konnten hier ebenfalls erhebliche Beeinflussungen festgestellt werden, die sich auch in einer erhöhten Aktivität des ACC-Inselnetzwerks widerspiegelten. Es handelt sich um Hirnregionen, die bei Norm- und Regelverletzungen involviert sind (van der Meulen et al. 2017).

Bei Erwachsenen korreliert die Größe des persönlichen sozialen Netzwerkes mit Teilen der Amygdala, die für emotionales Lernen und Gedächtnisprozesse sowie Angstkonditionierung relevant sind (Balleine & Killcross 2006).

Auch wenn die Auswirkungen in vielerlei Hinsicht deutlich und nachhaltig sind, ergeben sie kein einheitliches Bild. Es findet sich eine Reihe unterschiedlicher neurobiologischer Veränderungen in Abhängigkeit vom Ausmaß und der Art der Mediennutzung, dem Alter und dem Zielkriterium, z. B. Aufmerksamkeit, Gedächtnis, emotionale Befindlichkeit. Insbesondere zu den Langzeitwirkungen fehlen noch belastbare Aussagen. Exzessive Internet- und Medienzeiten wirken sich negativ auf verschiedene kognitive Leistungen wie Impulskontrolle, Arbeitsgedächtnis und sozio-emotionales Verhalten aus. Es finden sich Belege, dass präfrontale und frontobasale Hirnstrukturen in ihrer Ausreifung und Entwicklung durch ausgeprägten Medienkonsum beeinträchtigt werden. Diese Veränderungen sollten Anlass sein, die Auswirkungen von Medien auf die kognitiven und sozio-emotionalen Prozesse nicht zu verharmlosen, besondere individuelle Risiko- und Belastungsfaktoren besser zu erkennen, um spezifische Präventions- und Beratungskonzepte zu entwickeln.

4 Mediales Multitasking

In der aktuell kontrovers geführten Diskussion um die Auswirkungen der Nutzung digitaler Medien im Kindes- und Jugendalter kommt dem so genanntem medialen Multitasking eine besondere Bedeutung zu. Die Möglichkeit zum Multitasking bestand bereits früher, seine dramatische Ausweitung ist allerdings der schnellen und verbreiteten Ausdehnung an modernen Kommunikationstechnologien geschuldet und hat damit gravierende Auswirkungen auf unsere Art zu lernen, zu arbeiten oder auch auf den Bereich der Kommunikation und Interaktion im Freizeitbereich (Courage et al. 2015). Die Befürworter erwarten, dass Multitasking, wenn es geübt und mit gezielter Motivation eingesetzt wird, die mentale Flexibilität verbessert und zumindest spezifische, vor allem kreative Lern- und Arbeitsprozesse gesteigert werden können, besonders bei jungen Kindern und Jugendlichen mit noch hoher neuraler Plastizität (Sparrow et al. 2011; Lui & Wong 2012; Maclin et al. 2011). Demgegenüber formulieren die Kritiker Bedenken gerade gegenüber dem zu frühen Einsatz von Multitasking besonders bei jungen Kindern, deren Hirnreifung effektives Multitasking noch gar nicht zulasse und sich kontraproduktiv auf die Entwicklung der Fähigkeit zur Aufgabenfokussierung auswirke (Courage et al. 2015). Spitzer (2012) spricht in diesem Zusammenhang von der Gefahr einer antrainierten Aufmerksamkeitsstörung. Darüber hinaus werden Bedenken vorgetragen, dass zwar mehr Informationen zugleich verarbeitet werden können, dafür aber oberflächlicher und fehlerhafter (Ophir et al. 2009). Einen weiteren Diskussionspunkt stellt auch die Frage nach den Auswirkungen von medialem Multitasking auf Kommunikationsprozesse dar. Die damit einhergehenden Folgen für das psychische Wohlbefinden rücken in den Fokus (Pea et al. 2012; Xu et al. 2016).

4.1 Häufigkeit von Multitasking

Die Medienaktivitäten von 1783 holländischen Teilnehmern im Alter zwischen 13 und 65 Jahren wurden untersucht. Dabei wurde festgestellt, dass 21,9 % der gesamten Medienzeit mit Multitasking am häufigsten im Rahmen von E-Mail-Kommunikation und Internetaktivitäten verbracht wurde (Voorveld & van der Goot 2013). Eine Untersuchung mit 547 US-amerikanischen Jugendlichen zeigte, dass 24 % der Befragten während der Hausaufgaben das Internet nutzten und 22 % zugleich mit Freunden kommunizierten (Jeong & Fishbein 2007).

In der Studie *The Consumer's Digital Day* (Ofcom 2016) wurden die Teilnehmer mit Hilfe eines Tagebuchs über ihren Medienkonsum befragt, unter anderem auch über Multitasking. 83 % bzw. 81 % der Zeit sahen die Befragten Fernsehsendungen oder hörten Radio ohne gleichzeitige Nutzung eines anderen Mediums (→Abb. 4-1). Dieser Zeitanteil war indessen deutlich geringer ausgeprägt, wenn Videos auf einem Computer oder Smartphone angeschaut wurden. Dagegen ging die Kommunikation per Textnachrichten in 66 % der verwendeten Zeit mit der Nutzung anderer Medien einher.

In der oben genannten Ofcom-Studie (2016) betrieben Jugendliche und junge Erwachsene in der Altersgruppe der 16- bis 24-Jährigen mit mehr als vier Stunden am Tag gegenüber allen anderen Vergleichsgruppen im Erwachsenenalter in einem deutlich größerem Umfang Multitasking.

Auch in der vorangehenden Ofcom-Studie (2010) fand Multitasking schon bereits am häufigsten bei 16- bis 24-Jährigen statt, nämlich 52 % gegenüber 22 % bei über 55-Jährigen. Die 16- bis 24-Jährigen nutzten im Durchschnitt täglich 4 h 53 min parallel unterschiedliche Medien, ältere Erwachsene 3 h 6 min. Es gibt es einen Anteil von 10 bis 20 % der Befragten, die ein exzessives Multitasking betreiben in der Form, dass sie überwiegend mindestens zwei Medien nebeneinanderher nutzen. Multitasking scheint aber auch negativ korreliert zu sein mit Zielbezogenheit. So wiesen in einer australischen Studie zielorientierte, motivierte Studenten der höheren Semester in Prüfungsnähe einen signifikant geringeren Anteil an Multitasking auf als Studienanfänger (Judd & Kennedy 2001).

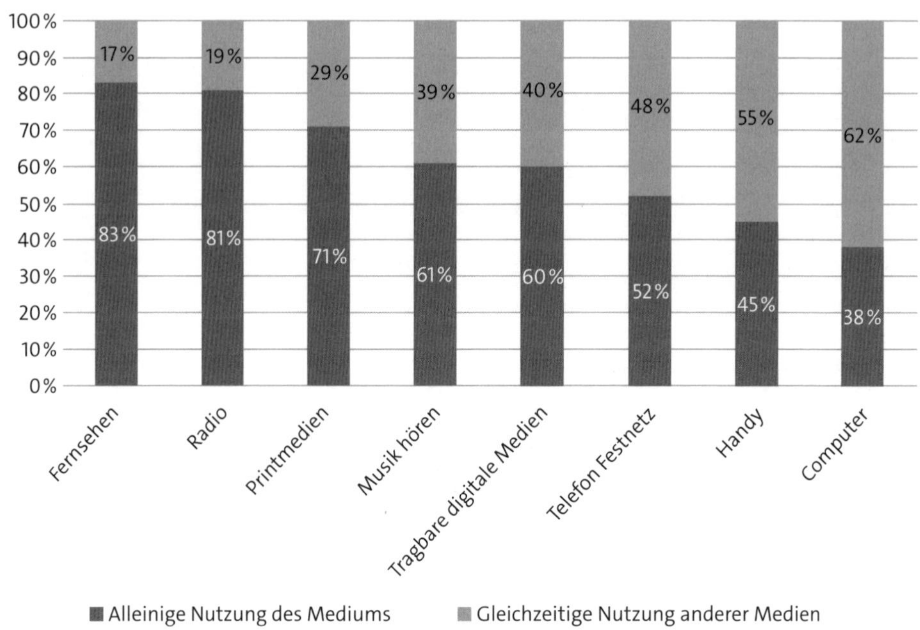

Abb. 4-1: Anteil der alleinigen und simultanen Mediennutzung je Medium (Ofcom & GfK 2010)

	Personen ohne Multitasking (%)	Personen mit geringem Ausmaß an Multitasking (%)	Personen mit starkem Ausmaß an Multitasking (%)
7–10 Jahre	42	50	8
11–13 Jahre	56,7	33,3	10
14–16 Jahre	25	40,9	34,1

Quelle: mod. nach Soldatova et al. 2019

Tab. 4-1: Beziehung zwischen Multitasking und Alter

Rosen et al. (2013) beobachteten unter standardisierten Bedingungen Schüler und Studenten in ihrer häuslichen Umgebung, während sie lernten. Im Mittel gelang es den Studenten und Schülern weniger als sechs Minuten, bei einer Aufgabe zu bleiben, bevor sie sich einer anderen widmeten. Hierbei spielten medienbezogene Aktivitätswechsel die größte Rolle. Die Anzahl der zur Verfügung stehenden technischen Ablenkungen erwies sich als prädiktiv für die verringerte Zeit, die mit dem Lernen ununterbrochen verbracht wurde.

Soldatova et al. (2019) untersuchten die Multitasking-Häufigkeit bei 154 Kindern und Jugendlichen zwischen 7 und 16 Jahren und kamen, wie in Tabelle 4-1 dargestellt, zu dem Ergebnis, dass Multitasking ein stark altersabhängiges Phänomen ist.

4.2 Definition, Einflussgrößen und Modelle

Ursprünglich kommt der Begriff Multitasking aus der Informatik und bezeichnet einen Vorgang, bei dem real mehrere Prozesse gleichzeitig ablaufen. Multitasking als psychologischer Prozess umschreibt dagegen Handlungen, die scheinbar nebeneinanderher getätigt werden, realiter aber das rasche Hin- und Herwechseln zwischen verschiedenen Tätigkeiten erfordert durch hintereinandergeschaltete Denkprozesse (Burgess 2000). *Mediales Multitasking* wird definiert als die gleichzeitige Nutzung von zwei oder mehr Medien nebeneinanderher (beispielsweise Fernsehen und zugleich im Internet surfen) oder als Mediennutzung neben einer nicht medialen Aktivität, beispielsweise dem Versenden von Textnachrichten während des Lernens (Jeong & Hwang 2012; Wallis 2010; Sanbonmatsu et al. 2013)

Multitasking ist von mehreren kognitiven Prozessen abhängig, dem *Arbeitsgedächtnis*, der *Aufmerksamkeitsfähigkeit* und der *fluiden Intelligenz* (König et al. 2005). Die Stärke bzw. Schwäche der jeweiligen kognitiven Fähigkeit korreliert im Wesentlichen mit der Fähigkeit zum Multitasking. Außerdem spielen spezifische Persönlichkeitsvariablen eine Rolle, die mehr oder weniger das Multitasking begünstigen: *Extra-*

version, Polysynchronizität und Impulsivität. Extravertierte Personen neigen mehr zu Multitasking, weil ihre Aufmerksamkeit stärker nach außen gerichtet ist. Polysynchronizität bezeichnet eine Persönlichkeitseigenschaft, die mit der Disposition einhergeht, mehrere Tätigkeiten gleichzeitig zu machen. Sie wird als kulturabhängige Variable eingeschätzt (Zimber & Rigotti 2015). Auch bei Personen mit höherer Impulsivität kommt es vermehrt zu Multitasking, da deren Fähigkeit, geduldig Prozesse nacheinander abzuarbeiten, in geringerem Maße ausgeprägt ist (Sanbonmatsu et al. 2013). Es liegen keine gesicherten Befunde für signifikante Geschlechtsunterschiede bei Multitasking-Fähigkeiten vor (Buser & Peter 2012).

Schließlich sind motivationale Faktoren zu trennen, die Multitasking-Verhalten fördern können. In einer Fragebogenuntersuchung von Clayson & Haley (2012) mit College-Studenten gaben 49 % der Befragten an, dass sie während des Unterrichts mediales Multitasking einsetzen. Als häufigstes Motiv wurde der Wunsch nach Kommunikation oder Langeweile während des Unterrichts angegeben. Ein weiteres Motiv für mediales Multitasking könnte in Zeitdruck bestehen. Wenn dieser vorliegt, könnten Personen eher dazu neigen, mehrere Aktivitäten gleichzeitig durchzuführen (Foehr 2006; Levine et al. 2007; Mulder et al. 2006). Es besteht auch die Möglichkeit, dass mediensüchtige Studenten häufiger Multitasking einsetzen als nicht Betroffene (Block 2008). Nicht zuletzt spielen auch technische Besonderheiten eine Rolle dabei, Multitasking zu fördern, zum Beispiel durch die Einrichtung einer Vielzahl von Angebotsfenstern im Hauptbildschirm (Carrier et al. 2015).

4.3 Neurologische Strukturen

Der *präfrontale Kortex* ist funktionalen MRT-Befunden zufolge anatomisch und neuropsychologisch die Leitstruktur im Zusammenhang mit Multitasking-Fähigkeiten, da er essenziell in exekutive Funktionen, d. h. der Handlungsplanung und -steuerung, involviert ist (Dreher & Grafman 2003). Hierbei ermöglicht der *dorsolaterale präfrontale Kortex* die bei Multitasking wichtige Auswahl verschiedener verfügbarer Antwortalternativen. Dies schließt eine Beurteilung der Relevanz, aber auch die Unterdrückung von inadäquaten Antwortmöglichkeiten ein. Eine weitere, bei Multitasking-Prozessen beteiligte Hirnstruktur ist der *anteriore cinguläre Kortex* (ACC), der sowohl für die kognitive Kontrolle als auch für motivationale Prozesse bedeutsam ist. Der ACC wird aktiviert, wenn mehrere inkompatible Handlungsmöglichkeiten parallel miteinander konkurrieren. Er hat dabei die Aufgabe, die Handlungsalternativen möglichst schnell durchführen zu können (Bush et al. 2000).

Von besonderer Bedeutung ist die Auswirkung von Multitasking auf die Lernleistung. Poldrack & Foerde (2007) wiesen in einer MRT-Studie nach, dass bei Personen, die nicht unter Multitasking-Bedingungen lernten, der *Hippocampus* als Hirnstruktur für die Speicherung von neuen Informationen einbezogen war. Andererseits ist bei einem gleichzeitigen Multitasking diese Struktur nicht beteiligt, hingegen das *Corpus Striatum*, dem eine bedeutsame Funktion beim automatisierten Lernen zukommt. Diese Ergebnisse erlauben die Schlussfolgerung, dass neue Problemkonstellationen mit hohem kognitivem Anspruch besser ohne Multitasking-Bedingungen gelernt werden können, während automatisierte Lernprozesse sich eher mit Multitasking vereinbaren lassen (Ang et al. 2007).

Einige Studien weisen auf die Zusammenhänge zwischen häufigem Multitasking und spezifischen Hirnstrukturen hin (Loh & Kanai 2014): Ein höheres Maß an Multitasking scheint mit einem geringeren Volumen des ACC einherzugehen. Es kann also vermutet werden, dass mit der Verringerung des ACC-Volumens auch eine Beeinträchtigung von kognitiven Kontrollprozessen einhergeht sowie eine motivationale Dysregulation. Bedeutsam ist dieser Befund insofern, als ein verringertes ACC-Volumen auch mit anderen psychiatrischen Störungsbildern korreliert, zum Beispiel Zwangserkrankungen, PTBS, Depressionen und vor allen Dingen Suchterkrankungen (Rotge et al. 2009; Yamasue et al. 2003; Caetano et al. 2006; Franklin et al. 2002; Zhou et al. 2011; Lin 2009).

4.4 Kognitionspsychologische Faktoren

Im Grundsatz können höhere kognitive Prozesse nicht gleichzeitig erledigt werden, da die zentrale Steuereinheit, der Frontalkortex, nur seriell Aufgabenstellungen qualitativ suffizient bearbeiten kann (*Flaschenhalstheorie*). Bei simultan zu lösenden Aufgabenstellungen ist deshalb stets eine Zeitverzögerung festzustellen. Ein Beleg hierfür sind die sogenannten *switching costs*, da bei Multitasking durch den häufigen Aufgabenwechsel längere Reaktionszeiten sowie höhere Fehlerquoten zustande kommen (Lien et al. 2006; Monsell 2003). Bei Aufgabenwechseln entsteht immer eine psychologische Refraktärzeit für die zweite zu bearbeitende Aufgabe, die selbst durch Übung nicht wesentlich verringert werden kann (Levy & Pashler 2001; Ruthruff et al. 2003). Kritiker dieses Ansatzes formulieren, dass Multitasking durchaus effizient möglich ist, wenn die zweite Aufgabenstellung in ihrer Durchführung automatisiert und routiniert ist. Dann könnten bis zum Erreichen eines spezifischen individuellen Verarbeitungslimits gleichzeitig Informationen bearbeitet werden (Oberauer & Kliegl 2006). Andere, sogenannte *Kapazitätstheorien* postulieren das Modell eines zentralen Prozessors mit begrenzter Kapazität, bei dem parallele Informationsverarbeitung ohne Leistungseinbußen bis zur Ausschöpfung der zur Verfügung stehenden Gesamtkapazitätsgrenze durchaus möglich ist (Wickens 2002). Kiefer und Urbas (2006) gehen unter der Annahme sogenannter *multipler Ressourcen* davon aus, dass Multitasking durch mehrere voneinander unabhängige, die Gesamtkapazität begrenzende Ressourcen determiniert ist, beispielsweise von Wahrnehmungsmodalitäten (auditiv versus visuell) oder von Verarbeitungsmodalitäten (verbal versus räumlich).

Dass höhere kognitive Leistungen unter Multitasking-Bedingungen beeinträchtigt sein können, unterstützen die Ergebnisse von Ophir, Nass und Wagner (2009), die feststellten, dass bei ausgeprägtem Multitasking die Fähigkeit, irrelevante Einzelheiten aus einem breiten Informationsfluss herauszufiltern, leidet und entscheidende Details im Gedächtnis nicht gespeichert werden. Darüber hinaus kam es zu einer verlangsamten Reaktionszeit bei Aufgabenwechseln.

Uncapher et al. (2016) stützen ebenfalls die Annahme negativer kognitiver Auswirkungen von exzessivem Multitasking. Sie untersuchten 139 Studienteilnehmer im Alter zwischen 18 und 35 Jahren mit erhöhtem Medienmultitasking-Index, welche eingeteilt wurden in zwei Untergruppen mit geringer und starker medialer Multitasking-Aktivität. Die Teilnehmer wurden neuropsychologisch und mit Hilfe von Fragebogen auf ihre Leistungen im Arbeitsgedächtnis und im Langzeitgedächtnis sowie auf Symptome von Impulsivität und ADHS untersucht. Teilnehmer mit hoher Multitasking-Aktivität zeigten erstens schlechtere Leistungen im Arbeitsgedächtnis. Zweitens erwiesen sich schlechtere Leistungen im Arbeitsgedächtnis als Prädiktor für eine geringere Langzeitgedächtnisleistung, sodass mit anderen Worten ausgeprägtes Multitasking sowohl mit einer schwächeren Enkodierung als auch mit einer schwächeren Zugriffsleistung auf das Gedächtnis einhergeht. Drittens korrelierten schwächere Aufmerksamkeitsleistungen und Impulsivität in der Selbsteinschätzung mit Multitasking-Verhalten.

Diese Ergebnisse der genannten Studien erlauben auch eine andere Interpretation, wenn man sich die Intention von vielen Multitaskern genauer ansieht: Diese verfolgen nämlich primär das Ziel, eine möglichst große und breit gefächerte Menge an Informationen zu bearbeiten, anstatt auf eine bestimmte Information zu achten. Sie sind darauf konditioniert, geringere Aufmerksamkeit darauf zu verwenden, Informationen zu filtern, nehmen also keine Selektion bei der Bearbeitung unterschiedlicher Sachverhalte vor. Geübte Multitasker können deshalb im Kontext der Verarbeitung großer Informationsmengen sogar Vorteile haben. Diese sogenannte *Bottom-up-Aufmerksamkeitskontrolle* eignet sich für eine explorative, nicht primär fokussierte Informationsbearbeitung, u. a. auch beim Auffinden kreativer und innovativer Lösungen.

Multitasking-Fähigkeiten sind von verschiedenen individuellen Fähigkeiten abhängig und davon, ob eine gute Anpassungsfähigkeit an die Bewältigung von Aufgaben besteht. Die Häufigkeit, mit der Multitasking getätigt wird, ist hierfür, wie gezeigt, nicht ausreichend, denn es wurde diesbezüglich eine negative Korrelation zur Multitasking-Fähigkeit festgestellt (Ophir et al. 2009; Sanbonmatsu et al. 2013). Auf der anderen Seite scheint es auch sogenannte »Supertasker« zu geben, welche bei Multitasking-Aktivitäten keine Leistungsverminderung zeigen (Watson & Strayer 2010). Diesen wird eine vergleichsweise größere Fähigkeit zu kognitiver Kontrolle als auch zu einer besseren Aufrechterhaltung und Koordination mehrere Ziele zugeschrieben (Medeiros-Ward et al. 2014). Zu beachten sind ferner kontextsensitive Tätigkeiten, bei denen eine parallele oder serielle Informationsverarbeitung die adaptivste und effizienteste Arbeitsstrategie darstellt (Miller et al. 2009). Dabei kommt es darauf an, je nach Aufgabenanforderung die jeweils intelligenteste Prozedur zu aktivieren (Fischer & Plessow 2015).

4.5 Entwicklungspsychologie und Lernprozesse

Bei der Diskussion um die Auswirkungen von Multitasking auf Lernprozesse ist aus entwicklungspsychologischer Sicht zunächst der Hinweis wichtig, dass die exekutiven Funktionen einen Reifungsprozess von der frühen Kindheit bis in das junge Erwachsenenalter durchlaufen (Best & Miller 2010). Diese wiederum korrelieren mit der Entwicklung anderer wichtiger Fähigkeiten der sozio-emotionalen Kompetenz, beispielsweise reifem, problemlösendem Verhalten (Clark et al. 2002).

Der Vergleich von allgemeinen Multitasking-Fähigkeiten von Kindern und Jugendlichen sowie von Erwachsenen zeigt folgendes Bild: Es findet sich eine typische Kurve eines umgekehrten U zwischen Alter und Leistung im Hinblick auf längere Reaktionszeiten als auch häufigere Fehler beim Aufgabenwechsel. Bei jungen Erwachsenen ist die Fähigkeit relativ am besten ausgeprägt, zwei Aufgaben gleichzeitig bearbeiten oder zwischen zwei Aufgabenstellungen hin- und herwechseln zu können im Vergleich zu Kindern und älteren Erwachsene (Cepeda et al. 2001; Kray et al. 2008). Signifikante Unterschiede existieren bereits im Vergleich von 5 und 13 Jahre alten Kindern und Jugendlichen (Dibbets & Jolles 2006), aber auch noch zwischen Jugendlichen und Erwachsenen (Mills et al. 2015). Alle Altersgruppen profitieren zwar von vorangehender Übungszeit, zugleich fällt dieser Profit bei den jüngsten Kindern aber am geringsten aus (Cepeda et al. 2001; Kray et al. 2008). Es wird vermutet, dass die Leistungsunterschiede mit der noch nicht fertig ausgebildeten Gedächtnisbildung von kleinen Kindern zusammenhängen, mehrere Informationen gleichzeitig zu behalten, aber auch in der noch mangelnden Strategiebildung in der Form, bei zwei zu bearbeitenden Aufgabenstellungen die notwendigen Prioritäten setzen zu können (Zelazo & Frye 1998). Die Fähigkeit, Ablenkungsreize auszublenden und bei einer zu bearbeitenden Aufgabe fokussiert zu bleiben ist jedoch eine wichtige Voraussetzung für effektives Lernen und hochgradig entwicklungsabhängig. Kritiker sehen deshalb in dem zu frühen Kontakt von Kindern mit elektronischen Medien eine große Gefahr.

Song und Mitarbeiter (2013) betonen, dass Vorschulkinder sehr neugierig reagieren, offen sind für neue Reize und sich ihnen deshalb gerne zuwenden. Umso wichtiger und notwendiger sei es, sie vor einer zu starken, durch Medien bedingten Multitasking-Situation zu schützen, denn hierunter nimmt die Leistungsfähigkeit bei ganz unterschiedlichen Lernaufgaben und Anforderungen deutlich ab (Carrier et al. 2015). Courage et al. (2015) weisen darauf hin, dass insbesondere bei jüngeren Kindern die cerebralen Strukturen des Aufmerksamkeitssystems und diejenigen für die Kontrolle exekutiver Funktionen noch nicht ausgereift sind, sodass eine chronische Medienexposition zu Überforderung und schlechteren Leistungen in einer Vielzahl von kognitiven Prozessen und Funktionen führt, wie z. B. der Lese- und Merkfähigkeit (Anderson et al. 2011, 2013; Dockrell & Shield 2012). Andererseits ist zu beachten, dass in der frühen Kindheit die normale Plastizität am stärksten ausgebildet ist, sodass es diesen Kindern leichter fällt, mit komplexen parallelen Lernaufgaben und parallelen Informationsquellen zurechtzukommen und sich somit an die multimediale Welt besser zu adaptieren (Lillard & Erisir 2011).

Die Mehrzahl der Auswirkungen des Medienmultitaskings auf die schulische Leistungsfähigkeit weist insgesamt eine geringgradige bis mäßige negative Korrelation zu akademischen Abschlüssen, Prüfungsergebnissen sowie Hausaufgabenqualität auf. Negative Auswirkungen konnten auch zum Arbeitsverhalten und im Hinblick auf die Einstellung zum Lernen gefunden werden (Song et al. 2013; van der Schuur et al. 2015; Junco 2012; Martín-Perpiñá et al. 2019).

Untersuchungen bei jungen Erwachsenen belegen, dass Medienmultitasking die Arbeitsgeschwindigkeit und Qualität der Aufgabenleistung verringert (Rubinstein et al. 2001; Iqbal & Horvitz 2007). Bei College-Studenten und jugendlichen Schülern zeigte sich, dass diejenigen, die während der Vorlesung/des Unterrichts einen Laptop oder ein Smartphone benutzten, durch den Zugang zum Internet häufiger abgelenkt waren und im Vergleich zu den Studenten ohne Laptop vermehrt E-Mails oder SMS schrieben. Sie konnten sich signifikant weniger an Inhalte der Vorlesung erinnern (Hembrooke & Gay 2003; May & Elder 2018). Generell zieht geteilte Aufmerksamkeit ein schlechteres Enkodieren im Gedächtnis nach sich und verringert auch nachfolgend die Erinnerungsleistung (Naveh-Benjamin et al. 2000; May & Elder 2018), v.a. wenn sich gleichzeitig einwirkende Informationen semantisch voneinander unterscheiden (Bergen et al. 2005).

Junco (2012) untersuchte bei 1839 Studenten den Zusammenhang zwischen Medienmultitasking während des Unterrichts und der akademischen Gesamtleistung über ein Semester hinweg. Lediglich die Nutzung von Facebook und Textnachrichten für soziale Kommunikation korrelierte negativ mit der Prüfungsleistung, nicht aber andere digitale Medien wie das Versenden von E-Mails, nicht zum Unterricht gehörende Informationssuche oder Telefonieren. Möglicherweise, so die Interpretation, scheint es wichtig zu sein, in welcher Frequenz, aber auch mit welcher Zielsetzung Medienmultitasking während des Lernens stattfindet, um negative Lernleistungen zu verursachen. Facebook und Textnachrichtendienste werden im Regelfall für die soziale Kommunikation genutzt, E-Mails und Informationssuche im Internet dagegen häufig für akademische/lernbezogene Zwecke, sodass bei ersteren negativere Effekte zu erwarten sind.

Unter der Voraussetzung, dass eine Aufgabenstellung höchst relevant für den Nutzer ist und unter nicht miteinander konkurrierenden Sinnesmodalitäten ausgeführt wird, kann sich Medienmultitasking durchaus leistungsfördernd, zumindest aber nicht beeinträchtigend auswirken (Moreno & Mayer 1999; Wang et al. 2015). Wird beispielsweise auf eine Textnachricht geantwortet, wenn zugleich Musik zur Entspannung gehört wird, mag dies geringere Auswirkungen haben, als wenn die Aufgabe darin besteht, den Text eines Songs auswendig zu lernen und dabei eine SMS zu schreiben.

Einen wichtigen Gesichtspunkt, um die Auswirkungen von Multitasking einschätzen zu können, stellen die benötigten kognitiven Ressourcen dar. Wenn eine hohe kognitive Kontrolle über die durchgeführte Aktivität (z.B. Hausaufgaben erledigen) besteht und zugleich in geringem Ausmaß dieselben Verarbeitungskanäle genutzt werden müssen (etwa beim Musikhören), dürfte dies weniger kognitive Ressourcen beanspruchen, als wenn eine geringere Kontrolle über die Aktivität besteht und die kognitive Ressourcenausnutzung deutlich höher ist (bei gleichzeitigem Fernsehen).

Lernen unter spezifischen Multitasking-Bedingungen kann darüber hinaus durchaus die Lernmotivation verbessern, weil hierdurch das Auftreten von Langeweile verhindert wird. Dabei ist es wichtig, eine gute Balance zu halten zwischen einer unter Multitasking-Bedingungen anzunehmenden verminderten Produktivität der Arbeit durch Ablenkung und Arbeitsunterbrechung gegenüber den zu erwartenden Produktivitätseinbußen, die durch Langeweile oder Müdigkeit hervorgerufen werden (Roberts et al. 2005). Lernen unter Multitasking-Bedingungen kann die Kreativität allein dadurch anregen, dass die Bearbeitung eines Lerngegenstandes unter gleichzeitiger Nutzung mehrerer medialer Informationsquellen möglich ist. Mit anderen Worten entscheidet bei Lernprozessen der Kontext des Einsatzes von Multitasking darüber, ob es sich nutzbringend oder leistungsmindernd auswirkt.

4.6 Folgen für das psychische Befinden

Die von Ophir et al. (2009) nachgewiesenen negativen Konsequenzen von häufigem Multitasking auf exekutive Funktionen korrelieren mit einer geringeren Fähigkeit zur Selbstregulierung. Hierzu gehört die Funktion des Zeitmanagements mit der Fähigkeit zur Ziel- und Prioritätensetzung und auch der Zeiteinschätzung (Pintrich 2000; 2004). Ein gutes Zeitmanagement wiederum korreliert positiv mit psychosozialem Wohlbefinden (Kaufman-Scarborough & Lindquist 1999) und negativ mit Gefühlen von Depression, Angst und Anspannung (Misra & McKean 2000).

Insgesamt sind sozio-emotionale Auswirkungen von häufigem Medienmultitasking noch wenig untersucht. Pea et al. (2012) fanden in einer Online-Befragung von 3461 US-amerikanischen Mädchen im Alter zwischen 8 und 12 Jahren heraus, dass Multitasking assoziiert ist mit negativen sozio-emotionalen Folgen wie dem Gefühl geringeren sozialen Erfolges, dem Gefühl, nicht normal zu sein, sowie Schlafstörungen. Im Gegensatz hierzu korrelierte persönliche Kommunikation positiv mit psychischem Wohlbefinden. Yang et al. (2015) untersuchten 320 Jugendliche zwischen 11 und 18 Jahren bezüglich ihres Medienmultitaskings und sozio-emotionaler Variablen. Häufiges Multitasking hängt negativ mit dem psychischen Wohlbefinden zusammen.

Ob Multitasking-Anforderungen zu Stressreaktionen führen, ist stark von der individuellen Bewertung der Situation sowie von den Bewältigungskompetenzen der jeweiligen Person abhängig. Entsprechend können Aufgabenstellungen mit Multitasking zu einer Herausforderung oder auch zu einer Belastung werden in Abhängigkeit von den individuellen Leistungsvoraussetzungen und Einschätzungen (Zimber & Rigotti 2015). Dabei spielen unterschiedliche Variablen eine Rolle, wie das Alter (Oswald et al. 2007), die Wahrnehmungsgeschwindigkeit (Oberlander et al. 2007) und die Motivation (Oswald et al. 2007), vor allem aber neuropsychologische Fähigkeiten, wie exekutive Funktionen, insbesondere Planungsfähigkeit, und das Arbeitsgedächtnis (Rubinstein et al. 2001; Bühner et al. 2006; Hambrick et al. 2009).

Im Grundsatz kann es bis zu einem bestimmten Umfang gelingen, die Aufgabenstellungen unter Multitasking-Bedingungen mit kurzen Aufgabenunterbrechungen genauso schnell zu Ende zu bringen, und zwar ohne Qualitätsverlust, wie Aufgabenstellungen, die nicht unterbrochen werden. Im Sinne des sogenannten Yerkes-Dodson-Gesetzes ist es möglich, dass Multitasking bei einem mittleren Erregungs- und Belastungsniveau sogar zu optimalen Leistungen im Hinblick auf die Produktivität führen kann, weil beim Arbeiten weder Unter- noch Überforderung eintritt. Zuweilen kommt es hierbei sekundär zu positiven Kognitionen und Emotionen, außerdem sinkt das Monotonieerleben, und Ermüdungsreaktionen nehmen ab. Ob es zu einer Stressreaktion kommt, hängt neben den oben genannten Faktoren von der Dauer des Multitasking ab, von der Aufgabenkomplexität, von den Kontrollmöglichkeiten sowie vom Handlungsspielraum der betreffenden Person (Zimber & Rigotti 2015).

Gesundheitliche Konsequenzen aufgrund der Überlastung an Informationsmengen durch Multitasking sind bisher noch wenig erforscht. Reinecke et al. (2016) führen hierzu den Begriff des »digitalen Stress« ein, der durch zu große Informationsmengen (beispielsweise Anzahl der zu verarbeitenden E-Mails oder WhatsApp-Nachrichten) oder durch Zeit überdauerndes Multitasking verursacht werden kann. Die Betroffenen klagen, dass sie sich darin überlastet fühlen, große Informationsmengen effizient be- und verarbeiten zu müssen (Misra & Stokols 2012). Insbesondere Multitasking kann dazu führen, dass es zu Zielkonflikten mit anderen zu tätigenden Aufgaben und Verpflichtungen kommt (David et al. 2015), woraus Unzufriedenheit mit der eigenen defizitären Selbstregulationsfähigkeit entsteht (Reinecke et al. 2014). Sowohl im Arbeits- als auch im privaten Bereich weisen Studien darauf hin, dass hierdurch Stressreaktionen entstehen (Mark et al. 2008; Misra & Stokols 2012). Mark et al. (2014) untersuchten die tagsüber stattfindenden Computeraktivitäten von 48 Studenten über sieben Tage hinweg. Sie fanden einen signifikanten Zusammenhang zu psychophysiologischen Indikatoren, welche auf ein Stressgeschehen hinweisen. Als ein weiterer zu berücksichtigender Stress beeinflussender Faktor kann eine verbreitet anzutreffende soziale Erwartungshaltung genannt werden, innerhalb eines kurzen Zeitrahmens sobald wie möglich dem Kommunikationspartner im digitalen Interaktionsrahmen antworten zu müssen (Kalman & Rafaeli 2011). Dies trägt sekundär zu vermehrtem Multitasking oder zumindest zu Unterbrechungen von ursprünglich ausgeführten Tätigkeiten bei. Ein ebenfalls relevanter Faktor, der die Intensität der Nutzung sozialer Medien beeinflusst, betrifft die Angst, nicht an der Kommunikation teilhaben zu können (Przybylski et al. 2013). So zeigten Studenten mit einem höheren Maß an Ängsten eine stärkere Tendenz, sich sozial ausgeschlossen zu fühlen, soziale Medien während des Essens oder der Vorlesung zu nutzen oder ihre Mobiltelefone auf eingehende SMS oder E-Mails zu checken, während sie Auto fuhren.

Insbesondere bei älteren Menschen treten bei subjektiver Überforderung durch Multitasking Stresssymptome auf. Hierbei scheint eine degenerative Abnahme zentral-exekutiver Fähigkeiten eine wichtige Rolle zu spielen (Verhaeghen & Salthouse

1997; Verhaeghen & Cerella 2002). Dementsprechend schätzen ältere Menschen mediales Multitasking auch als schwieriger ein (Carrier et al. 2009). Reinecke et al. publizierten 2016 die Ergebnisse einer repräsentativen Untersuchung an 1557 Internetnutzern im Alter zwischen 14 und 85 Jahren über den Zusammenhang zwischen Multitasking und wahrgenommenem Stress. Hierbei kamen sie zu folgenden Ergebnissen: Zunächst einmal korreliert das Ausmaß an Multitasking signifikant mit wahrgenommenem Stress sowie indirekt mit der Entwicklung depressiver Symptome und Ängsten. Als wesentliche Faktoren, die das individuelle Ausmaß von Multitasking beeinflussen, konnten bei jungen Menschen sozialer Druck und bei Älteren die Angst davor, von der sozialen Gruppe ausgeschlossen zu werden, identifiziert werden. Darüber hinaus war der erlebte Stress bei jungen und mittelalten Nutzern höher ausgeprägt als bei alten Menschen. Als Argument hierfür wird angeführt, dass ältere Menschen möglicherweise besser erkennen können, wann Multitasking ihre kognitiven Kapazitäten übersteigt und deshalb hierdurch zu erwartende Überlastungen von vorne herein vermeiden. Eine andere Erklärung könnte darin bestehen, dass die Selbstkontrolle bei älteren Menschen besser entwickelt ist (David et al. 2015). Möglicherweise geraten junge Nutzer deshalb häufiger beim Multitasking in Zielkonflikte in der Priorisierung und Entscheidung zwischen mehreren alternativen Tätigkeiten. Hieraus resultiert das Gefühl verringerter Selbstwirksamkeit mit der Folge der Induktion von Stresserleben (Reinecke et al. 2014).

Bei mittel- bis langfristig stattfindenden Multitasking-Tätigkeiten lassen sich also durchaus Auswirkungen auf das psychische Befinden feststellen (Baethge & Rigotti 2010). Es ist möglich, dass bei andauerndem Multitasking eine gesundheitliche Schädigung resultiert, vermittelt über die beschriebene chronische Stressreaktion. Es kommt zu einer Dauermobilisierung aufmerksamkeitsbezogener sowie gedächtnisbezogener Ressourcen. Ohne kompensierende Hilfsmaßnahmen treten sekundär psychosomatische Belastungsreaktionen auf, allerdings erst nach längerer Zeit der Dauerbeanspruchung (Baethge & Rigotti 2010).

Einige wenige Studien belegen spezifische Zusammenhänge zwischen dem Ausmaß an Multitasking und der Entwicklung von Symptomen einer Depression sowie einer sozialen Angststörung (Becker et al. 2013).

Die Auswirkungen von Medienmultitasking auf die kognitive und sozio-emotionale Entwicklung von Kindern und Jugendlichen sind momentan noch nicht zufriedenstellend zu beantworten. Die Einflussvariablen sind sehr unterschiedlich und komplex, sodass einfache Antworten nicht zu erwarten sind.

In einer Übersicht über 56 Studien zu den Auswirkungen von Medienmultitasking auf die schulische Leistungsfähigkeit bei Jugendlichen kommen van der Schuur et al. (2015) zu dem Ergebnis, dass eine geringgradige bis mäßige negative Korrelation besteht zu akademischen Abschlüssen, Prüfungsergebnissen sowie Hausaufgabenqualität. Negative Auswirkungen konnten auch gefunden werden zum Arbeitsverhalten und im Hinblick auf die Einstellung zum Lernen. Die Metaanalyse von Wiradhany & Koerts (2019) weist darauf hin, dass ausgeprägtes Multitasking assoziiert ist mit zunehmenden Aufmerksamkeitsproblemen (Ablenkbarkeit, Gedanken abschweifen), Verhaltensdysregulation auf der emotionalen Ebene, verstärkter Inhibition, Impulsivität und Gedächtnisproblemen, allerdings nur mit geringen Effektstärken (0.16–0.22).

Nach Uncapher & Wagner (2018) haben vor allem Personen mit einem hohen Grad an Multitasking größere Schwierigkeiten, die Konzentration aufrechtzuerhalten und nach Unterbrechungen zur eigentlichen Aufgabenstellung zurückzukommen. Damit gehen auch erhebliche Einschränkungen im Gedächtnis einher. Die Autoren vermuten, dass die Betroffenen möglicherweise eine Prädisposition oder zumindest erlernte Konditionierung im Hinblick auf ein exploratives Verhalten aufweisen, zu dem auch Multitasking gehört.

Medienmultitasking wirkt sich bei einfachen Aufgabenstellungen im kognitiven Bereich wahrscheinlich nicht negativ auf die Qualität der Bearbeitung aus, vor allem, wenn die beteiligten Sinneskanäle nicht miteinander konkurrieren, die zu verarbeitende Informationsmenge nicht die individuellen kognitiven Kapazitäten übersteigt und es sich um Routineaufgaben mit hohem Automatisierungsgrad handelt.

Zugleich sind aber bei Lernprozessen mit einem hohen Maß an kognitiver Flexibilität, Strategiebildung und Metakognition negative Konsequenzen zu erwarten. Insbesondere dem Gedächtnis, welches durch zu viele und zu schnell eintreffende Informationen beim Multitasking überfordert sein kann, kommt eine wichtige Bedeutung im Lernprozess zu (Mayer & Moreno 2003). Lernen unter Medienmultitasking-Bedingungen führt darüber hinaus dazu, dass gelernter Stoff zwar wiedererkannt werden kann, aber weniger stark aktiv erinnert wird. Damit ist ein aktiver Zugriff auf Gedächtnisinhalte schlechter möglich und damit natürlich auch ein Aufbau strukturierten Wissens für die spätere kreative Anwendung.

Nur wenige Befunde liegen über die Auswirkungen von Medienmultitasking bei Vorschulkindern vor: Negative Effekte bei der noch nicht ausgereiften Aufmerksamkeitssteuerung und des Gedächtnisses sind allerdings im Hinblick auf das Erlernen fokussierter Aufmerksamkeit als eine Grundbedingung effizienten Lernens denkbar naheliegend (Courage et al. 2015).

Auswirkungen von Medienmultitasking auf die sozio-emotionale Befindlichkeit weisen bislang der Mehrzahl der vorliegenden Studien im Kindes- und Jugendalter zufolge lediglich eine signifikante Beziehung zu geringerem Schlaf und zu vermehrten Schlafproblemen nach, aber keine darüber hinausgehende sozio-emotionale Beeinträchtigung (van der Schuur et al. 2015). Andere Studien sehen dagegen eine signifikante Korrelation zwischen dem Ausmaß an Medienmultitasking und psychischem Wohlbefinden bei Jugendlichen (Yang et al. 2015; Pea et al. 2012). Auch gibt es Belege dafür, dass ein zu großes Maß an Multitasking über längere Zeit zu körperlichen und psychischen Stressprozessen führt und damit als ein Risikofaktor für die Entwicklung somatischer und psychischer Störungen gelten kann. Zumindest kann aus klinischer kinder- und jugendpsychiatrischer Sicht festgestellt werden, dass bei einem Übermaß an Mediennutzung, insbesondere von Multitasking, für entwicklungspsychologisch wichtige Aufgaben zu wenig Zeit bleibt, beispielsweise Bedürfnisse aufschieben zu können, sich auf ein Thema zu fokussieren und sich länger damit zu beschäftigen. Im sozialen Bereich gibt es weitere wichtige Aufgaben: sich Zeit zu nehmen, emotional tragfähige Beziehungen zu anderen Personen zu knüpfen und diese aufrechtzuerhalten.

Die Kritik an den bislang vorliegenden Studien stützt sich auf folgende Punkte: So gut wie keine Studie konnte bisher eine Kausalität zwischen dem Ausmaß von Medienmultitasking und negativen Auswirkungen auf kognitive Prozesse und die sozio-emotionale Befindlichkeit nachweisen. Es ist umgekehrt denkbar, dass Jugendliche mit Primärdefiziten in der kognitiven Kontrolle schlechtere Schüler sind oder ein vermindertes sozio-emotionales Funktionsniveau aufweisen und dass diese häufiger zu Medienmultitasking neigen, sei es, weil sie sich impulsbezogen schlechter regulieren können oder weil sie sich aufgrund ihrer schlechten Schulleistungen langweilen, frustriert sind und deshalb mehr zu Multitasking neigen (Zimmerman & Schunk 2008; Richardson et al. 2012).

Langfristige Auswirkungen von Medienmultitasking auf die schulische Leistungsfähigkeit oder auf sozio-emotionale Prozesse (psychisches Wohlbefinden, Kommunikation und Interaktion) liegen bislang nicht vor.

Methodenkritisch ist zu konstatieren, dass in den bisher vorliegenden Studien zu Medienmultitasking keine präzise Operationalisierung erfolgt, welche Form von Multitasking durchgeführt wird, beispielsweise welche Medien zu Multitasking herangezogen werden, ob es sich um zwei mediale Aktivitäten nebeneinander handelt oder um eine Verbindung von medialer und nicht-medialer Aktivität. In diesem Zusammenhang wäre es hilfreich festzustellen, ob es spezifische Medien gibt, denen bei Multitasking ein höherer oder geringerer Einfluss auf kognitive Leistungen zukommt. Außerdem müssen die Ergebnisse zu den kognitiven Auswirkungen aus Laborstudien nicht durchgehend mit Befragungen zum Medienmultitasking im Alltag übereinstimmen, sodass die ökologische Validität, zumindest aber die Übertragbarkeit der Ergebnisse aus Laborstudien kritikwürdig erscheint (Parry & Le Roux 2021; Baumgartner et al. 2014; Anderson et al. 2002).

Die bisherigen Forschungsergebnisse weisen schließlich darauf hin, dass Medienmultitasking kreative Denkprozesse fördern und Monotonieerleben verringern kann und sogar Effizienzsteigerungen von Arbeitsprozessen ermöglicht. In Zukunft muss gerade im pädagogischen Bereich darauf geachtet werden, dass beim gezielten Einsatz von Multitasking unter Verwendung verschiedener Medien hierdurch in Teilen produktive, v. a. kreative und explorative Lernprozesse angestoßen werden können. Pädagogen dürfte folglich in Zukunft in diesem Zusammenhang die Aufgabe zukommen, in speziellen Lernfächern Schüler darin anzuleiten, mit Multitasking angemessen umzugehen (Junco & Cotten 2011). Gorman & Green (2016) legen hierzu eine möglicherweise für den pädagogischen Bereich wegweisende Studie vor, deren Ergebnissen zufolge bewusst eingesetztes Multitasking (bewusster Aufgabenfokus und Verminderung von Gedankenabschweifen) sich als wirksam darin erwies, die Qualität der Aufgabenbearbeitung zu verbessern, vor allen Dingen bei jenen Individuen, die häufig Multitasking praktizieren.

Die unterschiedlichen Befunde und Beurteilungen über die Folgen des medialen Multitaskings spiegeln das Dilemma der heutigen Mediendiskussion exemplarisch wider. Die heterogenen Ergebnisse erlauben keine eindeutige Antwort. Die Meinungen gehen weit auseinander und reichen von der Warnung vor einer »digitale[n] Hysterie. Warum unsere Computer unsere Kinder weder dumm noch krank machen« (Milzner 2016) bis zu dem Weckruf Spitzers (2012), der »digitale[n] Demenz. Wie wir uns und unsere Kinder um den Verstand bringen«.

Wichtig bleibt festzuhalten, dass Medien sowohl auf unsere neuronale Plastizität als auch unsere sozialen Interaktionen einwirken. Diese Folgen für Kognition und Verhalten unterliegen dabei vielfältigen Einflussfaktoren, wie Alter, Art und Ausmaß des Multitaskings. Diese vielen Variablen im Blick zu haben, zu kontrollieren und für individuelle Empfehlungen zu nutzen, stellt eine Herausforderung für die weitere Forschung dar. Einfache Empfehlungen lassen sich kaum erwarten und ableiten, auch wenn wir gewisse Tendenzen im Blick haben sollten, um vor lauter Komplexität handlungsfähig zu bleiben: Jüngere Kinder, deren cerebrale, insbesondere exekutiven Funktionen noch nicht voll ausgereift sind, scheinen Multitasking und chronische Medienexposition besonders zu überfordern. Aber auch bei älteren Menschen führt Multitasking häufig an deren Grenzen und ruft Stress hervor.

Multitasking verringert die Arbeitsgeschwindigkeit und die Qualität der Aufgabenleistung. Wir erinnern uns schlechter an Eindrücke und Inhalte, während eine Leistungssteigerung nur unter bestimmten Voraussetzungen zu erwarten ist. Positiven Auswirkungen auf die Kreativität und Motivation steht ein erhöhtes Risiko für körperlichen und psychischen Stress gegenüber. So spiegeln die bisherigen Untersuchungen zu Multitasking die Janusköpfigkeit der Medien gut wider.

5 Mediennutzung und schulische Leistung

Es ist unstrittig, dass elektronische Medien die schulische Leistungsfähigkeit unter bestimmten Bedingungen in mehrfacher Hinsicht beeinflussen können. Frühe Studien hierzu, die vor allem und fast durchgängig negative Einflüsse vermuten lassen, sind allerdings nicht mehr haltbar, weil die Zusammenhänge aufgrund der Vielfalt der Mediennutzung und deren kontextualen Bedingungen zu komplex ausfallen.

Studienergebnisse aus den Nullerjahren gingen davon aus, dass vor allem eine exzessive Mediennutzung von Kindern und Jugendlichen dazu führt, andere, nichtmediale Tätigkeiten wie Bewegung, Schlaf oder Lern- und Hausaufgabenzeit zu vernachlässigen und in der Folge die schulischen Leistungen zu beeinträchtigen (Paavonen et al. 2006; Wiecha et al. 2001; Leone & Richards 1989; Curcio et al. 2006; Castelli et al. 2007). Vermutet wurde beispielsweise eine schlechtere Konzentrationsleistung, verursacht durch ein zu hohes Maß an Medienkonsum (Foehr 2006). Andererseits ist bereits seit Langem bekannt, dass Fernsehsendungen mit erzieherischer bzw. bildungsbezogener Zielsetzung die Schulleistungen verbessern können (Fisch & Truglio 2014). Dies gilt ebenso für Computerspiele, die z. B. die Konzentrationsfähigkeit günstig beeinflussen können (Green & Bavelier 2003).

Unstrittig ist im Wesentlichen nach wie vor, dass eine exzessive Mediennutzung mit mindestens drei Stunden am Tag eine Verschlechterung der Schulleistungen nach sich zieht (Gentile et al. 2011). Zu Recht wird allerdings argumentiert, dass die Ergebnisse von Extremgruppen keinesfalls generalisiert werden dürfen auf eine durchschnittliche Mediennutzung, schon gar nicht, um hieraus pädagogisch ableitbar Schlussfolgerungen zu ziehen im Hinblick auf eine »gesunde« Mediennutzung.

Aufgrund der Heterogenität und Widersprüchlichkeit der Studienresultate ist deshalb ihre differenzierte Betrachtung und Beurteilung notwendig. Keinesfalls sollte eine ausschließliche Orientierung an den Mediennutzungszeiten als dem entscheidenden Einflussfaktor erfolgen. Stattdessen spielen die Zielsetzung der Mediennutzung, die spezifische Medientätigkeit, der Kontext der Nutzung, das verwendete Mediengerät und eine Vielzahl anderer einflussnehmender Variablen eine wichtige Rolle. Methodisch werden die bisher veröffentlichten Studien dahingehend kritisiert, dass sie häufig auf Selbst- oder Fremdeinschätzungen der Jugendlichen oder ihrer Lehrer beruhen und somit eine erhebliche subjektive Verzerrung aufweisen. Die Studienergebnisse seien hochgradig abhängig von der Schichtzugehörigkeit und den Stichproben.

5.1 Allgemeine Nutzung von Bildschirmmedien

In den letzten Jahren liegen – kontrastierend zu den bisherigen Annahmen – zunehmend Befunde vor, die einer Nutzung digitaler Medien im Hinblick auf Schulleistungen tendenziell einen positiven Einfluss zubilligen. Argumentiert wird, dass das Internet eine Art Enzyklopädie darstellt, die gegenüber den Generationen zuvor ein immenses Maß mehr an sofort verfügbaren (Bildungs-)Informationen bietet (Guan & Subrahmanyam 2009). Im Internet existiert mittlerweile eine Vielzahl von Bildungsprogrammen, die zum Beispiel als Apps für das Lernen zur Verfügung stehen (Sinclair et al. 2016). Vor allem die sozialen Medien erweitern die Möglichkeiten des sozialen und informativen Austauschs und verbessern hierdurch die Lernleistungen signifikant (Marker et al. 2017).

Die aktuellen auf Metaanalysen beruhenden Studien werben deshalb für eine differenzierte Betrachtung der Datenlage. Adelantado-Renau et al. (2019) veröffentlichten in *JAMA Pediatrics* eine Metaanalyse über 58 Studien mit 480 000 Teilnehmern im Alter von 4 bis 18 Jahren zum Zusammenhang zwischen der Nutzungszeit verschiedener Medien und den Schulleistungen. Den Studienergebnissen zufolge besteht kein Zusammenhang zwischen allgemeinen, nicht spezifischen Zielen dienenden Medienzeiten und Schulleistungen. Bei Betrachtung einzelner, spezifischer Medienaktivitäten ergeben sich dagegen differenzierte Ergebnisse: Die Fernsehzeit war umgekehrt korreliert mit der schulischen Gesamtleistung sowie sprachlichen und mathematischen Fähigkeiten, die Computerspielzeit korrelierte negativ mit der Gesamtschulleistung. Die Zusammenhänge waren stärker bei Jugendlichen erkennbar als bei Kindern. Dass die Schulleistung vor allem bei Jugendlichen negativ beeinflusst wird, ist den Autoren zufolge im Zusammenhang zu betrachten mit den vielfältigeren Medienzugangsmöglichkeiten dieser Altersgruppe gegenüber Kindern und den damit verbundenen Ablenkungen sowie Multitasking-Tätigkeiten. Jugendliche, die länger als sieben Stunden am Tag Medien nutzen, hatten eine 40 % geringere Wahrscheinlichkeit für gute schulische Leistungen. Bei einer kürzeren Nutzung von nur zwei bis vier Stunden am Tag war dagegen die Wahrscheinlichkeit für gute Leistungen höher (Faught et al. 2017). Exzessives Fernsehen von Kindern geht wiederum sowohl mit schlechteren Konzentrationsleistungen und allgemeinen kognitiven Funktionen (Nathanson et al. 2014) als auch mit zunehmenden Verhaltensproblemen einher (Shin 2004). Bei den jeweils genutzten Mediengeräten zeigten sich bisher sehr unterschiedliche Ergebnisse, sodass die Autoren hier vorläufig keine Schlussfolgerungen ziehen möchten.

Die Autoren argumentieren weiter, dass das Genre der genutzten Spiele ein entscheidender Faktor dafür ist, inwieweit Schulleistungen durch diese beeinflusst werden. Sie heben hervor, dass bei vielen Computerspielen das analytische Denkvermögen, vor allem auch Lesefähigkeiten und Textverständnis, erforderlich sind und dadurch trainiert werden.

In einer australischen Longitudinalstudie mit 1239 8- bis 9-jährigen Kindern, deren Mediennutzungszeiten und schulische Leistungen über zwei Jahre lang hinweg untersucht wurden, konnte bestätigt werden, dass Fernsehzeiten von mehr als zwei Stunden am Tag zwei Jahre später mit signifikant geringeren Schulleistungen beim Lesen, unter Fünftklässlern auch beim Rechnen einhergingen. Im Mittel entsprach dies einem in standardisierten, landesweit durchgeführten Tests ermittelten Rückstand bezüglich Lese-, Rechtschreib- und Rechenfertigkeiten von ca. einem Drittel Schuljahr. Die mehr als einstündige Nutzung eines Computers am Tag, der auch zum Spielen benutzt wird, ging mit geringeren Rechenfertigkeiten einher, wiederum ca. ein Drittel Wissensrückstand in Bezug auf ein Schuljahr. Speziell für Videospiele ergaben sich hier aber keine signifikanten Zusammenhänge.

5.2 Einfluss von Computerspielen

Den Zusammenhang zwischen Videospielen und Schulleistungen untersuchten Drummond & Sauer (2014) und kommen hier zu interessanten Ergebnissen. Auch diese Autoren betrachten differenziert den Zusammenhang zwischen exzessiver Computerspielnutzung und dem gut nachweisbaren Abfall der schulischen Leistungen. In ihrem Studienansatz untersuchten sie länderübergreifend 192 000 Schüler (mittleres Alter: ca. 15 Jahre) differenziert nach einzelnen Schulleistungen in Mathematik und Sprachen sowie naturwissenschaftlichen Fähigkeiten. Sie differenzierten auch danach, ob allein gespielt wurde oder in Gruppen. Die Häufigkeit des Computerspielens wurde unterschieden in »nie«, »monatlich«, »wöchentlich« und »täglich«. Die Ergebnisse zeigen, dass kein Zusammenhang zwischen Computerspielen und den untersuchten Leistungsvariablen besteht, weder für Einzel- noch für Gruppenspiele. Eine geringe, negative Auswirkung mit schwacher Effektstärke konnte für die Lesefertigkeiten festgestellt werden. Es zeigten sich über verschiedene Schularten hinweg, aber auch Länder vergleichend keine signifikanten Unterschiede. Kritisch ist anzumerken, dass sowohl die Nutzungszeiten für Computerspiele als auch die angewandten Messvariablen deutlich zu grob sind, um aus dieser Studie generell die Schlussfolgerung ziehen zu können, dass Computerspielen die schulische Leistungsfähigkeit nicht beeinflusst. Entscheidend sind hier, wie oben bereits dargestellt, die täglichen Nutzungszeiten. Zukünftige Studien müssen sich vor allem der Frage widmen, ob es eine Art Cut-Off der Nutzungszeit gibt, ab welcher negative Auswirkungen auf die Schulleistungen zu erwarten sind. Zu undifferenziert sind bisher auch die Studienergebnisse bezüglich unterschiedlicher Spielegenres.

Es ist davon auszugehen, dass weitere wichtige Einflussfaktoren Auswirkungen auf den Zusammenhang zwischen der Mediennutzung von Kindern und Jugendlichen und deren Schulleistungen haben. Gerade für Kinder und Jugendliche aus Familien mit höherem Bildungshintergrund wird angenommen, dass Medienzeitempfehlungen ernster genommen und auch durchgesetzt werden und deren Eltern ihnen auch differenzierte, kritische Einstellungen zur inhaltlichen und zeitlichen Mediennutzung vermitteln.

5.3 Einfluss sozialer Medien

Eine wichtige jüngere Referenzstudie zum Zusammenhang zwischen der Nutzung sozialer Medien und schulischer Leistungsfähigkeit wurde 2017 in einer Metaanalyse veröffentlicht (Marker et al. 2017). Hierzu wurden zu unterschiedlichen Fragestellungen vier Untersuchungsstichproben mit insgesamt 29 337 Teilnehmern untersucht. Überprüft wurden Zusammenhänge der unterschiedlichen Nutzung sozialer Medien mit den Schulleistungen: der allgemeinen, nicht spezifischen Zielen dienenden Nutzung sozialer Medien, Multitasking im Rahmen sozialer Medien und der Nutzung sozialer Medien zu schulbezogenen Zwecken.

Es konnte ein positiver, wenn auch schwacher Zusammenhang zwischen der leistungsbezogenen Nutzung sozialer Medien und den ermittelten Schulleistungen festgestellt werden. Je aktiver sich ein Schüler oder Student zu diesem Zweck in sozialen Medien bewegte, umso höher waren seine Leistungen. Ein negativer, auch hier schwacher Zusammenhang konnte in Bezug auf Multitasking festgestellt werden, d. h. die Leistungen waren schlechter, wenn während des Lernens soziale Medien zu anderen Zwecken verwendet wurden. Auch die Nutzung sozialer Medien zu allgemeinen Zwecken korrelierte negativ, wenn auch schwach, mit den Schulleistungen. Die Studie untersuchte außerdem noch die Frage, ob die Nutzungszeit sozialer Medien für das Lernen fehlt. Es konnten keine signifikanten Zusammenhänge mit den Schulleistungen festgestellt werden, sodass diese häufig im pädagogischen Raum benutzte Hypothese als widerlegt erscheinen könnte. Die Autoren gehen so weit, dass sie der Nutzung sozialer Medien, die nicht im Kontext eines exzessiven Gebrauchs oder sogar einer Sucht erfolgt, keine Bedeutung für eine negative Beeinflussung von Schulleistungen beimessen. Es scheint eher so zu sein, dass zu Schulzwecken genutzte soziale Medien erheblich zur Verbesserung der Schulleistung beitragen können.

> Auch wenn ein intensiver Medienkonsum häufig mit schlechten Schulleistungen einhergeht, sollten Zielsetzung, Kontext und soziale Belastungsfaktoren als moderierende Einflussfaktoren in die Beurteilung mit einbezogen werden. Neben negativen Auswirkungen können durch Lern- und Bildungsprogramme sowie entsprechende Apps auch positive Lerneffekte auftreten. Der Gebrauch sozialer Medien scheint hingegen keine bedeutsame Einflussgröße für die Schulleistungen zu sein.

6 E-Learning differenziert betrachtet

6.1 Digitale Bildung in der Schule

Es besteht Einigkeit darüber, dass sowohl der Einzug der digitalen Medien in den Schulunterricht als auch das digitale Lernen von Kindern und Jugendlichen nicht aufzuhalten und mithin eine Anpassung an die mediale Lebenswelt dieser Generation notwendig ist. Medien bestimmen den schulischen Bereich zum einen als Arbeitsmittel, aber zum anderen auch als Inhalt der Kommunikation. Die Schule ist in mehrfacher Hinsicht betroffen von dieser als *Mediatisierung* bezeichneten Veränderung (Deutscher Bundestag 2018): Schüler tragen ihre individuellen, privaten Erfahrungen im Umgang mit Medien in die Schule hinein. Der Schulunterricht verändert sich also einerseits selbst durch den Einsatz digitaler Medien, andererseits muss er Anschluss halten an den digitalen Alltag von Schülern. Damit besteht auch eine Aufgabe der Schule darin, Schüler zu einem kompetenten Umgang mit Medien zu befähigen. Der Einsatz von Medien erscheint als sinnvolle didaktische Ergänzung des Unterrichts, wobei zu prüfen ist, inwieweit hiervon ein Mehrwert gegenüber dem klassischen Unterricht zu erwarten ist. Die Zielsetzung besteht darin, die motivationalen Lernvoraussetzungen und -bedingungen durch den Einsatz medialer Lernszenarien zu verbessern, beispielsweise mit virtuellen Rundgängen, virtuellen Laboren oder Exkursionen. Schließlich muss die Schule aber auch die rechtlichen, technischen und organisatorischen Voraussetzungen für die Integration digitaler Medien in den Unterricht herstellen und, wie während der Corona-Pandemie zu sehen war, für die Bedingungen des *Online-Lernens*. Gerade hierdurch besteht eine in diesem Ausmaß bislang nicht gekannte Möglichkeit des zeit- und ortunabhängigen Lernens. Die zeitliche Unabhängigkeit des Lernens ist insofern bemerkenswert, als hierdurch das Lernen zum individuell am besten eingeschätzten Zeitpunkt erfolgen kann. Häufig werden hiermit Möglichkeiten des *synchronen* mit denen des *asynchronen* Lernens verbunden. Synchrones Lernen beinhaltet zum Beispiel das gemeinsame Besprechen von Lehrinhalten mit den Schülern. Darauf folgt eine asynchrone Lernphase, in der die Schüler zu den ihnen am besten geeigneten Zeitpunkt sich vertiefend in den Lerngegenstand einarbeiten sollen, oft mit zusätzlich bereitgestellten schriftlichen Informationen oder Hinweisen für Prozesse im Internet. Genutzt wird dieses Prinzip häufig im Sinne des sogenannten *Blended Learnings*, bei dem eine Kombination aus Präsenzlernen und virtuellen Lernphasen stattfindet.

6.2 E-Learning – Pro und Contra

In allen genannten Bereichen bestehen für die Schulen Chancen, aber auch Risiken. Die evidenten nutzenbringenden Möglichkeiten sind der erweiterte Informationszugriff, beispielsweise durch Nutzung des Internets, verbesserte Möglichkeiten der Kommunikation zwischen Schülern und Lehrpersonen, aber auch untereinander, und schließlich erweiterte Partizipationsmöglichkeiten von Schülern im schulischen Alltag. Zu nennen ist hier zum Beispiel die Kooperation von Schülern in digitalen Lerngruppen, was eine verbesserte Möglichkeit zum Kommunikationsaustausch, aber auch zur gruppenbezogenen Arbeit ermöglicht. Die Nutzung digitaler Medien im Schulunterricht erlaubt mehr individualisiertes Lernen durch Nutzung der unterschiedlichen Lernvoraussetzungen, sodass Prinzipien der inklusiven Bildung möglicherweise leichter realisiert werden können.

Risiken werden häufig auf der individuellen Ebene diskutiert. Die sogenannte *digitale Spaltung* postuliert die Gefahr, dass Schüler je nach sozio-ökonomischer Herkunft unterschiedliche technische Ausstattungen und Zugangsmöglichkeiten zur Nutzung digitaler Bildungsmedien haben können mit der Folge einer Vertiefung gesellschaftlicher Ungleichheit. Mit der Nutzung internetbezogener Informationssuche geht zugleich das Risiko eines nicht-zweckorientierten Medienverhaltens von Kindern und Jugendlichen einher, beispielsweise im Bereich der Darstellung von Gewalt, Pornografie oder Internet-Mobbing. Immer wieder wird aber auch zu Recht die Gefahr angesprochen, dass Schüler von der Masse der im Internet zur Verfügung stehenden Informationen überfordert sein können und Probleme haben, den Wahrheitsgehalt von Informationen richtig einzuschätzen oder aufgefundene Informationen zu oberflächlich zu verarbeiten.

In der Studie ICILS 2013 (Bos et al. 2014), einer Lehrerbefragung zu den Problemen und Schwierigkeiten beim Einsatz digitaler Medien im Unterricht, konnten verschiedene kritische Aspekte identifiziert werden (→Tab. 6-1).

Vor allem dem Aspekt der Ablenkung vom Schulunterricht wird besondere Bedeutung beigemessen. US-amerikanische Studien zeigen, dass Lernende mit Laptops oder Tablets zum Teil zwei Drittel der Unterrichtszeit mit anderen medialen Tätigkeiten verbringen, wie Kommunikation über Facebook oder Web-Recherchen. Eine negative Auswirkung auf die Lernleistung hat dabei wohl besonders das Multitasking (Fried 2008; Ragan et al. 2014). Zugleich gibt es aber auch Lehrerbefragungen, die das Ablenkungspotenzial digitaler Medien nicht höher veranschlagen als Ablenkungsmöglichkeiten ohne digitale Medien (Schaumburg et al. 2007; Welling et al. 2014). Es wurde auch nachgewiesen, dass mediale, nicht zum Unterricht gehörige Aktivitäten von Schülern vor allem dann stattfinden, wenn im Unterricht Leerlaufphasen vorliegen (Häuptle & Reinmann 2006). Es bestehen durchaus Möglichkeiten, über eine Kontrollsoftware während des Unterrichts den Internetzugang variabel an- oder abzuschalten (Schaumburg et al. 2007). Welling und Mitarbeiter (2014) stellten im Rahmen eines Projekts an einem Gymnasium fest, dass Schüler mit der Zeit ein besseres Problembewusstsein entwickeln und der Ablenkungsgefahr durch digitale Medien im Unterricht begegnen.

	Lehrerbefragung Deutschland	Internationaler Mittelwert
Verleitet zum Kopieren von Materialien aus dem Internet	76 %	49 %
Negative Wirkung auf Schreibfertigkeiten	52 %	67 %
Führt zu reduzierter Kommunikation zwischen den Schülern	52 %	58 %
Negative Wirkung auf Rechenfertigkeiten	41 %	48 %
Behindert das konzeptuelle Verständnis im Vergleich zum Lernen mit realen Objekten	38 %	40 %
Organisatorische Probleme	34 %	17 %
Lenkt Schüler vom Lernen ab	29 %	24 %

Quelle: mod. nach Fraillon et al. 2014, zit. nach Schaumburg 2015, S. 42

Tab. 6-1: Zustimmung deutscher und internationaler Lehrkräfte zu Problemen beim Einsatz digitaler Medien im Unterricht in der Studie ICILS 2013

Es wird auch immer wieder darauf hingewiesen, dass bei der Nutzung digitaler Medien im Unterricht die Gefahr besteht, dass sich Schüler Informationen nur oberflächlich aneignen oder nicht mehr hinterfragen. In der Folge übernehmen sie häufig Plagiate und erachten Fehlinformationen für wahr (Spitzer 2014; Welling et al. 2014). Hutchison und Reinking (2011) befragten 1500 Lehrkräfte an amerikanischen Schulen und stellten fest, dass diese die mangelnde Kontrolle der Lehrer über genutzte Internetquellen sowie fehlendes Verständnis von Schülern für Urheberrechtsverletzungen als ein Hindernis für den sinnvollen Einsatz digitaler Medien im Unterricht einschätzen.

Außerdem wird eine vertiefte Informationsverarbeitung durch den Einsatz digitaler Medien, vor allem das Schreiben am Computer und dem damit verbundenen Verzicht auf handschriftliche Notizen, als gefährdet angesehen (Mueller & Oppenheimer 2014; Sülzenbrück et al. 2011). Interessant ist hier der Hinweis, dass Jugendliche bei Wahlfreiheit nach wie vor dem Schreiben mit der Hand den Vorzug geben gegenüber dem Schreiben auf dem Computer (Lenhart et al. 2008) und sie darüber hinaus sehr gut entscheiden können, wann sie elektronische Medien zum Schreiben einsetzen und wann nicht (Welling et al. 2014).

So kann festgestellt werden, dass sich »der Einsatz moderner Medien nicht per se positiv oder negativ auf das Lehren und Lernen auswirkt. Vielmehr müssen neue didaktische Konzepte unter Einbeziehung digitaler Medien entwickelt bzw. bestehende angewendet werden, um einen entsprechenden Zugang zu zielführenden, sinnvollen Lernprozessen zu eröffnen« (Albrecht & Revermann 2016, S. 241).

6.3 Methoden und Einsatzmöglichkeiten

All diese komplexen Aufgaben in einen modernen, zielorientierten und inhaltlich werthaltigen Unterricht und Lernprozess überführen zu können, erfordert ein hohes Maß an methodisch-didaktischen Kompetenzen, fachlich-inhaltliches Wissen von Lehrkräften, aber auch deren möglichst hochentwickelte medientechnische Kompetenzen. Umso mehr kommt der ausbildungs- und praxisbegleitenden Fortbildung von Lehrkräften in diesem hochkomplexen Bereich eine spezielle Bedeutung zu.

Heinen und Kerres (2015) präzisieren die zusätzlichen Chancen, die mit dem Einsatz digitaler Medien im Unterricht verbunden sind:

- *Vielfältige Materialen einsetzen:* Durch den Einsatz vielfältiger Materialien eröffnen sich verschiedene Sichten auf ein Phänomen. Auf diese Weise können die Schüler lernen, mit der Masse an Informationen umzugehen, Quellen zu bewerten und ihr Vorgehen zu reflektieren. Die Autoren betrachten dies als eine Schlüsselkompetenz der Bildung im 21. Jahrhundert.
- *Multimediale Zugänge schaffen:* Neben Texten können auch Ton- und Videodokumente eingesetzt werden, welche im konventionellen, sprachgebunden Unterricht kaum realisierbar sind. Aus kognitionspsychologischer Sicht erscheint ergänzend die Argumentation berechtigt, dass die kombinierte Vermittlung von Informationen für unterschiedliche Sinnesmodalitäten die Verarbeitung und Speicherung von Informationen im Gedächtnis unterstützen kann (Weidenmann 2009; Jadin 2013).
- *Lernen interaktiv werden lassen:* Lernen mit digitalen Medien ermöglicht einen Dialog mit dem System, denn computerbezogenes Lernen kann das Lernverhalten analysieren und Rückmeldung geben. Auf diese Weise ist ein deutlich höheres Maß an Interaktivität gegeben als bei analogem Lernen.
- *Zusammenarbeit fördern:* Partner- und Gruppenarbeit stellen didaktische Methoden dar, in denen sich der Einzelne besser einbringen kann und überdies unterschiedliche Sichten und Fähigkeiten bei der Lösung komplexer Probleme zum Vorschein kommen. Die Möglichkeiten zu Kollaboration und Kooperation werden wesentlich gestärkt. Diesbezügliche Ansätze gleichen sich darin, dass sie die Lernenden mit einem komplexen, individuell im Grundsatz nicht lösbaren Problem konfrontieren und darauf setzen, ein gemeinsames, projektorientiertes und kooperatives Produkt zu erstellen.
- *Lernräume öffnen:* Über das Klassenzimmer hinaus eröffnen sich Diskurse mit Experten außerhalb der Schule. Gerade im Kontext sozialer Medien ist dieser Gesichtspunkt mit Sicherheit zu berücksichtigen.
- *Alternative didaktische Methoden unterstützen:* Mit dem Einsatz digitaler Medien bietet sich dem Einzelnen deutlich mehr Raum zur Entfaltung der eigenen Stärken bei Problemlösungen als im traditionellen Frontalunterricht. Brünken & Seufert (2009) argumentieren, dass es auf diese Weise möglich ist, selbstgesteuertes und problemorientiertes Lernen zu unterstützen und sich sehr komplexe Themenbereiche angemessener vermitteln lassen. Hier ist der Einsatz von computerbasierten

Lernprogrammen zu nennen, die sich bezüglich Instruktionssequenz, Aufgabenpräsentationszeit, Aufgabenschwierigkeit oder der zur Verfügung stehenden individuellen Hilfen an das Lernverhalten der Schüler anpassen (Leutner 2009).

- *Lernorte und Zeiten flexibel gestalten:* Digitale Medien erlauben es, Lernzeiten außerhalb der Schule intensiver und effektiver zu gestalten, etwa durch die Nutzung hochwertiger Lehrvideos oder Materialpools, die den Schülern zur Verfügung gestellt werden.

Horn & Staker (2011) geben einen Überblick über die Möglichkeiten digitaler Medien zur Unterstützung des schulischen Lernens (→Tab. 6-2).

Modell	Beschreibung	Beispiel
Face to Face Driver	Der Unterricht wird im Wesentlichen *face to face* erteilt. Digitale Medien werden vereinzelt zur Unterstützung von Lernenden mit Defiziten bzw. Lernrückständen eingesetzt.	In der Leadership Public High School haben spanischsprachige Schüler die Möglichkeit, an Computern im hinteren Teil der Klasse mit einem Online-Lehrbuch und einem Übersetzungsprogramm ihre Sprachkompetenzen zu verbessern und dem Lernstoff in ihrem eigenen Tempo zu folgen.
Rotation	Die Lernenden rotieren in einem gegebenen Kursformat zwischen Online- und Face-to-Face-Einheiten. Die Lehrperson kontrolliert auch die online erbrachten Lernergebnisse.	Die Unterrichtsstunden an der Carpe Diem Collegiate High School dauern 55 Minuten. Die Schüler verbringen jeweils eine Kurseinheit in einem Online-Lern-Labor und beschäftigen sich mit neuen Kursinhalten. In der nächsten Kurseinheit werden die Kursinhalte im klassischen Klassenraum-Setting angewendet und geübt. Jeder Schüler nimmt pro Tag an zwei bis drei solcher Rotationen teil.
Flex	Im Zentrum dieser Ansätze steht eine Lernplattform, über die die meisten Lerninhalte vermittelt werden. Lehrkräfte unterstützen die Lernenden flexibel und nach Bedarf.	An der AdvancePath Academy für Schulverweigerer verbringen die Schüler die meiste Lernzeit online. Je nach Bedarf holen die Lehrer die Schüler individuell oder in Kleingruppen offline zur Arbeit in Lernbüros.
Online Lab	Die Lerninhalte werden komplett über eine Online-Plattform angeboten, die Lernenden kommen hierfür jedoch in ein physisches Computer-Lab. Die Lernbetreuung wird von Online-Lehrern übernommen, während das physisch anwesende Personal nur die	Aufgrund von Lehrermangel lernen die Schüler der Florida Virtual School in ihrer Schule weitgehend in Online-Kursen und werden dabei von pädagogischen Helfern beaufsichtigt.

Modell	Beschreibung	Beispiel
	Aufsichtsfunktion übernimmt. Häufig wird das Online-Angebot mit traditionellem Unterricht kombiniert.	
Self-Blend	Schüler besuchen eine herkömmliche Schule und ergänzen deren Angebot um Online-Kurse, die sie außerhalb der Schule, angeboten durch andere Institutionen, i. d. R. als Fernunterricht belegen.	Schüler belegen außerhalb der Schule Online-Kurse, weil die entsprechenden Angebote an ihrer Schule nicht angeboten werden.
Online Driver	In diesem Modell werden alle Kurse als Fernlernangebot über eine Lernplattform absolviert und von Online-Lehrkräften betreut. Face-to-Face-Besprechungen sind teilweise verpflichtend.	Vorausgesetzt sie haben mindestens mittelmäßige Leistungen, können Schüler der Albuquerque Public School eCADEMY nach einem Treffen mit ihrer Lehrerin/ihrem Lehrer entscheiden, eine Kurseinheit online zu belegen.

Quelle: mod. nach Horn & Staker 2011, S. 4 ff; zit. nach Schaumburg 2015, S. 39

Tab. 6-2: Blended-Learning-Modelle an K-12 Schulen (bis 12. Schuljahr)

Der Einsatz digitaler Medien zur Verbesserung der Chancen von Menschen mit Behinderung ist ein weiterer wichtiger Aspekt.

Im Bereich der Sonder- und Förderpädagogik wird der Einsatz digitaler Medien vor allem bezüglich ihres Einsatzes im rehabilitativen Rahmen und zur Kompensation spezifischer Lerndefizite diskutiert (Schwier 2009). Es werden sogenannte *prothetische Hilfsmittel* von Mitteln der *pädagogischen Förderung* voneinander unterschieden (Mastenbroek 2008). Beim ersten Punkt unterstützen verschiedene, spezifische Technologien die Schüler, z. B.:

- Sprachcomputer, um die Defizite kommunikationsgeschädigter Schüler auszugleichen (Bock 2008)
- Geometriesoftware, um Schülern mit motorischen Defiziten dabei zu helfen, Zeichnungen und Konstruktionen zu erstellen (Schaible 2008)
- Screenreader, um sehbehinderten Schülern eigenständige Internetrecherchen zu ermöglichen (Rüger et al. 2008)

Im Bereich der Sonderpädagogik existieren Programme zur Übung und Förderung von Schülern mit unterschiedlichen Defiziten, beispielsweise im Bereich der Lese-Rechtschreibung oder Mathematik (Mästle 2008; Eberhardt & Bauer 2008). Außerdem existieren spielerische Programme zur Konzentrationsförderung bei Schülern mit Lernbehinderungen und ADHS (Heinz & Poerschke 2012).

Schließlich erlaubt E-Learning chronisch kranken Schülern, die beispielsweise langfristig krankheitsbedingt die Schule nicht besuchen können, den Zugang zum

Unterricht (Prändl & Mazarin 2008). Die bisher vorliegenden Untersuchungsergebnisse zum Einsatz digitaler Medien bei behinderten Menschen weisen darauf hin, dass prothetische, sehr spezifische Programme eher selten im Förderbereich eingesetzt werden (Schwier 2009). Gefordert wird, dass der Einsatz digitaler Medien barrierefrei erfolgen muss, die Möglichkeiten hierzu allerdings nicht immer ausgeschöpft werden (Miesenberger et al. 2012).

6.4 Digitale versus analoge Lernmedien

Da auch *E-Learning* einer starken Entwicklungsdynamik unterworfen ist, ist davon auszugehen, dass frühere, in den Nullerjahren durchgeführte Studien nur begrenzte Aussagekraft haben. Hier muss berücksichtigt werden, dass die technologischen Voraussetzungen damals noch deutlich schlechter gewesen sind, sowohl im Hinblick auf bestehende schnelle Internetverbindungen als auch bezüglich elaborierter didaktisch differenzierter Lehr- und Lernprogramme. Die damaligen Bedingungen sind mit Sicherheit gegenüber den heutigen nicht mehr vergleichbar, zumal die Corona-Pandemie nochmals zu einem Entwicklungsschub in diesem Bereich geführt hat (Mußmann et al. 2021; Bundesministerium für Bildung und Forschung (2020).

Mehrere Studien, auch Metaanalysen, kommen zu dem positiven Ergebnis, dass sich der Einsatz multimedialer digitaler Medien moderat positiv auf die Lernwirksamkeit auswirkt (Hattie 2013). Ulum (2021) kommt in seiner Metaanalyse, in die 27 internationale Studien zwischen 2010 und 2021 eingingen, zu dem Schluss, dass online vermitteltes Lernen eine mittlere Effektstärke (g = 0.409) aufweist und dass keine Unterschiede bezüglich der Klassenstufen oder bezüglich unterschiedlicher Online-Lernmodelle identifiziert werden konnten. Darüber hinaus waren online vermittelte Lernprogramme traditionellen Zugangsweisen des Lernens leicht überlegen. Eine andere Metaanalyse erbrachte sogar eine noch höhere Effektstärke (0.67) (Yuwono & Sujono 2018).

In einer Studie mit 4- bis 8-jährigen Kindern wurden zwei unterschiedlichen Gruppen spielerisch Informationen vermittelt. Ein interaktiv-medialer Zugang kontrastierte mit einem direkten Kontaktangebot über den Lehrer. Beide Zugangsformen erwiesen sich als wirksame Methoden der Informationsvermittlung, und zwischen den beiden Gruppen bestanden keine Unterschiede bezüglich des Lernzuwachses (Kwok et al. 2016). Altersbezogen scheinen aber durchaus Unterschiede zu bestehen bezüglich der Effektivität von Lernaktivitäten, welche über Medien vermittelt werden. Beispielsweise profitierten 9- bis 10 Monate alte Kinder bezüglich des phonetischen Lernens deutlich besser vom Live-/Face-to-Face-Modell als durch medial vermittelte Lernprogramme (Kuhl et al. 2003). Verbessert werden diese Fähigkeiten jedoch dann, wenn die Medien im Beisein eines Elternteils genutzt werden. Es wird davon ausgegangen, dass die Interaktivität hierbei die entscheidende Rolle spielt (Roseberry et al. 2014).

Ab dem Kindergartenalter scheint dies nicht mehr so eine große Rolle zu spielen (Means et al. 2009). Auch hier sollte der Einsatz neuer technischer Möglichkeiten differenziert betrachtet werden. Die Nutzung von Touchscreen-Medien kann sich auch bei jungen Kindern positiv auf spezifische Leistungsaspekte auswirken: Sowohl Neumann (2016) als auch Price et al. (2015) fanden bei 2- bis 4-jährigen Kindern, die Touchscreen-Medien benutzten, im Entwicklungsverlauf bessere Grundvoraussetzungen für die Entwicklung von Lese- und Schreibfähigkeiten gegenüber Kindern, die auf traditionelle Printmedien zurückgriffen. Die Interaktivität moderner digitaler Medien beinhaltet Fachleuten zufolge gerade bei Kindern, bei denen Gleichaltrige oder Eltern Vorbilder sind, für neu zu erlernende Fähigkeiten weitere Vorteile (McPake et al. 2013; Kwok et al. 2016). Mit anderen Worten ist bezüglich des Einsatzes digitaler Medien auch bei jungen Kindern eine sehr differenzierte Sichtweise notwendig, denn bezüglich der Auswirkungen kommt es sehr auf den Kontext und die Zielsetzung an. Ist die Zielsetzung pädagogisch orientiert im Hinblick auf Wissenszuwachs, sind durchaus positive Auswirkungen auf die Entwicklung der Kinder zu erwarten. Zugleich zeigt die Studienlage aber, dass Eltern gerade jungen Kindern Medien in den meisten Fällen zum *Entertainment* zur Verfügung stellen (Wooldridge 2016). Beauchamp & Hillier (2014) berichten widersprüchliche Ergebnisse: In ihrer Untersuchung waren 83 % der befragten Eltern zwar der Ansicht, dass multimediale Informationstechnologien für den Erfolg ihrer Kinder in der Schule wichtig seien, zugleich aber stellten nur 19 % ihren Kindern digitale Medien zum Lernen zur Verfügung, mehrheitlich indessen zur Unterhaltung. Es besteht also eine ausgeprägte Diskrepanz zwischen geäußerten Zielen und tatsächlichem Umsetzen.

Kwok et al. (2016) fordern völlig zu Recht, dass Untersuchungen der Effektivität von Online-Lernen sehr genau differenzieren müssen – sowohl bezüglich des individuell eingesetzten Mediums als auch der Zielsetzung ihres Einsatzes sowie der spezifisch zu übenden Fähigkeiten, zum Beispiel analytischer oder kreativer Fähigkeiten oder der Schulung des Gedächtnisses. Die Autoren gehen zudem davon aus, dass soziale und emotionale Fähigkeiten wie Perspektivenübernahme, Empathie oder Kooperationsfähigkeit nach wie vor besser in direkten Face-to-Face-Interaktionen erlernt werden.

Es liegt darüber hinaus eine Mehrzahl von empirischen Arbeiten vor, die zumindest keinen Unterschied in der Lerneffektivität bei verschiedenen Lernmedien nachweisen konnten. Manche Studienergebnisse erbrachten einen Nachteil im Vergleich zu traditioneller Mediennutzung (Wei & Chou 2020; Kusmaryono et al. 2021). Multimediale Lehrangebote scheinen vor allem dann erfolgreich genutzt werden zu können, wenn eine zureichende Selbstlernkompetenz und Vorwissen des Lernenden vorliegen. Ein zu hohes Maß an multimedialer Informationsvermittlung beinhaltet das Risiko einer kognitiven Überlastung und vermehrter Ablenkbarkeit (Tergan 2002). Vor allem für Lernende mit geringem Vorwissen oder geringen Lernstrategien scheinen mediale Lernstrategien mit offener Lernumgebung und vielen Wahloptionen eher Probleme aufzuwerfen (Dillon & Gabbard 1998; Tergan 2002).

Nachteilig kann sich auswirken, dass der Lernende häufig, außer im Online-Seminar, im Wesentlichen darauf angewiesen ist, das ihm vorliegende Lernmaterial zu verstehen, und keine Möglichkeit hat, bei Verständnisproblemen die Lehrperson zu fragen. Tatsächlich erbrachte eine Metaanalyse bezüglich der Lerneffektivität und der Zufriedenheit sogenannter *Webinare,* welche Online-Lernprogramme mit starker Interaktivität zum Lehrenden beinhalten, interessante Ergebnisse: Webinare erwiesen sich sowohl gegenüber reinen, asynchronen Online-Lernprogrammen als aber auch gegenüber Präsenzunterricht bezüglich des Wissenszuwachses als effektiver. Die Zufriedenheit der Lernenden war etwas größer als bei asynchronen Online-Lernprogrammen, aber geringer als im Präsenzunterricht (Ebner & Gegenfurtner 2019).

Wie sieht angesichts der Chancen, die sich mit digitaler Bildung verbinden, die Realität im Schulsystem aus?

6.5 Die Sicht der Lehrer und der Schüler

Schaumburg untersuchte im Auftrag der Bertelsmann-Stiftung im Jahr 2015 Chancen und Risiken digitaler Medien in der Schule (Schaumburg 2015). Zwei bundesweite repräsentative Studien mit ungefähr 500 Lehrern und Schülern im Alter zwischen 14 und 19 Jahren lagen den Ergebnissen zugrunde. Die Ergebnisse werden wie folgt zusammengefasst:

Sowohl die Schüler als auch die Lehrer sehen, obwohl die digitale Grundausstattung von Schulen durchaus gut ist, in diesem Bereich deutliches Verbesserungspotenzial. Genannt werden verbesserte technische Voraussetzungen, eine Person, die sich um die Technik kümmert und diesbezüglich aufkommende Probleme löst, mehr Lernmaterialien beim Einsatz digitaler Medien, wobei der Wunsch besteht, dass jeder Schüler ein mobiles Endgerät zur Verfügung gestellt bekommen sollte. Diese Notwendigkeit und der immer noch bestehende Mangel daran wurden in der Corona-Krise offensichtlich.

Fast die Hälfte der befragten Lehrer gab an, gerne häufiger elektronische Medien im Unterricht einsetzen zu wollen, dies aber aus Sorge, dass die Technik versagen könnte, nicht tut. Grundsätzlich gibt die große Mehrheit der Lehrer an, elektronischen Medien generell positiv gegenüberzustehen, auch bezüglich der Nutzung in der Schule. 60 % der befragten Lehrer gab an, sich zum Thema digitale Medien in der Schule fortzubilden. Auch die Mehrheit der Schüler schätzt ihre Lehrer als aufgeschlossen gegenüber digitalen Medien ein.

Interessant ist der Befund, dass trotz durchaus zufriedenstellender technischer Ausstattung der Schulen diese tatsächlich erstaunlich selten eingesetzt wird. Zwar gaben 82 % der Schüler an, dass für den Unterricht beispielsweise digitale Tafeln zur Verfügung stehen würden, nur jeder dritte Schüler nannte allerdings die sogenannten White Boards oder den PC als tägliches Lernmittel im Unterricht. Fotokopien werden zugleich weiterhin in 85 % der Fälle an jedem Schultag benutzt. Mit anderen Worten wird das Potenzial digitaler Medien längst nicht ausgeschöpft. Eine Minderheit (42 %

der Schüler) nutzt spezielle Lernsoftware für schulische Zwecke. 27 % von ihnen gaben an, den Computer einzusetzen, um Programmieren zu lernen. 25 % berichteten, darin unterwiesen zu werden, wie man eine Website gestaltet. Nur ein Viertel der Schüler nutzt den PC täglich für die Bewältigung von Hausaufgaben, 90 % allerdings dafür das Internet. Die Schüler wünschen sich mehrheitlich umfangreicheren Unterricht zu digitalen Themen, vor allem zu rechtlichen Fragen im Internet, aber auch zur richtigen Bedienung von Computerprogrammen. 75 % der Befragten befürworteten schulübergreifend ein verpflichtendes Schulfach Informatik. Nach Ansicht der Schüler sollten aber auch vor allem Lernvideos im Unterricht verstärkt zum Einsatz kommen. Weitere Wünsche der Schüler für ihren Unterricht beziehen sich allgemein auf den richtigen Umgang mit Medien, Vermittlung von mehr Medienkompetenz und mehr Anleitung zum Verhalten im Internet. Ferner besteht die Erwartung, dass die Lehrpläne besser auf den Einsatz elektronischer Medien ausgerichtet sein sollten.

90 % der befragten Schüler gaben an, das Handy auch in der Schule zu nutzen, 18 % berichten dagegen von einem generellen Verbot im Unterricht und in den Pausen. Als Motive für die Handynutzung wurden überwiegend Unterhaltung und Kommunikation genannt (Musik hören, mit anderen Schülern chatten). Es werden aber auch durchaus unterrichtsbezogene Motive geäußert (z. B. um das Tafelbild abzufotografieren oder während des Unterrichts nach Informationen zum Lernunterhalt zu suchen).

Hervorzuheben sind Studienergebnisse, die eine Verbindung von digitaler Kommunikation mit Freizeitbereich und Schule untersuchten. 80 % der befragten Schüler hatten online Kontakt mit ihren Lehrern außerhalb der Schule. Am häufigsten wird hierbei auf E-Mails zurückgegriffen, aber durchaus auch über soziale Netzwerke. Die Mehrheit der Lehrer schreibt E-Mails an die Schüler. Ein Teil der Lehrer ist über soziale Netzwerke mit seinen Schülern »befreundet«. Ausgetauscht werden hier vor allem Links zu interessanten Online-Artikeln. 61 % der befragten Lehrer beantworten aber auch individuelle Fragen von Schülern zum Unterrichtsstoff. Zugleich war an 40 % der befragten Schulen die dienstliche Nutzung von sozialen Netzwerken und die Vernetzung mit Schülern sogar verboten.

Holtgrewe et al. (2020) veröffentlichten die Ergebnisse einer Schülerbefragung (n = 342) in Österreich unter den Bedingungen des Online-Lernens während der Corona-Pandemie. Mehr als der Hälfte der Befragten gefiel das Lernen zu Hause, doch ein gutes Drittel fühlte sich verunsichert oder überfordert, vor allem Jugendliche und junge Erwachsene. Ebenfalls überdurchschnittlich belastet erlebten sich Kinder aus ökonomisch/bildungsbezogen einfachen oder mittel qualifizierten Haushalten, Kinder von Alleinerziehenden, Kinder aus mehrsprachigen Haushalten und diejenigen, deren Eltern arbeitslos waren oder beide nicht zu Hause arbeiteten. Generell waren Mädchen stärker betroffen. Da die Schule ja auch einen erheblichen sozialen Kontext darstellt, erbrachte die Befragung, dass, je älter die Schüler waren, diese umso weniger die Schule vermissten. Grundschüler bedauerten am häufigsten, die Schule nicht besuchen zu können. Mädchen entbehrten sie deutlich stärker als Jungen. Kontakte zu Freundinnen und Freunden, aber auch das gemeinsame Lernen wurde altersübergreifend vermisst. Für Grundschüler war es ein besonderer Verlust, die Schule nicht besuchen zu können. Ältere Schüler hätten gerne auf Hilfestellungen bei den Aufgaben durch die Lehrer zurückgegriffen. Schüler mit geringerer Bildungsstufe vermissten vor allem Pausenzeiten, Ausflüge und Projekte mit Klassenkameraden. Bemerkenswert ist, dass ca. 20 % der Befragten den Wegfall der alltäglichen Kontakte in der Schule sogar als Entlastung empfanden. Kinder und Jugendliche mit belastetem Hintergrund gaben dies am häufigsten an. Die Autoren gehen davon aus, dass diese Schülergruppe durch den Wegfall des Präsenzunterrichts unter einem geringeren sozialen Druck standen. Es wurden auch zur Verfügung stehende technische Ressourcen zu Hause untersucht. Nicht vorhandene Hardware spielte so gut wie keine Rolle, häufiger wurden Probleme genannt wie z. B. einen ruhigen Arbeitsplatz in der Wohnung zu finden oder dass vorhandene Computer nur eingeschränkt genutzt werden konnten, beispielsweise wenn die Eltern diesen ebenfalls für sich beanspruchten. Der Arbeitsaufwand wurde von knapp 40 % der befragten Schüler als höher gegenüber dem Präsenzunterricht eingeschätzt, ein Drittel gab aber auch an, Lernzeit zu sparen, insbesondere Volksschüler. Als Gründe für Mehraufwand wurden benannt: mehr Aufgaben, weniger Abwechslung, mehr Aufwand, um mit den verwendeten Lernplattform zurechtzukommen, Konzentrationsprobleme sowie Probleme, sich vieles allein erarbeiten zu müssen ohne die Möglichkeit, Mitschüler oder Lehrer zu fragen. Die Mehrheit der Schüler, zumindest ab dem Alter von elf Jahren, fühlte sich sicher in der Nutzung digitaler Medien als Arbeitsmittel. 87 % gaben an, keine Schwierigkeiten mit dem Computer zu haben, und 63 % hatten keine Probleme mit den verwendeten Lernplattformen. Inhaltliche Probleme bei der Bewältigung von Aufgaben des Online-Unterrichts berichtete ein Fünftel der befragten Schüler. 30 % fehlten hinreichende Erklärungen, dies galt vor allem für die älteren Schüler. Dies wird im Zusammenhang gesehen mit der zunehmenden Komplexität von Aufgabenstellungen im Alter. Die Mehrheit der Schüler einfach qualifizierter Familien versuchte zunächst, allein mit inhaltlichen Problemen umzugehen, Kinder qualifizierter Eltern taten dies deutlich seltener.

Die Befragten verbanden durchaus Freiheiten mit dieser von ihnen bisher nicht gewohnten Form des Lernens. 83 % gaben an, sich ihre Zeit freier einteilen zu können, vor allem bei den Älteren war dies der Fall. Teilweise wurde auch mehr Spielraum bei der Auswahl des Lernstoffs angegeben sowie mehr Zeit zu haben, zu üben.

Die Mehrzahl der Befragten empfand ein ausführliches schriftliches Feedback der Lehrpersonen als hilfreich, in geringerem Ausmaß mündliche Rückmeldungen, gefolgt von Besprechungen in Klassenforen.

Die Unterstützung beim Lernen durch die Eltern oder durch die Familie nimmt laut dieser Befragung mit zunehmendem Alter ab, von 69 % bei Grundschülern im Vergleich zu 35 % bei Schülern in der Sekundarstufe. 37 % der befragten Schüler waren aber auch der Ansicht, dass Eltern bei der Beantwortung von Fragen nicht helfen konnten. Hierbei spielt deren Ausbildung eine erhebliche Rolle.

Die Corona-Krise heizt die Diskussion über die Chancen und Risiken des Home-Schoolings und des Einsetzens von neuen Medien im Unterricht entscheidend an. Es besteht große Übereinstimmung darin, dass Lern-Apps und -Programme richtig genutzt dazu beitragen können, das Lernen zu erleichtern und eine differenzierte Förderung zu etablieren. Der vermehrte Einsatz durch KI-unterstützte Lernprogramme ermöglicht es den Lehrern, sich vor allem auf das Soziale und Emotionale zu konzentrieren (Becker 2022). Allerdings berge das System auch Gefahren, wenn man ihm freien Lauf ließe und es auf Daten aus dem Internet trainiere. Dennoch sehen Wissenschaftler große Vorteile des Einsatzes von KI in der Schule: »Die Systeme können sich an die meisten Kinder viel besser anpassen als die Lehrkraft« (S. 20). Allerdings zeigt eine PISA-Studie (OECD 2019), dass es bislang mit den digitalen Lesekompetenzen von Jugendlichen nicht weit her ist. Weniger als die Hälfte der Schüler kann beim Lesen aus Texten zwischen Fakten und Meinungen unterscheiden. Bedenklich ist weiterhin, dass nur 46,5 % der Befragten gelernt haben, wie man verschiedene Webseiten vergleicht, unterscheidet und welche Informationen für schulische Anforderungen von Bedeutung sind. Die digitale Lesekompetenz gilt es also deutlich zu verbessern (Warnecke & Kixmüller 2021). Repräsentative Daten zum Stand der Lesekompetenz von Viertklässlern vor und während der COVID-19-Pandemie belegen, dass sich die Schüler in dieser Zeit in ihren Leistungen erheblich zurückentwickelt haben. Die Autoren konstatieren, dass die aktuelle Schülergeneration in Deutschland über eine generell wesentlich geringere Lesekompetenz verfügt als vor fünf Jahren. Dies sei alarmierend und verlange wirksame Unterstützung und Förderangebote (IFS 2022; unter Ludewig et al. 2022 als komplette Studie abrufbar).

Eine weitere Hoffnung hat sich weitgehend zerschlagen: Medien führen nicht zu einer vermehrten Chancengleichheit, sondern verstärken die Leistungsunterschiede, »denn ob Schüler zu Hause neues Wissen erwerben und ob sie üben und wiederholen, liegt nicht nur an ihnen, sondern auch an den Eltern« (Dumont & Stanat 2020, S. 7). Insgesamt spricht der aktuelle Forschungsstand dafür, dass »eine fortdauernde Schließung von Schulen soziale und migrationsbezogene Ungleichheiten in der Lern- und Leistungsentwicklung vergrößert« (S. 7).

Wie die dargestellten empirischen Befunde eindeutig belegen, sind leistungsstarke Schüler, die zudem auf eine familiäre Unterstützung zurückgreifen können, wesentlich besser in der Lage, ihr Lernen selbst zu regulieren, während leistungsschwache Schüler mehr Struktur, Anleitung und Unterstützung benötigen.

7 Mediennutzung und Schlaf

Abends mit Smartphone und Co. schadet dem Kinderschlaf titelt DPA am 07.10.2021 in einem Beitrag. »Kinder schlafen weniger und schlechter, wenn sie abends Smartphones, Tablets und andere elektronische Geräte benutzen. Das berichten dänische Forscherinnen nach einer Überblicksstudie im Fachblatt *BMC Public Health*. Für eine deutsche Expertin unterstreichen die Ergebnisse, dass »derartige Medien nachts aus dem Kinderzimmer verbannt werden sollten«.

Im vorliegenden Kapitel sollen die angenommenen Zusammenhänge erläutert werden:

Im Kindes- und Jugendalter konstituiert der Schlaf eine Vielzahl an regulierenden Funktionen für (neuro-)biologische und neuropsychologische Prozesse (Brand & Kirov 2011). Für die Beurteilung des Einflusses von Medien auf den Schlaf von Kindern und Jugendlichen ist zunächst die Kenntnis des physiologischen Schlafbedürfnisses in dieser Entwicklungsphase notwendig. Während im Kindesalter der Schlafbedarf kontinuierlich absinkt, stagniert er im Jugendalter, erhöht sich sogar teilweise wieder und liegt Studien zufolge bei ca. 9 Stunden (Wolfson & Carskadon 2003). Ausreichender Schlaf korreliert hochgradig mit Lern-, Konzentrations- und Gedächtnisfunktionen und somit auch mit der schulischen Leistungsfähigkeit (Donskoy & Loghmanee 2018; Dewald et al. 2010).

Unabhängig von der Mediennutzung existieren mittlerweile belastbare Studienergebnisse, dass sich eine anhaltende, im frühen Kindesalter zustande kommende Schlafrestriktion prädiktiv auswirkt auf die Entwicklung von emotionalen Störungen im Jugendalter (Gregory & O'Connor 2002). Eine Metaanalyse erbrachte auch für das Jugendalter eindeutige Zusammenhänge zwischen Schlafrestriktionen und dem Auftreten von Depressionen (Lovato & Gradisar 2014). In der Schlafmedizin werden insgesamt bidirektionale Zusammenhänge postuliert zwischen dem Auftreten von emotionalen und sozialen Problemen und Schlafstörungen im Sinne eines sich gegenseitig aufrechterhaltenden Teufelskreises (Tesler et al. 2013). Zu nennen sind aber auch somatische Auswirkungen von zu geringem Schlaf, vor allem eine Gewichtszunahme bis hin zu Adipositas (Mullins et al. 2017; Franckle et al. 2015).

In der differenzierten Betrachtung des Einflusses der Mediennutzung auf die Schlafgewohnheiten und den Schlaf von Kindern und Jugendlichen ergibt sich folgendes Bild:

Für das Vorschulalter konnte in einer Metaanalyse festgestellt werden, dass mehr als zwei Stunden Bildschirmzeit in dieser Altersgruppe mit einem doppelt so hohen Risiko für eine kürzere *Schlafdauer* einhergehen (Li et al. 2020).

In einem systematischen Literatur-Review, in dessen Auswertung zwölf Studien zwischen 2009 und 2020 mit insgesamt 18 987 Jugendlichen zwischen 10 und 19 Jahren eingingen, die eine problematische, d. h. exzessive Mediennutzung angaben, zeigten sich zusammengefasst folgende Ergebnisse (Kokka et al. 2021):

50 % der untersuchten Studien berichteten über einen negativen Einfluss der Mediennutzung abends oder nachts bezüglich der *Schlafqualität*, 50 % bezüglich einer Verringerung der *Schlafzeit*. In 24 % erwiesen sich das Geschlecht der Jugendlichen, erzieherische Einflüsse der Eltern sowie der Sozialstatus als wichtige Mediatorvariablen. Es konnte gezeigt werden, dass die qualitative und quantitative Beeinträchtigung des nächtlichen Schlafes umso stärker war, je mehr Internetnutzung abends und nachts stattfand. Die in das Review eingehenden Studien erbrachten zusätzlich interessante Einzelergebnisse:

Bei den Jugendlichen mit problematischer Internetnutzung bestand auch eine vermehrte *Tagesmüdigkeit* (Choi et al. 2009). Zugleich hatten sie am Wochenende einen *höheren Schlafbedarf* als Reaktion auf das während der Woche aufgebaute Schlafdefizit (Goel et al. 2013).

Auch die *Schlafqualität*, d. h. die Fähigkeit zu ununterbrochenem Schlaf, der entscheidend für das Durchlaufen einer physiologischen Schlafarchitektur mit REM- und Non-REM-Schlafphasen ist, erwies sich bei den Jugendlichen mit problematischer Internetnutzung als schlechter (Kim et al. 2018; Nursalam et al. 2019). Dieser Zusammenhang scheint ebenfalls wiederum graduell positiv korreliert zu sein mit dem Ausmaß der nächtlichen Mediennutzung (Lin et al. 2019). Diese Beziehung konnte aber auch, geringer ausgeprägt, bei 25 % der Jugendlichen mit durchschnittlicher Mediennutzung gefunden werden (Suris et al. 2014).

Interessant ist der Vergleich zu Jugendlichen mit einer durchschnittlichen Mediennutzung, denn diese schliefen nachts ca. eine Stunde länger (Suris et al. 2014; Canan et al. 2013). Bemerkenswert ist allerdings, dass auch durchschnittliche Mediennutzer eine gegenüber der Norm verlängerte *Einschlaflatenz* angaben, mit einer verringerten Schlafzeit nachts.

Die Auswirkungen einer problematischen Internetnutzung nachts zeigen sich in vielfältiger Form. Durch den kontinuierlich stattfindenden Schlafentzug entwickeln die betroffenen Jugendlichen häufiger Angst- und depressive Symptome (Owens et al. 2014), auch vermehrte Suizidgedanken (Lopez-Castroman & Jaussent 2020). Bemerkenswert ist der Befund, dass Jugendliche mit problematischer Internetnutzung häufiger Hypnotika anwenden (Çelebioğlu et al. 2020).

In Bezug auf moderierende Variablen ist festzustellen, dass die Studien hinsichtlich der Geschlechterwendigkeit zu unterschiedlichen Ergebnissen kommen, teilweise mit einem vermehrten Betroffensein von Jungen, teilweise auch von Mädchen. Zumindest scheint keine Gleichverteilung vorhanden zu sein (Kokka et al. 2021). Niedriger sozioökonomischer Status sowie ein geringeres Bildungsniveau wirken sich der Mehrheit der untersuchten Studien zufolge prädiktiv auf eine exzessive Mediennutzung abends und nachts aus (Tan et al. 2016). Indirekt könnte der Erziehungsstil ebenfalls eine erhebliche Rolle spielen: Jugendliche, deren Eltern sich in der Erziehung engagieren und sie unterstützen, weisen ein geringeres Maß an exzessiver Mediennutzung auf als Jugendliche, deren Eltern sich ihnen gegenüber ablehnend oder gleichgültiger verhalten (Liu & Kuo 2007). Zu erwarten wäre mithin auch eine mit den Schlafbedürfnissen besser kompatible Mediennutzung abends bzw. nachts.

Eine Antwort darauf, warum Jugendliche abends und nachts Medien häufiger nutzen als im Kindesalter könnte darin liegen, dass sich in diesem Lebensabschnitt wichtige Bedürfnisse verändern, wie beispielsweise der Wunsch nach Kommunikation mit Gleichaltrigen oder durch Änderungen der Tagesstruktur mit größeren schulischen Verpflichtungen, Vereinsaktivitäten oder dem Übernehmen kleiner Erwerbstätigkeiten. Eine weitere physiologisch bedingte Determinante besteht darin, dass sich im Jugendalter der Schlaf-Wach-Rhythmus in der Form ändert, dass er sich nach hinten verschiebt und Jugendliche länger wach sind (Crowley et al. 2007).

LeBourgeois et al. (2017) benennen drei Faktoren, die eine Beziehung zwischen Mediennutzung und Schlafstörungen erklären können:

- Die Mediennutzung verdrängt andere wichtige Aktivitäten, unter anderem den Schlaf.
- Die Nutzung insbesondere von sozialen Medien erfordert ein aktives Engagement, sodass hierdurch die Wachheit stärker aufrechterhalten wird als beim Fernsehen.
- Licht und Helligkeit, durch elektronische Medien verursacht, unterdrücken physiologische Einschlafmechanismen.

Gut bekannt ist mittlerweile, dass kurzweiliges Licht, das elektronische Medien emittieren, die Melatonin-Sekretion hemmt und den circadianen Rhythmus verschiebt (Cho et al. 2015). Dieser Mechanismus scheint bei Kindern und Jugendlichen stärker ausgeprägt zu sein als bei Erwachsenen (Crowley et al. 2015). Es liegen außerdem Studien vor, die einen Zusammenhang zwischen Mediennutzung abends und verringertem REM-Schlaf bestätigen (Chang et al. 2015).

Ein wichtiger Prädiktor für das Auftreten von Schlafstörungen ist im Übrigen fast durchgehend die räumliche Anwesenheit des elektronischen Mediengerätes im Zimmer der Jugendlichen wegen dessen erleichterter Verfügbarkeit (Buxton et al. 2015).

Die Art der Mediennutzung ergibt bislang ein vorläufiges Bild. Der Konsum von medienbezogener Gewalt scheint einen stärkeren Effekt auf Schlafstörungen zu haben (Garrison et al. 2011). Die Nutzung von Computerspielen korreliert mit der Schlafdauer, der Schlafqualität als auch mit Tagesmüdigkeit mit erhöhten relativen Risiken zwischen 1.57 und 2.60 (Kristensen et al. 2021). Beim Vorliegen einer Computerspielsucht besteht nachgewiesenermaßen eine starke Korrelation zu komorbiden Schlafstörungen (Lam 2014; Achab et al. 2011; Rehbein et al. 2010).

Als weitere moderierende Faktoren können folgende zwei Punkte genannt werden: Zum einen schlafen Jugendliche, die weniger Konsequenzen seitens der Eltern bezüglich des abendlichen Computerspielens erfahren, später ein (Reynolds et al. 2015). Zum anderen weisen Personen, die leichter in ein Flow-Erleben geraten und eine geringere Selbstkontrolle haben, ebenfalls spätere Einschlafzeiten auf im Kontext der Nutzung digitaler Medien (Smith et al. 2017; Exelmans & Van den Bulck 2016).

Zusammengefasst bestehen sehr eindeutige Hinweise für den Zusammenhang zwischen vor allem abendlicher Mediennutzung und dem Auftreten von Schlafstörungen im Kindes- und Jugendalter. Die in mehreren Studien erhobenen Effektstärken sind aber sehr unterschiedlich ausgeprägt, derzeit zwischen mäßiggradig, aber auch teilweise nur geringgradig ausgeprägtem Einfluss (Weaver et al. 2010; King et al. 2013).

Die vorliegende Studienlage hat bezüglich des Einflusses von Mediennutzung auf den Schlaf leider wichtige methodische Einschränkungen: Eine kausale Beziehung ist durch die Studien nicht möglich, da sie nicht prospektiv angelegt sind. Es wäre durchaus denkbar, dass ohnehin schlechte Schläfer häufiger Medien nutzen. Angenommen werden deshalb häufig bidirektionale Zusammenhänge. Die vorliegenden Studien beruhen zudem fast ausschließlich auf Selbsteinschätzungen der Jugendlichen. Da hier ein natürlicher Verzerrungsmechanismus angenommen werden kann, ist es durchaus möglich, dass die Zusammenhänge zwischen Mediennutzung und Schlafstörungen sogar noch stärker sind als angenommen. Schließlich liegen nur wenige Studien vor, die wirklich genau differenzieren zwischen Art der Mediennutzung und dem Auftreten von Schlafstörungen.

Auch wenn auf die Zusammenhänge zwischen Schlafstörungen, exzessiver Computer- und Internetnutzung und psychischen Störungen später noch ausführlich eingegangen wird (→ Kap. 14), sollen einige wichtige Aspekte schon hier hervorgehoben werden:

Wie bereits bei den Auswirkungen von Medien auf die Hirnreifung ausgeführt (→ Kap. 3), kommt dem REM-Schlaf eine grundlegende Bedeutung für die Entwicklung neuronaler Netzwerke zu, insbesondere auch des präfrontalen Kortex. Im Zusammenhang mit den frühkindlichen Lernfunktionen ist auch die erhöhte Gesamtschlafdauer bei Kindern im Vergleich zu Erwachsenen erklärbar. Denn im Schlaf findet die Gedächtniskonsolidierung statt (Wiater et al. 2020). Ist er gestört, kann es zu einer Verringerung der Gedächtnisleistungen kommen, insbesondere beim Computerspielen kurz vor dem Einschlafen. Als Folge stellen sich Schulprobleme ein, aber auch emotionale Auffälligkeiten wie Angststörungen, die wiederum durch eine Überstimulierung des zentralen Nervensystems einhergehen und mit Beeinträchtigungen der Vigilanz und Tagesmüdigkeit verbunden sind. Auch zwischen depressiven Episoden und Schlafstörungen besteht eine hohe Komorbidität und wechselseitige Verstärkung. Diese Beispiele verdeutlichen das komplexe Wechselspiel und die multiplen Einflussgrößen, die Medienkonsum, Schlafstörungen, Lernleistungen und psychische Symptome miteinander verbinden.

8 Mediennutzung und körperliche Gesundheit

Über die Zusammenhänge zwischen Fernsehen und körperlicher Gesundheit existiert bereits eine größere Anzahl von Untersuchungen, weniger dagegen in Bezug auf die Nutzung von Computerspielen und anderen digitalen Medien. Die bislang vorliegenden Studienergebnisse sind als vorläufig zu erachten: Die zentrale Schwäche dieser Studien besteht darin, dass zwischen unterschiedlichen Mediennutzungen nicht unterschieden wurde, die Studienteilnehmerzahlen klein waren und die Methodik maximal von mittlerer Qualität.

Im Bereich des *Skeletts* und der *Muskulatur* bzw. des Bewegungsapparats wurden Kopf-, Nacken-, Rücken- und Handgelenksschmerzen bei einer Nutzungszeit von mehr als drei Stunden am Tag beschrieben (Borhany et al. 2018). Auch schwerwiegende Folgen wie computerspielinduzierte Krampfanfälle bei Personen mit erhöhter Fotosensitivität wurden beobachtet (Badinand-Hubert et al. 1998; Fylan et al. 1999; Millett et al. 1999).

Bezüglich der *Komorbidität zwischen exzessivem Computerspielen und Substanzmissbrauch von Nikotin, Cannabis oder Alkohol* liegen unterschiedliche Studienergebnisse vor. Teilweise wird von einem doppelt so hohen Substanzmissbrauchsrisiko ausgegangen (van Rooij et al. 2014). Neuere Studienergebnisse weisen darauf hin, dass Computerspieler, die nicht so häufig spielen, vermehrt Substanzmissbrauch zeigen, exzessive Spieler dagegen nicht. Begründet wird dies damit, dass möglicherweise das Spielen auf einem hohen qualitativen Niveau eine Art sportliche Aktivität ist, die nicht kompatibel ist mit zeitgleichem Substanzmissbrauch (Erevik et al. 2019).

Untersuchungen belegen, dass über alle Altersgruppen hinweg ein Zusammenhang zwischen dem Ausmaß des Medienkonsums und *Übergewicht* besteht. Stiglic und Viner veröffentlichten 2019 ein Review über alle zu diesem Zeitpunkt bestehenden Übersichtsarbeiten mit folgenden Ergebnissen:

- Es besteht eine mittelstarke Evidenz, dass längere Fernsehzeiten dosisabhängig korrelieren mit einem höheren Ausmaß an Übergewicht. Nichtsdestotrotz konnte kein zeitlicher Grenzwert für die Fernsehzeit identifiziert werden. Umgekehrt konnte in vier randomisierten kontrollierten Studien nachgewiesen werden, dass das Reduzieren von Fernsehzeiten mit einem Rückgang des BMI um im Mittel 0,89 kg/m^2 einhergingen (Tremblay et al. 2011).
- Sowohl für Computerspiele als auch für andere digitale Mediennutzungen liegen zu dieser Fragestellung bislang nur wenige Daten vor. Carson et al. (2016) und van

Ekris et al. (2016) identifizierten in ihren Übersichtsarbeiten keinen signifikanten Zusammenhang zwischen Computer- oder Computerspiel-Nutzung und dem Gewicht, insbesondere dem BMI. Es bestand auch keine Korrelation zu der Dauer der vor dem Computer verbrachten Zeit und dem Ausmaß einer Gewichtszunahme.
- Bildschirmzeiten hängen mit mittelgradiger Evidenz mit einer erhöhten Energiezufuhr und geringerer Qualität von Nahrungsmitteln zusammen. Bei Jugendlichen konnte festgestellt werden, dass höhere Bildschirmzeiten zugleich mit weniger Mahlzeiten einhergehen, die aus Früchten oder Gemüse bestanden (Pearson & Biddle 2011). Die beschriebenen Zusammenhänge bestehen vor allem für Kinder und Jugendliche, die bereits übergewichtig waren. Möglicherweise ist diese Gruppe anfälliger für äußere Reize, die das Essverhalten steigern (Marsh et al. 2013).

Einer Metaanalyse zufolge, die den Zusammenhang zwischen der Bildschirmdauer im Vorschulalter (0–7 Jahre) und der körperlichen Gesundheit untersuchte (Li et al. 2020), geht eine tägliche Mediennutzungsdauer von 1–2 Stunden in dieser Altersgruppe bereits mit einem doppelt so hohen Risiko für die Entwicklung von Übergewicht einher.

Untersuchungen bei US-Amerikanern zeigten, dass der wichtigste pathogenetische Faktor für die Entstehung von Übergewicht in einem Missverhältnis von zu hoher Kalorienzufuhr (Marsh et al. 2013) und zu geringem Energieverbrauch besteht (Hill et al. 2005). Dieser Befund korreliert mit der Zunahme sitzender Aktivitäten im Alltag, zum Beispiel in Schule und Beruf, aber auch während der Freizeit bei der Mediennutzung (Nelson et al. 2007). Es wäre also voreilig, diese Ergebnisse lediglich der Mediennutzung zuzuschreiben, sondern allgemeiner dem vorherrschenden Lebensstil.

Mehrere *Mechanismen* erklären möglicherweise die Interaktion zwischen Mediennutzung und der Körpergewichtsentwicklung (Vandewater et al. 2004):
- Die Mediennutzungszeit verringert das Zeitbudget, das in körperliche Aktivitäten investiert werden kann.
- Während der Mediennutzung steigt die Kalorienaufnahme durch Fehlernährung häufig an. Es ist anzunehmen, dass die erhöhte Kalorienaufnahme damit in Verbindung steht, dass Kinder und Jugendliche häufig ihre Mahlzeiten vor dem laufenden Fernseher oder dem Computer einnehmen und oftmals gleichzeitig für Nahrungsmittel und Getränke geworben wird (Powell et al. 2007; Thomson et al. 2008). Hierbei spielen Mechanismen der Konditionierung eine Rolle, verstärkt durch im Internet ubiquitär platzierte Werbung.
- Es kommt zu einer Verringerung des Körperstoffwechsels.

Langfristig wirksame Risiken im Sinne einer Zunahme der Inzidenz von metabolischen *Erkrankungen wie Diabetes mellitus und Hypercholesterinämie* können neueren Studien zufolge nicht eindeutig festgestellt werden. Gonçalves de Oliveira & Guedes (2016) gehen in ihrem Review über hochqualitative Studien zu dieser Fragestellung davon aus, dass derzeit keine Evidenz vorliegt zwischen Bildschirmzeiten und dem

Auftreten des sogenannten metabolischen Syndroms. Lediglich bei der Zunahme der Mediennutzungszeiten am Wochenende fand sich ein signifikanter Zusammenhang mit einem zweifach erhöhten Risiko.

Für individuelle Risiken wie kardiovaskuläre Erkrankungen, langfristige Blutzuckererhöhung oder erhöhter Blutdruck konnte ebenfalls kein eindeutiger Zusammenhang festgestellt werden.

Ebenso besteht keine einheitliche Einschätzung zur körperlichen Fitness. Es gibt Studien, die eine positive Korrelation zwischen Bildschirmzeiten und höherer körperlicher Aktivität bei Jugendlichen festgestellt haben (Costigan et al. 2013). Es existieren aber auch Studien, die von einem inversen Zusammenhang ausgehen, wenn die Bildschirmzeiten täglich länger als zwei Stunden am Tag betrugen (Carson et al. 2016). Bisher konnte auch nicht nachgewiesen werden, dass Mediennutzung mit einer Verbesserung der körperlichen Gesundheit einhergeht. Verschiedene Studien zeigen allerdings, dass durch interaktive, körperliche Aktivitäten erfordernde Computerspiele die Energiebilanz positiv beeinflusst wird (Maddison et al. 2007; Ni Mhurchu et al. 2008; University of Michigan Health System 2008). Entsprechend ist darauf hinzuweisen, dass es eine Vielzahl von Fitness-Apps zum Herunterladen im Internet oder interaktive Videospiele gibt, die in die tägliche Routine eingebaut werden können und auf diese Weise mehr körperliche Aktivität nach sich ziehen (US Department of Education & US Department of Health and Human Services 2016; Vanderloo 2014). Ein Beispiel hierfür kann die kostenfreie *Kitu-App* der Kinderturnstiftung Baden-Württemberg sein, die spielerisch einfache Bewegungsübungen in den Alltag integriert. Sie richtet sich an Familien und Lehr- und pädagogische Fachkräfte zum Einsatz zu Hause, in den Kitas oder an Grundschulen.

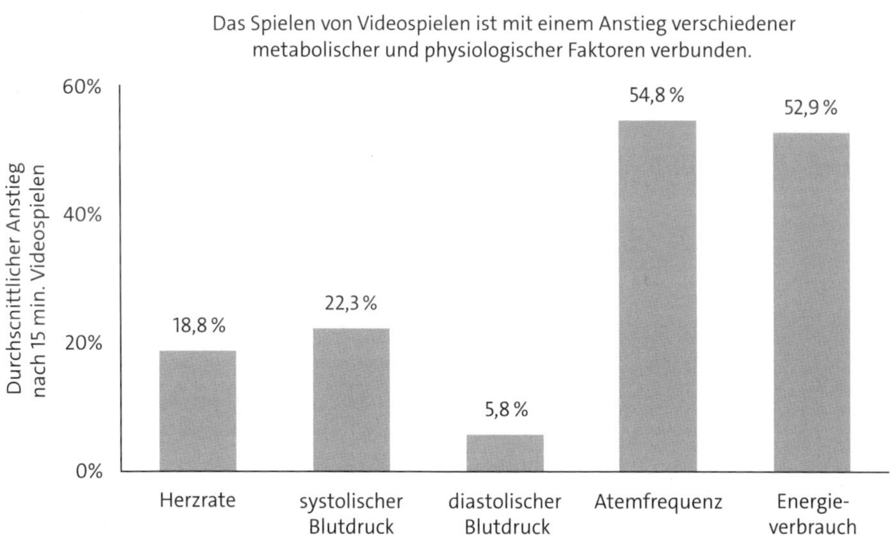

Abb. 8-1: Zusammenhänge von Videospielen und Gesundheit. Quelle: mod. nach Wang & Perry 2006, zit. nach Endocrine Today 2006.

Wang und Perry (2006) stellten in ihrer Untersuchung fest, dass Videospiele durchaus körperlichen Aktivitäten vergleichbare physiologische Auswirkungen zeigen, die allerdings nicht mit sportlichen Aktivitäten zu vergleichen sind. Abbildung 8-1 verdeutlicht die Zusammenhänge.

Im Wesentlichen ist noch nicht geklärt, auf welchem Weg sich mögliche Einflüsse von Bildschirmzeiten auf die körperliche Gesundheit auswirken. Neben direkt wirksamen Faktoren, die oben genannt wurden, also vermehrte Kalorienaufnahme, sitzende Tätigkeit und geringerer Kalorienverbrauch, spielen mit Sicherheit auch indirekte Faktoren eine Rolle. Beispielsweise verschiebt sich zumindest bei exzessivem Computerspielen oder Internetnutzung spät abends der physiologische Schlaf-Wach-Rhythmus. In der Folge kommt es zu einer erhöhten Tagesmüdigkeit, die wiederum sitzende Tätigkeiten und mangelnde körperliche Aktivität fördert. Mehr als die Hälfte der von Schlaf-Wach-Rhythmusstörungen Betroffenen weist wiederum psychosomatische Beschwerden mit Kopfschmerzen, Fieber, gastrointestinalen sowie orthostatischen Beschwerden auf (Rodenbeck 2007).

Die körperlichen Auswirkungen eines exzessiven Medienkonsums können sehr weitreichend sein. Insbesondere der hiermit verbundene Bewegungsmangel führt zu Übergewicht und skelettomuskulären Beschwerden. Die körperliche Belastbarkeit kann einerseits durch Fitness-Apps und Bewegungsübungen verbessert werden, sich jedoch andererseits durch lange Bildschirmzeiten verschlechtern.

9 Gewaltbezogene Computerspiele und aggressives Verhalten

Die Thematik der Auswirkungen medienbezogener Gewalt, insbesondere von Computerspielen, auf die Entwicklung aggressiver Verhaltensweisen bei Kindern und Jugendlichen, aber auch erwachsenen Personen, ist seit Jahren einer kontroversen Debatte unterworfen. Während vor zehn Jahren noch mehrheitlich solche Studien die Diskussion dominierten, die einen durchaus messbaren Einfluss annahmen, hat sich in jüngster Zeit die Studienlage weiter differenziert, sodass demzufolge nur minimale oder sogar gar keine Auswirkungen erhoben werden konnten (Anderson & Bushman 2001; Anderson et al. 2010; Ferguson 2015; Ferguson & Kilburn 2010).

Die Vorläufigkeit der Studienlage führte im Kontext publik werdender und weltweit auftretender Schüler-Amokläufe wie in Erfurt, Winnenden oder in den USA zunächst dazu, dass führende staatliche Organisationen und Berufsverbände vorsichtshalber Warnungen aussprachen, den Gebrauch gewalthaltiger Computerspiele durch Kinder und Jugendliche strikt zu begrenzen (APA 2020). Andere Verbände wie beispielsweise in Australien oder Schweden folgen dieser Empfehlung nicht, da sie von einem nicht vorhandenen Zusammenhang zwischen verstärkt aggressivem Verhalten und Computerspielen ausgehen (Australian Government 2010; Swedish Media Council 2012). In den USA entschied 2011 der oberste Gerichtshof, dass keine genügende Evidenz vorliege bezüglich der schädlichen Auswirkungen von Computerspielen, die es rechtfertigen würde, den Verkauf Gewalt beinhaltender Computerspiele einzuschränken (Herard 2012).

Natürlich erscheint es im Grundsatz eine vernünftige Annahme, dass das Spielen gewalttätiger Computerspiele mit vermehrtem aggressivem Verhalten verbunden sein könnte. Das hierfür am häufigsten herangezogene theoretische Begründungsmodell ist das General Aggression Model (GAM). Die Kernannahme dieses Modells formuliert, dass Personen, die wiederholt gewalttätigen Medieninhalten ausgesetzt sind, häufiger aggressive Gedanken entwickeln, die ihrerseits eine höhere Wahrscheinlichkeit nach sich ziehen, aggressive Kognitionen, Emotionen und letztendlich auch Verhaltensweisen zu entwickeln (Anderson & Bushman 2001). Einige Übersichtsarbeiten und Metaanalysen unterstützen das Modell konsistent mit messbar geringgradigem Einfluss hinsichtlich einer kausalen Verbindung (Anderson et al. 2010; 2017).

Verschiedene andere Literaturanalysen kommen zu anderen Ergebnissen und Schlussfolgerungen. Sherry (2001; 2007) und Ferguson (2015) stellen zumindest die alleinige Gültigkeit des sogenannten GAM-Modells infrage, auch wegen mangelnder wissenschaftlicher Daten und ergänzen, dass besonders aggressive Persönlichkeiten dazu neigen, vermehrt gewalthaltige Computerspiele zu konsumieren (Przybylski et al. 2009). Zudem sei es möglich, dass das Spielen gewalttätiger Computerspiele nicht aggressive kognitive Schemata verstärkt, sondern eher spielimmanente Frustrationserlebnisse zu vermehrter Aggressivität führen (Przybylski et al. 2014). Außerdem wird angenommen, dass die ersten veröffentlichten Studien zu der Thematik einem erheblichen Publikationsbias unterlagen und nach methodischer Korrektur nur noch geringe bis mittelstarke Effekte gewalthaltiger Computerspiele nachgewiesen haben (Cohen 1988; Hilgard et al. 2010).

Przybylski & Weinstein (2019) untersuchten den Zusammenhang zwischen dem Spielen gewalttätiger Computerspiele und der Beobachtung der Eltern, ob verstärkt aggressives Verhalten zum Vorschein kam. Die Hypothese, dass hier ein linearer Zusammenhang besteht, konnte nicht bestätigt werden. Kühn et al. (2019) untersuchten im Gegensatz zu den meisten bisher vorliegenden Studien die Langzeiteffekte von gewalttätigen Videospielen auf aggressive Verhaltensweisen der Konsumenten. Sie verglichen mittels einer komplexen testpsychologischen und verhaltensbezogenen Diagnostik 90 erwachsene Studienteilnehmer, die entweder täglich ein typisches Computerspiel mit Gewaltinhalt spielten (*Grand Theft Auto V*) oder ein nicht gewalttätiges Computerspiel (*Die Sims 3*) oder gar kein Computerspiel. Gegenüber beiden Kontrollbedingungen zeigten sich keinerlei Unterschiede bezüglich aggressiver Verhaltensweisen. Auch im Langzeitverlauf der Einzelgruppen waren keine signifikanten Effekte vorhanden. Die Autoren interpretieren ihre Ergebnisse dahingehend, dass auch täglicher Konsum von Computerspielen mit Gewaltinhalten keine Auswirkungen auf tatsächlich aggressive Verhaltensweisen hat. Die in den bisherigen Studien herausgefundenen Zusammenhänge scheinen kurzfristig nachweisbar zu sein über wenige Minuten nach Spielende als auch reversibel (Sestir & Bartholow 2010). Bemerkenswert ist hier eine zehnjährige Langzeitstudie, die ebenfalls Gruppen von Kindern und Jugendlichen mit hoher Affinität zu gewalthaltigen Computerspielen mit denjenigen mit mittelgradiger oder geringer Affinität verglich. Zwischen den einzelnen Gruppen konnte kein Unterschied bezüglich prosozialer Verhaltensweisen über zehn Jahre hinweg festgestellt werden (Coyne & Stockdale 2021).

Auch eine Vielzahl anderer Studien an College-Studenten fanden keinen Zusammenhang zwischen dem Spielen von Shooter Games und aggressiven Kognitionen oder Verhaltensweisen, auch kein verändertes psychophysiologisches Erregungsniveau (Kneer et al. 2012). Wichtig scheinen sowohl Verstärkerbedingungen innerhalb des Spiels als auch der inhaltliche Kontext des Spiels zu sein. Spielimmanente Belohnungsstrukturen können innerhalb des Spiels zu vermehrtem aggressivem Verhalten führen, allerdings ohne Transfer außerhalb des Spiels. Außerdem zeigten Spieler, die sich mit einem Helden identifizierten, nach dem Spiel ein geringeres Maß an aggressivem Verhalten verglichen mit Spielern, die sich mit der Rolle eines Antihelden identifizierten (Sauer et al. 2015). Es konnten nicht, wie im GAM-Modell postuliert, Desensitivierungs-Effekte festgestellt werden, messbar in elektromyografischer Untersuchung (Read et al. 2016). In einer fMRT-Untersuchung zur Darstellung der Aktivierung von

Hirnregionen, die mit Empathie assoziiert sind, wurden Personen, die exzessiv gewalthaltige Computerspiele konsumierten, mit einer Kontrollgruppe verglichen. Es fanden sich keinerlei signifikante Gruppenunterschiede (Szycik et al. 2017). Auch Unterschiede bezüglich prosozialen Verhaltens waren nicht nachweisbar (Tear & Nielsen 2014).

Zusammenfassend kann die neuere Forschungsliteratur die ursprünglich geäußerten Hypothesen eines Zusammenhangs zwischen dem Konsum von Computerspielen mit Gewaltinhalt und dem Zustandekommen aggressiver Verhaltensweisen nicht bestätigen. Es kann angenommen werden, dass Personen, welche a priori ein erhöhtes Aggressionsniveau zeigen, auch häufiger entsprechende Computerspiele nutzen und hierdurch vermehrt aggressives Verhalten ausgelöst werden kann.

10 Cybermobbing

Unter Cybermobbing versteht man die Beleidigungen, Bedrohung, Bloßstellung oder Belästigung von Personen mithilfe von Kommunikationsmedien, beispielsweise über Smartphones, E-Mails, Websites, Foren, Chats und Communities. Durch die Diversität der Medien sind ganz verschiedene Formen möglich:

Diffamierende Fotos oder Filme, die ins Internet eingestellt oder verbreitet werden. Es werden teilweise zielorientiert Diskussionsgruppen gegründet, die allein der Verunglimpfung oder Beleidigung einer betreffenden Person oder Gruppe dienen. Täter melden sich zum Teil unter der Identität des Opfers bei einem Kommunikationsdienste im Internet an und verbreiten in dessen Namen Unwahrheiten. Es gibt viele Arten von Cybermobbing, siehe Tabelle 10-1.

Formen von Cybermobbing	Beschreibung
Flaming	Provokationen, Beleidigungen und Beschimpfungen
Harassment	Wiederholte Beleidigungen durch verletzende Nachrichten, Kraftausdrücke und herabwürdigende Äußerungen
Denigration	Verbreiten von bloßstellenden oder rufschädigenden Gerüchten, Lügen, Fotos und Videos über Betroffene
Outing and Trickery	Erschleichen und Veröffentlichung privater, bloßstellender oder rufschädigender Informationen durch Vortäuschen von Vertraulichkeit oder einer anderen Identität
Exclusion	Aktives Ausgrenzen einzelner Personen aus Gruppen in sozialen Netzwerken, Messengern oder Online-Spielen
Impersonation	Veröffentlichung gefälschter Inhalte, die vermeintlich von den Betroffenen selbst stammen, aber durch Identitätsdiebstahl (z. B. nach Weitergabe des Passwortes) oder das Erstellen von Fake-Profilen (z. B. in sozialen Netzwerken, auf pornografischen Webseiten) in deren Namen verbreitet werden
Happy Slapping	Veröffentlichung von Fotos oder Videos, auf denen Betroffene in demütigender Weise geschlagen oder verletzt werden
Cyberthreat	Androhung von körperlicher Gewalt bis hin zu Todesdrohungen oder Ausüben von psychischem Druck

Quelle: mod. nach Csef 2019, zit. nach Landesmedienzentrum Baden-Württemberg 2021

Tab. 10-1: Formen von Cybermobbing

Cybermobbing stellt eine gefährlichere Fortsetzung direkten Mobbings dar, das früher beispielsweise in der Schule oder auf dem Schulweg stattfand. Es handelt sich deshalb um eine verschärfte Form von Mobbing, weil die Möglichkeit besteht, über die Veröffentlichung von Verunglimpfungen im Internet deutlich mehr Personen in den Prozess einzubeziehen und somit den Verbreitungsgrad zu erweitern. Außerdem kann sich das Opfer noch schlechter im Vergleich zu nicht-medialem Mobbing wehren, da diese Form vor der üblicherweise zu Hause bestehenden Privatsphäre nicht Halt macht und das Opfer trotzdem weiter Verunglimpfungen, Beleidigungen oder Lügen ausgesetzt ist über eine Vielzahl von Kommunikationswegen im digitalen Zeitalter. Hinzukommt, dass im Internet platzierte Informationen über ein Opfer, beispielsweise Fotos oder Filme, nur schwer entfernt werden können, mit anderen Worten die Langzeitwirkung der Schädigung mit zu berücksichtigen ist (Bonanno & Hymel 2013).

Das mittlere Alter, Cybermobbing-Opfer zu werden, liegt bei 14 Jahren, einhergehend mit der gegenüber dem Kindesalter häufigeren Nutzung des Smartphones und stärkerer Einbindung in sozialen Netzwerken (Suzuki et al. 2012; Kowalski & Limber 2007). Am häufigsten handelt es sich um Spott gegenüber anderen oder Gerüchte streuen. International findet Cybermobbing am häufigsten in Schulen mit mittlerem Bildungsabschluss statt, am seltensten in Grundschulen. Facebook ist das am meisten genutzte Medium für Mobbing unter Jugendlichen (Diliberti et al. 2019; Mishna et al. 2012). Hervorzuheben ist, dass es Cybermobbing zunehmend aber bereits im Grundschulalter gibt. Die Betroffenen geben an, dass sie die Täter oft aus der Klasse kennen und das Mobbing in Computerspielen stattfindet. Mehr als die Hälfte der Opfer teilt sich aber nicht nach außen mit (Cassidy et al. 2009; dePaolis & Williford 2015).

Interessant ist die Beschreibung des typischen Cyberbullies, also Cybermobbers: Hier scheint es zwei Typen zu geben: diejenigen, die durch Cybermobbing versuchen, ihren sozialen Status zu verbessern, und diejenigen, die sich Opfer aussuchen, um Kontrolle und Macht auszuüben. Die Opfer von Cybermobbing wiederum sind häufig Einzelgänger, haben somatische oder psychische Beeinträchtigungen, stammen aus inkompletten, problematischen Familien und verfügen auch sonst über weniger psychosoziale Unterstützung (Juvonen & Graham 2014).

Folgende High-Risk-Faktoren konnten für die Entwicklung von Cybermobbing identifiziert werden: Cybermobber sind mehreren Studien zufolge am häufigsten männlichen Geschlechts, während die Opfer häufiger Mädchen oder sexuelle Minderheiten sind. Es gibt allerdings auch Studien, die keine Geschlechterwendigkeit festgestellt haben, weder bei den Tätern noch bei den Opfern (Álvarez-García et al. 2017; 2015). Wie auch bei sonstigen aggressiven Verhaltensweisen neigen Jungen in ihren medialen Aktivitäten eher zu offener, erkennbarer Aggression, wohingegen Mädchen indirekte aggressive Verhaltensweisen vorziehen, wie z. B. Gerüchte streuen (Alhajji et al. 2019).

Die Täter weisen häufig schlechtere schulische Leistungen auf, besitzen in der Folge einen geringeren Selbstwert, einhergehend mit vermehrten Frustrationen und schließlich einmündend in aggressives Verhalten, unter anderem Cybermobbing (Kowalski & Limber 2013). Oft findet man eine Kombination aus einem geringen Maß an Empathie und häufigem Konsum gewalttätiger Medieninhalte in Form von Filmen oder Computerspielen (Hosser & Beckurts 2005; Ybarra & Mitchell 2004a). Es gibt Befunde, dass die Täter eine weniger gut entwickelte Fähigkeit haben, nonverbale Signale richtig zu interpretieren oder Gefühle angemessen auszudrücken (Giumetti & Kowalski 2016; Wachs et al. 2017). Außerdem scheinen die Täter impulsiver zu sein (Álvarez-García et al. 2018).

Auch für die tatsächlichen oder potenziellen Opfer liegen Risikoprofile vor: Bei Jugendlichen mit einem erhöhten Maß an psychischen Auffälligkeiten wie z. B. Depressionen, Borderline-Persönlichkeitsstörungen oder Essstörungen kommt es häufiger zu Cybermobbing (McQuillan 2016; Rose & Tynes 2015; Stockdale et al. 2015; Marco & Tormo-Irun 2018). Diese Gruppe ist psychosozial deutlich belasteter einzuschätzen. Häufiger wird in den Familien elterliche Vernachlässigung, Misshandlung sowie elterliche Uneinigkeit festgestellt (Hong et al. 2018; Katz et al. 2019).

Geschlechtsunabhängig scheint die Intensität und Häufigkeit, mit der Jugendliche das Internet nutzen, relativ stark damit korreliert zu sein, entweder zum Täter oder zum Opfer von Internetmobbing zu werden. Bei Mädchen besteht eine Korrelation zur Nutzung sozialer Medien, auch zum Kontakt mit ihnen nicht bekannten Personen, bei Jungen wiederum die Nutzung antisozialer, aggressiver Medieninhalte (Festl & Quandt 2016). Jugendliche, die das Internet täglich mehr als drei Stunden nutzen, Webcams installiert haben und an Instant Messaging teilnehmen, wurden einer Studie zufolge durchschnittlich siebenmal pro Jahr häufiger zum Opfer von Cybermobbing (Juvonen & Gross 2008).

Weitere Studien ergaben, dass Cybermobber sehr häufig auch in der Schule selbst direkt als Aggressoren auftreten (Ybarra & Mitchell 2004b). Cybermobber sind selbst ebenfalls häufig Opfer, und umgekehrt können die Opfer auch zu Tätern werden.

Es gibt wichtige protektive Faktoren im Kontext von Cybermobbing. Schüler mit einer guten Integration und Anbindung an die Schule, mit einem hohen Maß an elterlicher Unterstützung und guten sozialen Beziehungen zu den Lehrern haben demgegen ein geringeres Risiko, zum Opfer von Cybermobbing zu werden (Williams & Guerra 2007). Generell wird sozialer und emotionaler Unterstützung und dem Schutz von Mobbingopfern eine hohe Bedeutung beigemessen. Zu nennen ist hier, dass sich Jugendliche ihren Freunden mitteilen können, um Coping-Strategien zu entwickeln, aber auch starker familiärer und schulischer Rückhalt durch Eltern und Lehrer. Hierbei geht es um Aufbau von Selbstbewusstsein und Resilienz gegenüber Angriffen über das Internet. Auch dem Erziehungsstil kommt eine protektive Wirksamkeit zu: Ein autoritativer Erziehungsstil zusammen mit emotionaler Zuwendung und Unterstützung erwies sich als resilienzfördernd gegenüber dem Einfluss von Internetmobbing (Hellfeldt et al. 2019; Zurcher et al. 2018; Kowalski et al. 2014). Formuliert wird, dass eine gute Balance zwischen Offenheit der Eltern gegenüber dem Medienverhalten ihrer Kinder mit einem gewissen Maß an Kontrolle den besten Schutz vor Cybermobbing darstelle, aber nicht ein zu hohes Maß an Kontrolle oder der komplette Verzicht hierauf (Brighi et al. 2019).

Die Auswirkungen von Cybermobbing beziehen sich sowohl auf das Opfer als auch auf die Täter in Form von erhöhten Raten depressiver Erkrankungen, sozialen Angststörungen, Substanzmissbrauch als auch gewalttätigem Verhalten (Hamm et al. 2015;

Konsequenzen von Cybermobbing für die Täter und deren Opfer
▪ Suizid und Suizidgedanken (Täter und Opfer) ▪ Schlechte körperliche Gesundheit/somatische Beschwerden ▪ Verschlechterung chronischer Gesundheitsleiden ▪ Depressionen ▪ Geringes Selbstwertgefühl ▪ Fehlzeiten in der Schule ▪ Zu Gewalt neigendes Verhalten ▪ Substanzmissbrauch (Täter und Opfer) ▪ Brüche/Versagen in der schulischen/beruflichen Laufbahn (Täter und Opfer) ▪ Externalisierende Störungen/Verhaltensauffälligkeiten (hyperkinetische Störungen, Störungen des Sozialverhaltens; Täter und Opfer) ▪ Internalisierende Störungen/Ängste und depressive Symptome

Quelle: mod. nach Eisenberg & Aalsma 2005, zit. nach Khan et al. 2020

Tab. 10-2: Langfristige Konsequenzen von Cybermobbing

Schenk & Fremouw 2012; Litwiller & Brausch 2013). Auch wurden erhöhte Suizidraten, risikoreiches Sexualverhalten, ausgeprägtere psychosomatische Beschwerden und generell häufiger soziale Schwierigkeiten beobachtet (Hinduja & Patchin 2010; Kowalski & Limber 2013). Jugendliche Mobbingopfer weisen das höchste Ausmaß depressiver Symptome auf und das geringste Maß an familiärer Unterstützung (Hellfeldt et al. 2019). Die langfristigen Konsequenzen von Cybermobbing sind in Tabelle 10-2 angeführt.

Wichtig ist die Betrachtung der Entwicklung von Cybermobbing in Deutschland bei Jugendlichen unter Einfluss der Corona-Krise:

Mehr als ein Drittel der Jugendlichen im Alter von 12 bis 19 Jahren gab 2020 im Rahmen der jährlichen JIM-Studie an, jemanden in ihrem Bekanntenkreis zu haben, der schon mal im Internet oder über das Handy »fertiggemacht« wurde. Der Anteil der Mädchen, die dies angaben, war mit 45 % höher als der Jungenanteil von 32 %. Im Jahr 2010 hatten nur 23 % der befragten Jugendlichen ein Opfer von Cybermobbing in ihrem Bekanntenkreis (mpfs 2020a).

In der Studie *Cyberlife III – Cybermobbing bei Schülerinnen und Schülern* des Bündnisses gegen Cybermobbing zusammen mit der Techniker Krankenkasse (2020), an der 6000 Eltern, Lehrkräfte und Schüler zum Thema Mobbing und Cybermobbing befragt wurden, zeigten sich folgende Ergebnisse, die im Wesentlichen die oben skizzierte Studiensituation nochmals unterstützen (Beitzinger et al. 2020):

Gerade im Zuge der Corona-Pandemie sind immer mehr Kinder und Jugendliche, auch schon Grundschüler, von Cybermobbing betroffen. So ist laut der Schülerbefragung die Zahl der Betroffenen seit 2017 von 12,7 auf 17,3 % im Jahr 2020 gestiegen. Dies entspricht einem Zuwachs von 36 %. Betroffen sind mithin 2 Millionen Kinder und Jugendliche im Alter zwischen 8 und 21 Jahren. Dies bleibt selbstverständlich nicht folgenlos für die Betroffenen. Zum einen wurden erhebliche negative Folgen für die psychische Gesundheit festgestellt, beispielsweise Ängste, Schlafstörungen und Depressionen. Der Studie zufolge äußerten 20 % der Betroffenen, aus Verzweiflung Alkohol getrunken oder Tabletten zur Beruhigung eingenommen zu haben, oder sie entwickelten suizidale Gedanken. Gegenüber der Erhebung aus dem Jahr 2010 entsprach dies einer Zunahme von 20 %, bei Alkohol- und Tablettenkonsum von 30 %.

Den Studienautoren zufolge findet Cybermobbing immer gezielter und härter statt als noch vor drei Jahren. Als Tatmotive werden genannt, »die Person habe es verdient« oder weil »man Ärger mit der betreffenden Person hatte«. Die Betroffenen werden auch immer jünger. Unter Grundschülern wurden den Eltern zufolge bereits 10 % Opfer von Cybermobbing. Hier ist ein Anstieg von knapp 5 % gegenüber 2017 zu verzeichnen. In der Altersgruppe der 13- bis 17-Jährigen gaben 25 % an, schon einmal Cybermobbing erlebt zu haben. Am häufigsten sind Beschimpfungen und Beleidigungen oder das Erfinden von Lügen und Gerüchten, Ausgrenzungen aus Gruppen sowie das Verbreiten von unangenehmen Bildern oder Filmen über die Betroffenen.

Laut der Untersuchung findet Cybermobbing am häufigsten in Berufsschulen statt, gefolgt von Haupt- und Werkrealschulen, nachfolgend Gymnasien und Grundschulen.

In einer qualitativen Studie über die subjektiven Belastungen von 40 Jugendlichen im Alter von 13 bis 17 Jahren kommt Zdun (2022, S. 157) zu folgendem Fazit für die Praxis:

- »Für Betroffene kommt es mehr auf die subjektive Intensität und Folgen an sowie die begrenzten Optionen, Cybermobbing zu verhindern, als die Häufigkeit.
- Aus Betroffenensicht kann Cybermobbing quasi jede/n jederzeit treffen.
- Diese sind verzweifelt, wenn sich ihre Erfahrungen nicht vor relevanten Dritten verbergen lassen und wenn sie von bisherigen Freund*innen hintergangen oder nicht unterstützt werden.
- Beim Umgang mit Cybermobbing ist neben herkömmlichen Definitionskriterien die subjektive Belastung der Betroffenen zu berücksichtigen.
- Das (erlebte) Sozialklima ist in verschiedenen Settings junger Menschen zu verbessern, um Cybermobbing zu reduzieren.
- Jugendlichen sind soziale Räume und eine Gesprächskultur zu eröffnen und zu vermitteln, die zu einem offenen Umgang mit Cybermobbing-Erfahrungen einlädt.
- Betroffene sind in ihrer Selbstwahrnehmung und dem Umgang mit Cybermobbing zu stärken.«

> Dass die Corona-Pandemie diese Situation noch verschärft hat, liegt auf der Hand und erklärt sich dadurch, dass während des Online-Unterrichts Kinder und Jugendliche zwangsläufig mehr Zeit im Internet verbrachten. Als besorgniserregend wird angemerkt, dass Cybermobbing auf der Täterseite nur schwer veränderbar sei, weil das Internet einen erheblichen Schutz vor Entdeckung darstelle und damit Sanktionsmaßnahmen häufig stark erschwert seien. Eltern und Lehrer fühlen sich häufig hilflos dieser Problematik ausgesetzt und erhoffen sich von der Politik einen verbesserten gesetzlichen Schutz bzw. Sanktionen.

11 Pornografie im Internet

Neben der Preisgabe persönlicher Daten mit den hieraus resultierenden Missbrauchsgefahren besteht ein weiteres Risiko des Internets darin, dass sich Jugendliche vermehrt mit Pornografie konfrontieren. Gegenüber dem vordigitalen Zeitalter ist die Zugangsmöglichkeit zu den entsprechenden Inhalten deutlich erleichtert. Dies gilt trotz der Tatsache, dass der Bundesgerichtshof bereits 2007 entschieden hatte, dass entsprechende Anbieter »effektive Barrieren« gegen die Nutzung von Pornoseiten durch Kinder aufzustellen haben. Zu der Gesetzeslage wird ausgeführt, dass es nicht genüge, wenn der Nutzer lediglich eine Personalausweisnummer eingeben müsse, um sich Zugang zu verschaffen. Verwiesen wurde darauf, dass es genügend Möglichkeiten gibt, um ein zuverlässiges Altersschutzsystem zu gestalten, beispielsweise durch einmalige persönliche Identifizierung der Nutzer durch einen Postzusteller und eine Authentifizierung jeweils beim Abruf der Internetseite mittels PIN.

Die Realität sieht allerdings ganz anders aus. Allgemeine Suchmaschinen im Internet wie z. B. Google weisen nach wie vor ganz einfach durch Eingabe von Suchbegriffen auf Pornoseiten aus dem Ausland hin, die weiterhin für jedermann altersunabhängig frei zugänglich sind. Erst 2020 entschloss sich die Kommission für Jugendmedienschutz (KJM) dazu, auch gegen ausländische Anbieter pornografischer Inhalte im Internet vorzugehen. Die Anbieter werden demzufolge abgemahnt, wenn sie keinen geeigneten Jugendschutz einbauen, bei Zuwiderhandlung können Netzsperren durchgesetzt werden. Auch diese erschwerten Zugangsmöglichkeiten können zwar weiterhin umgangen werden, aber in einem deutlich geringerem Umfang.

Weltweit und altersunabhängig gehören Pornoseiten zu den am häufigsten aufgesuchten Internetseiten. 2019 verzeichnete das größte Pornografieportal der Welt, *Pornhub*, einen Anstieg der Nutzung um 30 %. Die Website wurde 42 Milliarden Mal besucht, über 5 Milliarden Stunden wurde Porno konsumiert, und das nur bei einem Anbieter (Quandt & Vogelgesang 2018).

In der Studie *Jugend, Internet und Pornografie* (2018) wurden ca. 1000 Jugendliche im Alter von 14 bis 20 Jahren zu ihren Nutzungsgewohnheiten im Umgang mit Pornografie befragt. 46 % der Jugendlichen gaben an, schon einmal in Kontakt mit pornografischen Inhalten gewesen zu sein. Auch bei den Jüngeren, den 14- bis 15-Jährigen, waren es bereits 32 %. Der erste Kontakt fand durchschnittlich mit 12,7 Jahren statt, mehrheitlich von zu Hause, vom Computer oder vom Smartphone aus. In 50 % der Fälle handelt es sich um einen gewollten Erstkontakt, von Jungen häufiger als von Mädchen. In 40 % der Fälle fand der erste Kontakt nicht allein statt (Quandt & Vogelgesang 2018).

Die Frage, warum Pornokonsum so attraktiv ist, wird von Experten mit den drei

»A« beantwortet: *Accessibility, Affordability, Anonymity* – leichter Zugang, es ist kostengünstig und man verbleibt in der Anonymität (Cooper 1998). Griffiths (2000) nennt als zusätzliche ursächliche Faktoren Bequemlichkeit, Eskapismus und soziale Akzeptanz.

Es wird davon ausgegangen, dass der Pornokonsum vor allem mit dem Aufkommen des Smartphones nochmals einen erheblichen Aufschwung erhalten hat.

»Die sich explosionsartig vergrößernde Industrie reicht in Deutschland mit ihren Umsätzen an die Dimension der Autoindustrie heran, in den USA schätzt man den Umsatz der Porno-Industrie auf einen hohen zweistelligen Milliardenbereich, also zwischen 70 und 100 Milliarden Dollar«, so Jürgen Liminski (2020).

Es stellt sich die Frage der gesellschaftlichen Bedeutung des Massenphänomens Pornografiekonsum. Patrick Fagan, Familienforscher aus den USA, wird wie folgt zitiert: »Pornografie verändert und verfälscht die Vorstellung des Betrachters von der Natur der ehelichen Beziehung und von dem Verhalten auf sexuellem Gebiet. Sie ist eine erhebliche Bedrohung für Ehe, Familie, Kinder und persönliches Glück. Indem sie die Ehe gefährdet, ist sie eine der Hauptgefährdungen für die Stabilität der Gesellschaft« (Fagan 2009).

Im Hinblick auf die Auswirkungen von Pornografiekonsum im Jugendalter stellen sich mehrere Fragen: Wie wirkt sich früher Pornografiekonsum auf die Sexualitätsentwicklung aus? Welche Auswirkungen sind bezüglich der psychischen Gesundheit zu erwarten, vor allem im Hinblick auf die Entwicklung von Suchtverhalten? Hiermit geht die Fragestellung einher, ob es Risikoprofile von Jugendlichen gibt, die zu exzessivem Pornografiekonsum beitragen. Schließlich: welchen Missbrauchsgefahren sind Kinder und Jugendliche durch Internet-Pornografie ausgesetzt?

Kinder und Jugendliche informieren sich heutzutage immer häufiger im Internet über sexuelle Themen. Eine Studie der Bundeszentrale für gesundheitliche Aufklärung beschreibt folgende Zusammenhänge:

Was früher in Jugendzeitschriften wie *Bravo* erfolgte, übernimmt heute weitgehend das Internet: Das Web stellt sowohl für Mädchen wie auch Jungen eine wichtige Sexualaufklärungsquelle dar. Mädchen ziehen hauptsächlich Lexika (z. B. Wikipedia), Aufklärungs- und Beratungsseiten oder Internetforen zu Rate. Für Jungen sind Sexfilme zur Information genauso wichtig (Heßling & Bode 2017a).

Sind Jugendliche also heutzutage übersexualisiert, wenn man eine ubiquitäre Verbreitung von Pornofilmen dem Konsum zugrunde legt? Entgegen dieser Erwartung hatten unter den befragten 14-Jährigen erst 6 % schon Sex (2005 lag der Anteil noch im unteren zweistelligen Bereich), bei den 15-Jährigen waren es jede und jeder Fünfte, bei den 16-Jährigen 39 % und bei den 17-Jährigen 58 % (Heßling & Bode 2017b).

In der Folgestudie 2019 setzte sich dieser Trend fort: Heidrun Thaiss, Leiterin der BZgA erklärte hierzu: »Annahmen, wonach immer mehr junge Menschen immer früher sexuell aktiv werden, bestätigen sich nicht. Im Gegenteil: Im Alter zwischen 14 und 16 Jahren geben deutlich weniger Mädchen und Jungen an, sexuelle Erfahrungen gemacht zu haben, als noch vor zehn Jahren.« Sie schreibt weiter: »Während sexuelle Aktivitäten unter den 14-Jährigen insgesamt mit durchschnittlich vier % noch die Ausnahme sind, hat im Alter von 17 Jahren mehr als die Hälfte Geschlechtsverkehr-Erfahrung«. Die Gründe dafür, warum etliche noch nicht sexuell aktiv sind, werden von 55 % der 14- bis 17-Jährigen damit erklärt, den oder die Richtige noch nicht gefunden zu haben, 41 % halten sich noch für zu jung. 2014 gaben dieses Motiv noch 35 % der befragten Mädchen an (Bundeszentrale für gesundheitliche Aufklärung 2019).

Mittlerweile liegen weitere Studien zu den Auswirkungen des Konsums pornografischer Medieninhalte vor. Insbesondere das Internet hat die Einstellung von Jugendlichen zur Sexualität oder deren Sexualverhalten beeinflusst. Dwulit & Rzymski (2019) veröffentlichten eine Übersichtsarbeit über die Auswirkungen von Pornografiekonsum bei erwachsenen Nutzern und kamen zu folgenden Ergebnissen: Ein geringer oder gar kein Zusammenhang konnte zwischen Pornokonsum und sexueller Dysfunktion festgestellt werden, allerdings liegen hierzu noch keine Langzeitstudien vor. Der stärkste Zusammenhang konnte zwischen Pornokonsum und verringerter sexueller Befriedigung festgestellt werden.

Kohut & Štuhlhofer (2018) untersuchten bei kroatischen Jugendlichen die Beziehungen zwischen der Nutzung pornografischer Seiten und subjektiver Zufriedenheit, dem Selbstwert der Nutzer sowie Symptomen einer Depression und von Angststörungen. Ein früher Beginn der Nutzung pornografischer Seiten im Internet war geschlechtsübergreifend nicht mit einer geringeren subjektiven Zufriedenheit verbunden, wohl aber mit Symptomen einer Depression und einer Angststörung. Ein geringer Selbstwert korrelierte mit vermehrter Pornografienutzung bei Mädchen. Auch andere Studien wiesen Zusammenhänge zwischen Pornografiekonsum und häufigeren depressiven Symptomen nach, zudem eine Korrelation mit delinquentem Verhalten (Wolak et al. 2007). Als mögliche Ursache hierfür wird angeführt, dass das Aufsuchen pornografischer Seiten einen dysfunktionalen Versuch darstelle, Stress und Stimmungsschwankungen zu bewältigen bzw. besser zu regulieren (Laier & Brand 2014). Mesch (2009) fand positiv korrelierende Zusammenhänge zwischen Pornografiekonsum und vermehrter Aggressivität in Schulen. In einer anderen US-amerikanische Studie zeigten Jugendliche Sexualtäter mit Pornografiekonsum im Internet häufiger auch andere delinquente und aggressive Verhaltensweisen wie Diebstahl, Betrug und Brandstiftung (Alexy et al. 2009). Farré et al. (2019) berichten über Zusammenhänge mit Substanzmissbrauch.

Bleakley et al. (2011) führten eine der wenigen Longitudinalstudien zur Auswirkung von Pornografie im Internet auf Jugendliche zwischen 16 und 18 Jahren durch. Dadurch, dass Jugendliche gehäuft Pornografie im Internet ausgesetzt sind, erhöht sich den Ergebnissen zufolge der normative Druck, Sex zu haben. Die Autoren heben allerdings hervor, dass die grundsätzliche Haltung Jugendlicher gegenüber sexuellen Aktivitäten einen mindestens so großen Einfluss hat. Dies würde erklären, warum dennoch der Einfluss sexueller Inhalte in den Medien auf die tatsächlich stattfindenden sexuellen Aktivitäten von Jugendlichen relativ gering sei.

Peter & Valkenburg veröffentlichten 2016 eine sich über 20 Jahre erstreckende Erhebung zum Einfluss von Internet-Pornografie im Jugendalter. Die Ergebnisse zeigen, dass Nutzer, die häufig Pornografieseiten im Internet besuchten, Jungen im fortgeschrittenen Pubertätsstadium waren. Sie wuchsen in konfliktreichen Familien auf und zeigten sich häufiger erlebnisorientiert (sogen. *sensation seekers*). Zugleich konnten permissivere sexuelle Einstellungen und stärker ausgeprägte stereotype sexuelle Vorstellungen festgestellt werden. Außerdem bestand eine stärkere Neigung zu Gelegenheitssex und mehr sexueller Aggressivität, sowohl in aktiver Ausübung als auch in der Opferrolle.

Zusammenhänge mit häufigerem Pornokonsum werden auch genannt für einen geringeren sozioökonomischen Status (Brown et al. 2005) sowie einer geringeren Bildung der Eltern (Widman et al. 2019).

Andrie et al. (2021) befragten in einer schulbezogenen Untersuchung in sechs europäischen Ländern knapp 11 000 Studienteilnehmer im Alter von 14 bis 17 Jahren nach ihren Gewohnheiten bzgl. der Nutzung von Pornografieseiten im Internet. In der anonymisierten Selbstbefragung ging es um die Beziehung einer generellen sowie dysfunktionalen Internetnutzung mit pathologischen Symptomen. Die Häufigkeit irgendeines Kontaktes zu Internetseiten mit pornografischen Inhalten lag bei 59 %, bei 24 % fand er mindestens einmal in der Woche statt. Die Wahrscheinlichkeit, dass die Nutzer entsprechende Seiten im Internet aufriefen, war häufiger bei männlichen Jugendlichen, ausgeprägter bei intensiverer Internetnutzung und bei denjenigen, die höhere Werte für psychopathologische Symptome aufwiesen. Hier bestanden vor allem Korrelationen zu externalisierenden Verhaltensproblemen, vor allem Regelverstößen und aggressiven Verhaltensweisen. Zugleich bestand allerdings auch eine Assoziation mit höheren sozialen Kompetenzen und sozialen Offline-Aktivitäten. Die Autoren interpretieren diesen Befund dahingehend, dass allgemein aktive Jugendliche möglicherweise auch online aktiver seien und mithin ein großes Ausmaß an Erlebnisbedürfnis aufwiesen. Damit gehe häufiger auch die Bereitschaft zu einem sexuell experimentellen Verhalten einher. Dieses Verhalten korreliere wiederum mit Persönlichkeitseigenschaften wie beispielsweise einer geringeren Verhaltensinhibition, mehr Erlebnisorientierung, dem Bedürfnis nach Vermeidung von Monotonie und belohnungsorientierendem Verhalten. Unterschiede im Nutzungsverhalten bestanden geschlechtsspezifisch vor allem in Abhängigkeit des untersuchten Landes.

Neben dem vermehrten Zugang zu pornografischen Seiten stellen Jugendliche zunehmend sexuell aufreizende Bilder und Inhalte über WhatsApp, Clouds und Social-Media-Plattformen ins Netz. Entsprechend verdächtige Schülerchats rücken auch vermehrt in den Fokus von Ermittlern. Denn ebenso wie Kinderpornografie hat das »Sexting« juristische Folgen.

Dabei sei ein Unrechtsbewusstsein so gut wie nie vorhanden (Truscheit 2021): »Auch deshalb sei es wichtig, mit den Jungen – tatverdächtige Mädchen gibt es kaum – zu reden und Empathie zu fördern. Die Botschaft muss sein: Hinter jedem Bild steht der Missbrauch von wehrlosen Kindern. Beim Thema Sexting sollten Eltern oder Jugendhilfe dem Jugendlichen die Perspektive des Opfers vorhalten: Wie fändest Du es, wenn Bilder von Dir beim Onanieren im Klassenchat auftauchen?« (S. 9).

Pornografiekonsum von Jugendlichen im Netz stellt ein wachsendes Problem dar. Zuverlässige Altersschutzsysteme mit Begrenzungen existieren nur ungenügend, umso wichtiger erscheint es, dass dieses Thema von Eltern und Erziehern aufgegriffen und mit den Jugendlichen diskutiert wird. Dabei kommt es darauf an, die Perspektive der Opfer von Sexting und Missbrauch in den Fokus zu rücken, Empathie für das Leid der Betroffenen zu wecken und ein Unrechtsbewusstsein herzustellen.

12 Computerspiele und Internetnutzung unter rechtlichen Aspekten

12.1 Jugendschutz versus Gestaltungsfreiheit

Nach wie vor stellt sich die Frage, inwieweit die rechtlichen Grundlagen des Jugendschutzgesetzes, aber auch seine Anwendung in der Realität, ausreichen, um präventive Maßnahmen einleiten zu können, wenn Jugendliche sich einem ihrer Entwicklung potenziell schädigenden Medieneinfluss aussetzen oder ihm ausgesetzt sind. Neben den Folgen massiv gewaltbesetzter Computerspiele gehören hierzu pornografische Medieninhalte und suchtgefährdende Computerspiele und andere Internetaktivitäten, wie der Schutz von Kindern und Jugendlichen vor Missbrauch ihrer persönlichen Daten durch Erwachsene.

Die Aufgabe besteht also darin, Kinder und Jugendliche bei der hohen Verfügbarkeit und leichten Zugänglichkeit des Internets auch rechtlich wirksam davor zu schützen, dass Gewalt, Sexualität sowie suchterzeugende Spielaktivitäten immer früher und entwicklungsschädigender in ihrer Lebenswelt Einzug halten.

»Das Internet ist aus Sicht vieler junger Menschen ein großer virtueller Spielplatz, auf dem gespielt, kommuniziert und gelernt wird. Die vielfältigen Möglichkeiten des Austauschs und der Wissensaneignung sind jedoch nur die eine, positive Seite, dem gegenüber steht die Konfrontation mit möglichen Gefährdungen z. B. durch Cybermobbing, Sexting, Grooming. Da Konfrontations- und Kommunikationsrisiken nicht gänzlich ausgeschlossen werden können, muss der Kinder- und Jugendschutz dringend auch auf den digitalen Raum übertragen werden«, wie der unabhängige Beauftragte für Fragen des sexuellen Kindesmissbrauchs, Johannes-Wilhelm Rörig, in der Zeitschrift *Kinder- und Jugendschutz in Wissenschaft und Praxis* kommentiert. »Eine wesentliche Aufgabe der Kinder- und Jugendhilfe besteht in der Prävention und Intervention sexualisierter Gewalt mit digitalem Medieneinsatz, u. a. mittels Schutzkonzepten« (Rörig 2019).

Eine repräsentative Befragung der Bevölkerung (Personen ab 18 Jahren) zum Kinder- und Jugendmedienschutz in Deutschland erbrachte folgende Ergebnisse:

Die überwiegende Mehrheit der Bevölkerung wünscht sich einen verbesserten Kinder- und Jugendmedienschutz im Internet. Von 90 % der Befragten wird die Meinung vertreten, dass die vorhandenen Alterseinstufungen für Filme und Spiele auch im Internet gelten sollten. 88 % vertreten die Ansicht, die Betreiber von Internetseiten ohne Ausnahme dazu zu verpflichten, strenge Schutzeinstellungen für Kinder und

Jugendliche zu etablieren. 84% sind dafür, dass Kinder und Jugendliche die Möglichkeit erhalten sollten, sich über unzulässige oder zweifelhafte Inhalte im Internet beschweren zu können (DKHW 2021). »Die Ergebnisse spiegeln die ganz konkreten Bedürfnisse und Überzeugungen der Menschen in Bezug auf ein modernes Jugendmedienschutzsystem in Deutschland wider. Es wird nun Zeit, dass das Jugendschutzgesetz den tatsächlichen Mediennutzungsgewohnheiten von Kindern und Jugendlichen angepasst wird. Bund und Ländern bietet sich jetzt die Gelegenheit, diesen Bedürfnissen Rechnung zu tragen. Die Verantwortung für den Schutz und die Rechte von Kindern und Jugendlichen darf nicht den Eltern allein zugeschoben werden. Bund, Länder und Anbieter müssen hier gleichermaßen an einem Strang ziehen und Partikularinteressen im Interesse von Kindern und Jugendlichen zurückstellen«, betont Thomas Krüger, Präsident des Deutschen Kinderhilfswerkes (DKHW 2021).

Die Realität scheint allerdings durchaus ein anderes Zustandsbild zu vermitteln, wie ein Chat verdeutlicht (Quelle: *Forum Rocket Beans TV*, Sep 2020; https://forum.rocketbeans.tv/t/sekiro-ab-18-warum/80071):

»HEY IHR,
mein Sohn und ich sind Anhänger der Soulsborne-Spiele, und mein Erbe hat auch durchaus Augen auf ähnliche Spiele geworfen – drum gabs zu Geburtstag Nioh 1.
Die 4 Souls-Spiele hat er alle teils mehrmals durch, Bloodborne auch.
Jetzt ist der Strops 12, und ich halte ein Auge drauf, was er spielen kann und was nicht. Streng halte ich mich nicht an die Altersvorgaben, dafür sind die in zu vielen Fällen völliger Quatsch (z. B. Overwatch, ist auch ab 16 und in meinen Augen finde ich sogar ab 12 dort wackelig).
Was ich nicht möchte ist, dass er Gewaltorgien spielt (nennen wir mal plump Mortal Kombat), aber auch sowas wie die Folterszene aus GTA V ist definitiv noch zu ernst für ihn.
Übliche Fantasy-Gewalt, wie die Soulsspiele sie bieten, halte ich bei ihm jedoch für völlig unproblematisch.
Explizite Sexszenen müssen auch nicht sein.
Sekiro ist jetzt ab 18. Ich hab das Spiel nie gespielt und auch noch nicht großartig Videos dazu gesehen.
Warum ist es nicht ab 16, wie die anderen From Softwares?
Möchte gerne herausfinden, ob ich ihm das »zumuten« kann, würde nämlich nicht generell ab 18-Spiele ausschließen (Vanquish als Beispiel, hat auch diese Stufe und das schlimmste was drin passiert ist, dass der Protagonist raucht).

Antworten:
»Gibt halt viel Blut ..., mehr aber auch nicht. will dir da auf keinen Fall zu was raten, aber ich finde 18 bisschen übertrieben – hätte ich locker mit 14, ohne Probleme gespielt. Vor allem wenn man andere 18er Spiele betrachtet«.
»Die USK hat Sekiro: Shadows Die Twice ab 18 Jahren freigegeben. Weil ihr einen Arm verliert und euch strategisch durch Feinde meuchelt, ist diese Entscheidungen

nachvollziehbar. Es ist allerdings das erste Spiel des Entwicklers seit dem Start der Dark-Souls-Formel, das nur für Erwachsene zugänglich ist«.
»Das Verlieren von Gliedmaßen, auch als Protagonist, finde ich jetzt nicht wahnsinnig schlimm – das passiert in Star Wars alle 5 Minuten, und auch in Filmen wie Prinzessin Mononoke (ab 12) passiert dies mehrfach. Es kommt natürlich drauf an, wie das dargestellt wird.
Eine lange, quälende Folterszene, in der ein Arm Schicht für Schicht abgetrennt wird, ist selbstverständlich was anderes, als wenn ein Katana in einem Streich durch den Knochen säbelt«.

Die Meinungen zu der Thematik gehen, wie man sieht, weit auseinander. Es gibt auch Stimmen von Fachleuten, die das Phänomen eines möglichen schädlichen Einflusses von Computerspielen kulturgeschichtlich einordnen. Sie argumentieren, dass zum Beispiel Comics in den 1930er-Jahren in Deutschland als »Schundliteratur« gebrandmarkt wurden, heute aber dem Comic Universitätsseminare gewidmet werden. Sie fordern auch für Computerspiele, gleich welchen Genres, Kunstfreiheit ein, die als Teil unserer Grundrechte zu schützen seien (Zimmermann & Schulz 2007). Dem wird entgegnet, dass »die menschenverachtenden Bilder« von Killerspielen »im interaktiven Dialog zwischen dem analogen Menschen und der digitalen Welt jene Scheinwirklichkeit« erzeugen, »die das Leben in der analogen Welt immer schwieriger erscheinen lässt. Es wird Grauen geäußert »vor der Entscheidergeneration von morgen und übermorgen, die ihre Sozialisation weitgehend im ›Second Life‹ genossen haben« (Höppner 2007).

12.2 Rechtliche Bestimmungen

Bei der Thematik jugendgefährdender Medieninhalte besteht stets ein Konflikt zwischen der grundgesetzlich geschützten Meinungs-, Wissenschafts- und Kunstfreiheit (Art. 5 Abs. 1 und Art. 3 GG) und der ebenfalls im Grundgesetz verankerten Aufgabe des Kinder- und Jugendschutzes (Art. 5 Abs. 2 GG). Kompromissbildungen zwischen beiden Ansprüchen sollten vor allem eine Beeinträchtigung oder Gefährdung der Kindes- bzw. Jugendentwicklung vermeiden. Bei Verstößen wird rechtlich dreistufig gestaffelt vorgegangen, und zwar im Sinne einer Jugendbeeinträchtigung, Jugendgefährdung sowie einer Anwendung des Strafrechts.

Im Lexikon Freiwillige Selbstkontrolle Fernsehen (FSF) sind folgende rechtliche Grundlagen zum Verständnis des Medienschutzes von Kindern und Jugendlichen formuliert (FSF 2022):

Grundsätzlich ist festzustellen, dass die Fähigkeit, Medieninhalte zu verstehen und mit gesellschaftlichen Normen abzugleichen und zu interpretieren, von der kognitiven und emotionalen Entwicklung des Mediennutzers abhängig ist und damit von dessen Alter. Die Aufgabe des Jugendmedienschutzes besteht darin, Medieninhalte im Hinblick auf eine Beeinträchtigung der Entwicklung von Kindern und Jugendlichen in Übereinstimmung mit den Erziehungszielen unserer Gesellschaft zu überprüfen. Bei Vermutung einer entwicklungsbeeinträchtigenden Wirkung von Medien besteht die Notwendigkeit, dass deren Inhalte nur für Altersgruppen zugänglich gemacht werden, die über die nötige Reife verfügen, diese Inhalte entsprechend einordnen zu können. Außerdem sollen Kinder vor Medieninhalten geschützt werden, die sie individuell beeinträchtigen könnten, beispielsweise durch Filme, die bei ihnen langfristig nicht zu verarbeitende Ängste erzeugen.

In Deutschland gibt es verschiedene Zuständigkeiten beim Jugendmedienschutz. Der Bund ist zuständig für Trägermedien (Kinofilme, DVDs, Computerspiele), während Fernsehen und Telemedien (Internet) von den Ländern verantwortet werden. Da durch Art. 5 Abs. 1 Grundgesetz ein Verbot der Vorzensur von Medieninhalten besteht, können die zuständigen Institutionen bzw. die Bundeszentrale für Kinder- und Jugendmedienschutz erst nach der Veröffentlichung aktiv werden. Vertriebsbeschränkungen durch eine Indizierung werden auf diese Weise häufig erst wirksam, wenn schon viele Jugendliche diese spezifischen Medieninhalte kennen. Dies bedeutet, dass die Anbieter schon vor der Veröffentlichung die Medieninhalte begutachten und klassifizieren lassen müssen. Aus diesem Grund haben die Behörden einen Teil ihrer Kompetenzen an sogenannte Selbstkontrolleinrichtungen übergeben. Die obersten Landesjugendbehörden (OLJB) sind nach dem Jugendschutzgesetz für die Altersfreigaben von Kinofilmen, DVDs und Computerspielen zuständig. Sie haben ihre Prüfungskompetenzen der Freiwilligen Selbstkontrolle der Filmwirtschaft (FSK) bzw. der Unterhaltungssoftware Selbstkontrolle (USK) übertragen.

Die Überprüfung der Jugendschutzbestimmungen im privaten Fernsehen und im Internet erfolgt einer Ländervereinbarung zufolge durch die Kommission Film für Jugendmedienschutz (KJM), einem Organ der Landesmedienanstalten. Die KJM hat für Fernsehinhalte sowie für dem Fernsehen ähnliche Inhalte im Internet die Freiwillige Selbstkontrolle Fernsehen (FSF) und für Telemedien (Internet) die Freiwillige Selbstkontrolle Multimedia-Dienstanbieter (FSM) als Kontrollinstanzen anerkannt. Außerdem sind inzwischen die Online-Ableger von FSK und USK zuständig für die Überprüfung der reinen Online-Angebote.

Im Jugendschutzgesetz ist geregelt, dass Filme, DVDs und Spielprogramme Kindern und Jugendlichen nur dann zugänglich sein dürfen, wenn sie eine Altersfreigabe der Obersten Landesjugendbehörden (OLJB) erhalten haben. Die ihnen im Grundsatz obliegende Altersfreigabe haben sie an die Freiwillige Selbstkontrolle der Filmwirtschaft (FSK) und die Unterhaltungssoftware-Selbstkontrolle (USK) abgegeben.

Folgende Altersstufen werden im Gesetz festgelegt (§ 14 Abs. 2 Nr. 1–5 JuSchG):

- Freigegeben ohne Altersbeschränkung
- Freigegeben ab 6 Jahren
- Freigegeben ab 12 Jahren[*]
- Freigegeben ab 16 Jahren

- Keine Jugendfreigabe (ab 18 Jahren)
  [* Für Filme, die ab 12 Jahren freigegeben sind, ist der Kinobesuch bereits ab 6 Jahren in Begleitung des Personensorgeberechtigten gestattet (§ 11 Abs. 2 JuSchG).]

Wenn Medieninhalte aufgrund ihrer Jugendgefährdung weder von der FSK noch von der USK eine Freigabe erhalten haben, werden sie in die Liste der jugendgefährdenden Medien (= Index) aufgenommen und unterliegen somit einer Reihe von Vertriebsbeschränkungen mit dem Ziel, sie von Kindern und Jugendlichen fernzuhalten. Für sie darf deshalb in der Öffentlichkeit nicht geworben werden. Zuständig für die Indizierung ist die *Bundeszentrale für Kinder- und Jugendmedienschutz* (BzKJ, bis Mai 2021 BPjM).

12.3 Neues Jugendschutzgesetz

Und wie sieht nun tatsächlich der Jugendmedienschutz in Deutschland aus? Valerie Höhne titelt hierzu am 05.03.2021 im SPIEGEL: »Gesetzesreform: Der Jugendschutz wird moderner – ein bisschen« – »Der deutsche Jugendschutz wirkte wie aus der Zeit gefallen, nun hat der Bundestag eine Reform beschlossen. Daran gibt es viel Kritik: zu bürokratisch, zu kompliziert, zu viel Kompetenzgerangel zwischen Bund und Ländern«. »Das Jugendschutzgesetz las sich wie ein Relikt aus längst vergangenen Zeiten. Es handelte von gefährlichen und ungefährlichen Inhalten auf sogenannten Trägermedien, von bespielten Videokassetten und Bildschirmspielgeräten. Das Gesetz war nicht nur semantisch überholt, sondern auch technisch. Im Jahr 2002, als es in Kraft trat, war das Internet noch Neuland, iPads gab es nur in *Star Trek*, nach dem Amoklauf von Erfurt diskutierte die Nation über die Gefahr von Ego-Shooter-Spielen« (Höhne 2021).

Mit dem Zweiten Gesetz zur Änderung des Jugendschutzgesetzes, das 2021 in Kraft trat (Bundesministerium für Familie, Senioren, Frauen und Jugend 2021), wird das Ziel verfolgt, den gesetzlichen Kinder- und Jugendmedienschutz auf die heutige digitale Medienrealität von Kindern und Jugendlichen auszurichten. Das alte Gesetz stammte aus dem Jahr 2002 und wurde nun im Hinblick auf die aktuelle Medienrealität von Kindern und Jugendlichen aktualisiert. Es werden drei Zielsetzungen formuliert: effektiver Schutz von Kindern und Jugendlichen auch in Bezug auf digitale Medien, verlässliche Orientierung für Eltern und Fachkräfte sowie die Rechtsdurchsetzung von jugendgefährdenden Medieninhalten auch gegenüber ausländischen Anbietern zu gewährleisten.

Die einzelnen Punkte des neuen Jugendschutzgesetzes beinhalten folgende Grundsätze (BMFSFJ 2021):

Mehr Schutz

Bisher erfolgte lediglich eine Abwehr von Konfrontationsrisiken durch einzelne Medieninhalte. Im neuen Gesetz werden ergänzende Regelungen bezüglich der Dimensionen von Interaktionsrisiken getroffen, denen Jugendliche und Kinder bei der Nutzung sozialer Netzwerke ausgesetzt sind. In der Gesetzesnovellierung werden relevante Internetdienste dazu verpflichtet, angemessene, wirksame strukturelle Vorsorgemaßnahmen für eine unbeschwerte Teilhabe von Kindern und Jugendlichen zu gewährleisten, beispielsweise durch

- »**Voreinstellungen:** Anbieter werden zu Voreinstellungen verpflichtet, die Kinder und Jugendliche insbesondere vor Interaktionsrisiken wie Mobbing, sexualisierter Ansprache *(cyber grooming)*, Hassrede, Tracking und Kostenfallen schützen. Sie sollen sicherstellen, dass Kinder und Jugendliche etwa bei Spielen oder in sozialen Netzwerken von Fremden nicht mehr einfach gefunden und angesprochen werden können. Oder dass Kostenfallen wie *loot boxes* standardmäßig deaktiviert sind.
- **Hilfs- und Beschwerdesysteme:** Wenn Kinder und Jugendliche sich bedroht oder bedrängt fühlen, brauchen sie ein einfaches, leicht erreichbares und verständliches Hilfs- und Beschwerdesystem.
- **Begleitung und Steuerung der Mediennutzung durch die Eltern:** Anbieter können Eltern Möglichkeiten eröffnen, die Nutzung ihrer Kinder altersgerecht zu begleiten. Eltern können beispielsweise die Möglichkeiten bekommen, bestimmte Einstellungen (zum Beispiel Chat geschlossen für Fremde, Zeit- und Budgetbegrenzungen) vorzunehmen, um so im Rahmen ihrer auch verfassungsrechtlich verbürgten Elternverantwortung mit einfachen Mitteln eine altersentsprechende Mediennutzung zu ermöglichen.« (BMFSFJ 2021)

Im Fokus des neuen Jugendschutzgesetzes stehen große Internetdienste, die von Kindern und Jugendlichen genutzt werden, also soziale Netzwerke oder Messenger-Dienste. Dienste, die regelmäßig nur von Erwachsenen genutzt werden, sind nicht erfasst. Des Weiteren gilt die Regelung nur für große, kommerzielle Anbieter, nicht dagegen für gemeinnützige Angebote, private Blogs, Angebote freien Wissens und Startups. Hierzu wird eine Relevanzschwelle eingeführt, außerdem sind nicht-kommerzielle Angebote ausgenommen.

Mehr Orientierung

Erstmals wird eine verlässliche, einheitliche Alterskennzeichnung für Spiele und Filme, nicht nur auf materiellen Datenträgern, sondern auch online, gewährleistet. Der Dynamik digitaler Angebote wird durch die Anerkennung automatisierter Bewertungssysteme Rechnung getragen. Bei der Altersbewertung werden nunmehr auch die Interaktionsrisiken berücksichtigt, denen Kinder und Jugendliche bei der Nutzung des Internets ausgesetzt sind. Früher konnte beispielsweise ein Computerspiel wegen der darin vorkommenden Gewaltdarstellungen für Kinder und Jugendliche ungeeignet sein. Im neuen Gesetz kommt die ungeschützte Interaktion mit Fremden, beispielsweise über das Spiel, hinzu. Kontaktmöglichkeiten, die das Risiko von Cybermobbing, Cybergrooming und Missbrauch erhöhen, und Kostenfallen in sogenannten Loot Boxes und durch Glücksspiel stimulierende oder suchtfördernde Elemente in Games werden ebenfalls in Form von erläuternden Symbolen berücksichtigt und durch die Altersbewertung. Hierdurch erhöhe sich die Aussage- und Orientierungskraft für die Eltern, so das Gesetz.

Mehr Durchsetzung

Um den Kinder- und Jugendmedienschutz wirksam zu gestalten, ist es notwendig, die neuen Regeln auch durchzusetzen. Hierfür wird die bereits bestehende »Bundesprüfstelle für jugendgefährdende Medien« (BPjM) weiterentwickelt zur »Bundeszentrale für Kinder- und Jugendmedienschutz«, um sicherzustellen, dass die im Gesetz erfassten Plattformen ihren Vorsorgepflichten beispielsweise durch sichere Voreinstellungen, Hilfs- und Beschwerdesysteme auch nachkommen.

Zukünftig werden auch die ausländischen Anbieter von Medieninhalten dazu verpflichtet, in Deutschland Empfangsbevollmächtigte zu benennen.

Sofern Verstöße festgestellt werden, »setzt die Bundeszentrale für Kinder- und Jugendmedienschutz zunächst ein ›dialogisches Verfahren‹ in Gang, mit dem das Know-How der Anbieter eingebunden wird. Wenn das dialogische Verfahren nicht erfolgreich ist, können konkrete Maßnahmen angeordnet und in letzter Konsequenz bei Nichtbefolgung Bußgelder in Höhe von bis zu 50 Millionen Euro verhängt werden.«

Die Freiwillige Selbstkontrolle soll gestärkt werden, in dem sich Plattformen und Internetdienste der Selbstkontrolle anschließen und somit Rechtssicherheit erhalten.

»Die neue Bundeszentrale sorgt für eine bessere Vernetzung und Verzahnung aller relevanten Akteurinnen und Akteure – das sind neben den Akteurinnen und Akteuren des Jugendschutzes zum Beispiel auch Akteurinnen und Akteure aus Kinderschutz und Kinderrechten, Medienpädagogik, Wohlfahrtspflege und Kinder- und Jugendmedizin«.

12.4 Prüfung der Alterseignung am Beispiel von Computerspielen

Von besonderem Interesse ist die Prüfung von Computerspielen in Hinblick auf ihre Alterseignung. Verantwortlich für die technische Prüfung der Spiele und für die gesamte Prüfungsorganisation ist die USK. Die USK ist eine von den Verbänden der Computerspielindustrie getragene Institution mit Sitz in Berlin. Hervorzuheben ist nochmals, dass die Alterskennzeichnung nicht durch die USK selbst erfolgt, sondern durch die obersten Landesjugendbehörden. Diese stellen einen ständigen Vertreter der Län-

Beispiele für von der USK geprüfte Wirkungskriterien von Computerspielen (wahlweise näher erläutert)
▪ Visuelle und akustische Umsetzung der Spielidee ▪ Gameplay ▪ Atmosphäre ▪ Realismus ▪ Glaubwürdigkeit ▪ Menschenähnlichkeit ▪ Jugendaffinität und Identifikationspotenzial ▪ Handlungsdruck ▪ Gewalt Für die Bewertung sind der inhaltliche Kontext (Verortung in Zeit und Raum) und die Art von Gewalt zu berücksichtigen, ob – und, wenn ja, wodurch – Gewaltanwendung als einziges Mittel der Konfliktlösung erscheint. Auch ob sie legitimiert scheint und belohnt wird, ist dabei von Bedeutung. Ebenfalls zu berücksichtigen ist eine eventuelle mediale Sinngebung gewalthaltiger Inhalte beispielsweise durch festgestellte Problematisierung, Bagatellisierung oder Idealisierung. Gewalt ist dabei unterschiedlich angelegt. So ist zu unterscheiden zwischen struktureller und symbolischer Gewalt z. B. in Management- und Strategiespielen, kämpferischen Auseinandersetzungen in Beat'em-Ups oder anderen wettbewerbsähnlichen Strukturen in Sportspielen. Multiplayer-Spiele beinhalten letztlich den Sieg oder die Niederlage einer Seite wie auch bewaffnete Kämpfe in Shootern.

Quelle: Leitkriterien der USK für die Prüfung von Computer- und Videospielen (USK 2020a)

Tab. 12-1: Prüfkriterien der USK

der, der basierend auf den Prüfvoten der Prüfungsausschüsse bei der USK die Freigabebescheinigung ausstellt. Das Jugendministerium des Landes Nordrhein-Westfalen übernimmt hierbei federführend für alle Länder die Alterskennzeichnung. Seit 2020 hat die USK ihre Leitkriterien erweitert, indem Glücksspiel als eigener Aspekt in die grundlegende Kriterienprüfung zur jugendschutzrechtlichen Alterseinstufung von Computer- und Videospielen aufgenommen wurde. Hierbei handelt es sich häufig um sogenannte Casino- oder Casino- ähnliche Apps. Tabelle 12-1 gibt einen Überblick über die Prüfkriterien der USK.

Dem Jahresbericht der USK zufolge entwickelten sich die Alterskennzeichnungen an den Freigaben von Spielen durch die USK in den Jahren 2004 bis 2020 wie folgt (→ Abb. 12-1).

Nach festgelegten Kriterien durch vier von der Computerspielwirtschaft unabhängige ehrenamtliche Sachverständige für den Jugendschutz und einer/m ständigen Vertreter/in aus der Obersten Landesjugendbehörde steht die Kernfrage im Vordergrund, ob das Spiel die Entwicklung junger Menschen in einer spezifischen Altersgruppe beeinträchtigen könnte. Das Prüfgremium ist so zusammengestellt, dass alle Gutachter über praktische Erfahrungen in der Arbeit mit Kindern verfügen müssen. Die Zusam-

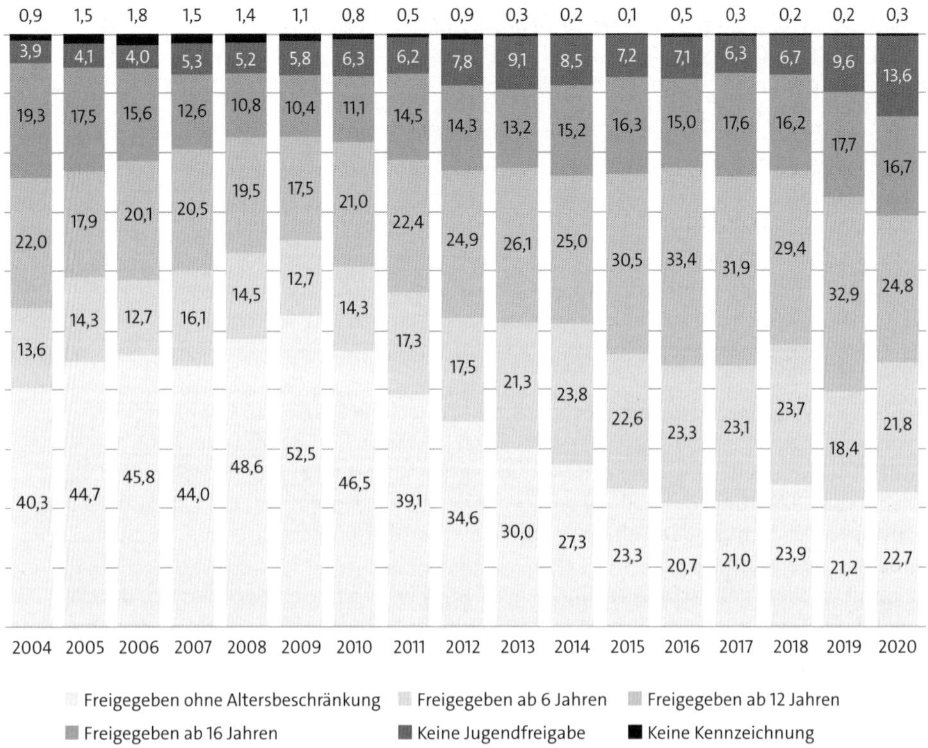

Abb. 12-1: Altersfreigabe von Computerspielen durch die USK im Jahresvergleich in % (USK 2021).

mensetzung sowohl des Gutachtergremiums als auch des Prüfungsausschusses erfolgt pluralistisch ausgewogen. Auf diese Weise ist eine Beurteilung aus unterschiedlichen Perspektiven möglich. Als Kriterien für die Bewertung gelten zum einen entwicklungspsychologische Gesichtspunkte, zum anderen auch die Einschätzung der Spielinhalte, des Spieltempos, der Visualisierung von Spielinhalten sowie der Soundgestaltung. Die Zugehörigkeit zu einem bestimmten Spielgenre ist zunächst nicht bedeutsam. Es werden fünf Alterskennzeichen vergeben: Freigegeben ohne Altersbeschränkung, ab 6, 12, 16 Jahren sowie ohne Jugendfreigabe. Damit ist bereits vor dem Markteintritt der Produkte der freie Handel der Spiele eingeschränkt. Entscheidend ist die Frage, worin die Grenzlinie besteht, ob ein Spiel nur jugendbeeinträchtigend oder bereits jugendgefährdend ist. Beantwortet wird diese Frage anhand der Indizierungskriterien der Bundeszentrale für Kinder- und Jugendmedienschutz BZKJ.

Tabelle 12-2 zeigt die Alterseinstufungen der USK als Ergebnis des Prüfprozesses.

USK Unterhaltungssoftware Selbstkontrolle	
	USK ab 0 Jahren Spiele ohne Altersbeschränkung können sich sowohl an Kinder und Jugendliche als auch an Erwachsene richten, solange sie aus der Sicht des Jugendschutzes keinerlei Beeinträchtigungen für Kinder beinhalten. Dazu können familienfreundliche Spiele wie beispielsweise Geschicklichkeits- und Gesellschaftsspiele gehören, ebenso aber Sportspiele, Simulationen, Denkspiele bis hin zu Adventures und Rollenspielen (RPGs). Spiele mit diesem Alterskennzeichen können durchaus komplex und in der Bedienung schwer zu erlernen sein. Das heißt, sie müssen von jüngeren Kindern noch nicht vollständig verstanden und beherrscht werden können, solange sie inhaltlich unbedenklich sind.
	USK ab 6 Jahren Bei diesen Spielen handelt es sich überwiegend um familienfreundliche Spiele, die bereits spannender und wettkampfbetonter ausfallen dürfen – etwa durch höhere Spielgeschwindigkeit und komplexere Spielaufgaben. Dazu zählen zum Beispiel rasante Rennspiele, Aufbau-Strategiespiele, sowie Abenteuer- und Rollenspiele.
	USK ab 12 Jahren Diese Spiele sind häufig schon deutlich kampfbetonter. Die Spielszenarien werden oft von einer historischen, comicartigen, futuristischen oder märchenhaft-mystischen Handlung gerahmt, sodass sie ausreichend Distanzierungsmöglichkeiten für Spieler*innen bieten. Unter diese Altersfreigabe fallen Arcade-, Strategie- und Rollenspiele sowie bereits einige militärische Simulationen, aber auch klassische Adventures oder Genremixe.
	USK ab 16 Jahren Spiele mit einer Altersfreigabe ab 16 Jahren zeigen auch Gewalthandlungen, sodass ganz klar auch Erwachsene zur Käuferschicht gehören. Häufig handeln die Spiele von bewaffneten Kämpfen mit einer Rahmenhandlung (Story) und militärischen Missionen. Zu den häufigsten Genres zählen Action-Adventures, Shooter, Open-World-Spiele, Rollenspiele, Beat'em-Ups und militärische Strategiespiele. Bei Spielen mit einer Altersfreigabe ab 16 Jahren können Gewalthandlungen bereits stärker im Vordergrund stehen, weshalb sie eindeutig nicht mehr für Kinder geeignet sind. Kämpfe und gewalttätige Auseinandersetzungen bleiben dabei allerdings stets durch die Handlung oder Story gerahmt. Bei Multiplayer-Spielen kann diese Rahmung zum Beispiel auch durch Teamwork oder sportlichen Wettkampf stattfinden.
	USK ab 18 Jahren Da diese Spiele nahezu ausschließlich gewalthaltige Spielkonzepte thematisieren und häufig eine düstere und bedrohliche Atmosphäre erzeugen, sind sie ausschließlich für Erwachsene. Zu den Genres gehören First-Person-Shooter, Action-Adventures, Rollenspiele und Open-World-Games. Hintergrund der jeweiligen Story sind beispielsweise kriegerische Auseinandersetzungen oder brutale Kämpfe zwischen rivalisierenden Gruppen.

Quelle: USK 2020b

Tab. 12-2: Alterseinstufungen der Unterhaltungssoftware Selbstkontrolle (USK)

Allerdings ist darauf hinzuweisen, dass es sich bei den Alterseinstufungen keinesfalls um pädagogische Empfehlungen handelt. Die Alterskennzeichnungen sagen nur aus, dass das Computerspielen nach Prüfung durch den Jugendschutz ohne Risiken ist und einen Jugendlichen je nach Altersgruppe nicht beeinträchtigt. Umgekehrt bedeutet eine Altersfreigabe ab zwölf Jahren nicht, dass das Spiel für einen 10-Jährigen entwicklungsgefährdend sein *muss*. In der Praxis ist hier ein Dialog zwischen den Jugendlichen und den Eltern sinnvoll, indem das Spiel beispielsweise gemeinsam angeschaut oder einmal gespielt wird und Bedenken der Erwachsenen miteinander diskutiert werden. Empfehlenswert sind hier mit Sicherheit auch die Nutzung von Spielerratgebern, beispielsweise:

www.internet-abc.de
www.spieleratgeber-nrw.de
www.schauhin-info.de
www.spielbar.de

> Rechtliche Bestimmungen verfolgen das Ziel, Kinder und Jugendliche vor Gewalt, Sexualität und sie gefährdenden Inhalten im Internet zu schützen. Hierzu gehören darüber hinaus suchterzeugende Spielaktivitäten. Das neue Jugendschutzgesetz verfolgt unter Berücksichtigung der aktuellen Medienrealität von Kindern und Jugendlichen die Ziele ihres effektiven Schutzes, einer fundierten Information für Eltern und Fachkräfte sowie die Rechtsdurchsetzung bei jugendgefährdenden Medieninhalten. Es geht dabei um mehr Orientierung, Durchsetzung und Prüfung auf Alterseignung. Wichtig erscheint, ein entsprechendes Problembewusstsein und die Bereitschaft zu wecken, dass insbesondere Eltern nicht »wegschauen«.

13 Persönliche Daten und missbräuchliche Nutzung des Internets

Im Umgang mit persönlichen Daten im Internet sind hier zunächst nochmals die Motive der Nutzung sozialer Medien durch Kinder und Jugendliche zu benennen: Welche Motive und Eigenschaften besitzen Kinder und Jugendliche, wenn sie bereit sind, persönliche Daten ins Netz zu stellen?

Eine Metaanalyse mit 2230 Studienteilnehmern im Alter von 12 bis 19 Jahren untersuchte Beziehungen zwischen Persönlichkeitsfaktoren und der Intensität der Nutzung sozialer Medien. Die Persönlichkeitseigenschaften Extraversion, Neurotizismus und Offenheit erwiesen sich hierfür als gute Prädiktoren. Das Motiv zur Selbstrepräsentation korrelierte mit dem Persönlichkeitszug Narzissmus, während der Wunsch nach Zugehörigkeit mit den Persönlichkeitsfaktoren Verträglichkeit und Neurotizismus korrelierte. Weiterhin bestand eine Verbindung zwischen selbst wahrgenommener sozialer Kompetenz und der Intensität der Nutzung von Facebook. Es fanden sich außerdem geschlechtsbezogene Unterschiede der Nutzungsmotivation sozialer Medien: Während Mädchen und Frauen das Bedürfnis »Nähe« in den Vordergrund stellen, spielt bei Jungen und Männern der Wunsch nach sozialer Kompensation und Wertschätzung eine große Rolle (Mancinelli et al. 2019).

Mithin bewegen sich Internetnutzer im Kindes- und Jugendalter in einem Spannungsfeld zwischen dem Wunsch, sich in einem bisher nicht gekannten Ausmaß gegenüber ihrer Umwelt, vor allem Gleichaltrigen, selbst zu repräsentieren bzw. zu stilisieren, sowie mit einer deutlich höheren Anzahl von Personen kommunizieren zu können gegenüber nicht digitalen Zeiten, andererseits aber auch Gefahr zu laufen, hiermit sehr persönliche Daten preiszugeben, die von anderen missbraucht werden können.

Eines der wesentlichen Kennzeichen von Online-Communitys besteht darin, dass die jugendlichen Nutzer hier ihre Identität und persönlichen Interessen offenlegen. Die Mehrheit stellt persönliche Daten, Hobbys, Freundeslisten sowie Fotos und Videos von sich, der Familie oder von Freunden in das Netz ein. 57 % der 9- bis 13-Jährigen bezeichneten 2014 57 ihrer Online-Kontakte als »Freunde«, davon 10 enge Freundschaften, die 14- bis 17-Jährigen haben sogar 163 Online-Freundschaften, von denen 11 % als eng bezeichnet werden (DIVSI 2014).

Vielen Nutzern ist offenbar nicht bewusst oder sie nehmen es billigend in Kauf, dass sie, sobald ihre persönlichen Daten im Netz vorhanden sind, leicht »gegoogelt« werden können. Über sie kann ein Vielfaches mehr an Informationen in Erfahrung gebracht werden, als sie sich vorzustellen vermögen. Erstaunlich ist dies insofern, als mittlerweile allseits bekannt sein dürfte, dass die Löschung der preisgegebenen persönlichen Daten praktisch unmöglich ist; sie verbleiben für unabsehbare Zeit im öffentlichen Raum.

Zu einem eigenen Geschäftsmodell wurden die Posts und Blogs von Kinder- und Jugendlichen-Influencern. In eigener Sache wird von der Präsenz in den sozialen Medien profitiert (Krohn 2021). Da hierbei die Kontrolle über die Bilder schnell verloren gehen kann, wurden bereits Handlungsempfehlungen für die Eltern von Kinder-Influencern entwickelt (Lampert 2020). Die Medienpädagogin Lampert weist auf erhebliche Risiken hin: »Man weiß nicht, wer das Bild für welchen Zweck nutzt. Ein anderes Risiko ist, dass ein Bild, das man mit einer breiten unbekannten Öffentlichkeit teilt, ja nicht immer nur positive Rückreaktionen nach sich zieht, sondern leider oft auch direkte, offene Anfeindungen« (S. 27). Insbesondere Kinder verfügten nicht über die notwendige Stärke und Kompetenz, mit solchen negativen Kommentaren souverän umzugehen.

Die Zahlen der Internetnutzung sind beeindruckend: 2,91 Milliarden Nutzer sind weltweit monatlich aktiv auf Facebook (Statista 2022), ein immenser Zuwachs gegenüber den 600 Millionen Nutzern im Jahr 2011 (Wiese 2011). Die 2,56 Milliarden monatlichen Nutzer auf YouTube (Statista 2022) schauen täglich über 1 Milliarde Stunden YouTube-Videos (Affde 2021). Hiermit verbunden ist die Offenlegung privater und privatester Meinungen, Wünsche, Ängste, Leidenschaften oder Laster durch Millionen aktiver Nutzer.

In der DIVSI U25-Studie (2014) erfolgte unter anderem eine umfassende Befragung von Jugendlichen und jungen Erwachsenen zum Umgang mit persönlichen Daten im Internet. Die zentralen Ergebnisse lassen sich wie folgt zusammenfassen: Im Grundsatz lassen sich drei Gruppen unterscheiden im Hinblick auf die Nutzung des Internets – *Unbekümmerte* zeichnen sich durch eine ausgeprägte Sorglosigkeit gegenüber möglichen Risiken im Internet aus, und sie wenden Sicherheitsvorkehrungen kaum an. *Pragmatische und Souveräne* nutzen eine Vielzahl an zur Verfügung stehenden Sicherheitsmaßnahmen. *Vorsichtige und Verunsicherte* weisen ein hohes Risikobewusstsein auf und nutzen das Internet sehr zurückhaltend. Privatheit wird von jungen Menschen neu definiert: Klassische personenbezogene Daten gelten als weniger schützenswert, mehr Bedeutung wird Informationen beigemessen, die für die eigene soziale Stellung als bedeutsam erachtet werden, z. B. einer optimalen Selbstrepräsentanz auf Instagram. Damit einher geht zwangsläufig, dass gerade aufgrund der ausgeprägten Kommunikation in den sozialen Medien ein gewisses Maß an Offenheit bezüglich persönlicher Daten erforderlich ist. Die Studie weist aber auch auf, dass den Nutzern bewusst ist, dass das Internet für den Austausch sehr persönlicher und intimer Informationen nicht der richtige Ort ist. Hier gilt weiter, dass private und ernste Angelegenheiten eher persönlich besprochen werden. Die Studienteilnehmer wurden außerdem bezüglich ihres Legalitätsempfindens der Nutzung von Daten aus dem Internet befragt.

Hier wurde deutlich, dass sich die Mehrheit daran orientiert, was alle machen, wobei durchaus im Grundsatz ein Bewusstsein dafür vorhanden ist, ob beispielsweise das Herunterladen von Daten erlaubt ist.

Bei der Befragung vier Jahre später (DIVSI U25-Studie 2018) zeigte sich, dass inzwischen eine erhöhte Sensibilität bei öffentlicher Meinungsäußerung im Internet besteht, die sich in veränderten Nutzungsweisen ausprägte. »So ist ein teilweiser Rückzug aus dem Online-Rampenlicht zu bemerken. Entsprechend sind Plattformen wie Facebook weniger interessant geworden und Messaging-Dienste immer erfolgreicher. Bevorzugt wird das Kommunizieren in leicht kontrollierbaren Communities (One-Two-One/One-Two-Few statt One-Two-Public). Die große Bühne überlässt man (semi-) professionellen Bloggern und Influencern. Auch die wahrgenommene Beleidigungskultur im Internet ist ein wesentlicher Grund, sich mit der eigenen Meinung lieber zurückzuhalten. Das Internet – und insbesondere soziale Medien – werden nicht einfach nur positiv als Ort der freien Meinungsbildung empfunden« (S. 105).

Obwohl viele Jugendliche und junge Erwachsene angeben, kein gutes Sicherheitsgefühl zu haben im Hinblick auf den Missbrauch von Daten im Internet, ist es für die Mehrzahl keine Option, die eigenen Online-Aktivitäten einzuschränken. Es besteht eine erhebliche Toleranz gegenüber Unklarheiten und Unsicherheiten in Internet. In der Bitkom-Studie 2014 gaben über 60 % der 10- bis 14-Jährigen an, dass sie für die Internetnutzung einen Nickname angeben, mehr als die Hälfte nutzt aber auch zwischenzeitlich den eigenen Klarnamen (Bitkom 2014). Mit zunehmendem Alter steigt dieser Anteil sogar noch, d. h. es werden tendenziell mehr persönliche Informationen preisgegeben. Immerhin steigt der Anteil der sogenannten Privatsphäreneinstellungen als Zeichen für das Bewusstsein von Datenschutz im Altersverlauf deutlich an, von 23 % bei den 10- bis 11-Jährigen auf 79 % bei den 16- bis 18-Jährigen.

Das Verantwortungsbewusstsein Jugendlicher, Daten über sich selbst in das Internet zu stellen, scheint zuzunehmen. In der Bitkom-Studie 2019 gaben über zwei Drittel der 10- bis 18-Jährigen an, darauf zu achten, welche Informationen sie über sich selbst ins Internet stellen, und auch umgekehrt, welche Informationen über sie Internet auffindbar sind (Bitkom 2019).

Zunehmende Bedeutung erhält das Thema des illegalen Herauf- oder Herunterladens von Inhalten des Internets in Form von Texten, Musik oder filmischen Darstellungen.

Muratoglu und Steffens (2019) machen im *Leitfaden für einen achtsamen Umgang mit dem Internet* folgende Anmerkungen zum Datenschutz:

Datenschutz berührt vor allem das Thema, wie andere Menschen mit persönlichen Daten von Individuen umgehen. Nur der Urheber von Daten soll im Grundsatz das Wissen als auch die Entscheidungsmacht innehaben, welche persönlichen Daten zu welchem Zweck veröffentlicht werden (Bilder, Musik, Video usw.). Das Urheberrecht weist auf, dass nur diejenige Person, die ein Bild fotografiert hat, einen Text schrieb oder ein Musikvideo drehte, das Recht hat darüber zu entscheiden, was mit dem eigenen Werk geschieht. Eine Nutzung durch andere ist nur im privaten Bereich, d. h. im Freundeskreis oder in der Familie, gestattet. Umgekehrt gilt, dass jede darüber hinausgehende

Nutzung verboten ist bzw. der Urheber gefragt werden muss, ob er oder sie damit einverstanden ist, dass seine Werke öffentlich zugänglich gemacht werden. Gültigkeit hat diese Bestimmung auch beispielsweise für Fotografien und Bilder, auf denen weitere Personen sichtbar sind. Ohne deren Einwilligung darf das Bild nicht veröffentlicht werden, oder die betreffende Person muss unkenntlich gemacht werden (Recht am eigenen Bild). Verstöße gegen das Urheberrecht können eine Abmahnung, Klage oder strafrechtliche Verfolgung nach sich ziehen.

Aufgrund der massiven Zunahme von Datenmissbrauch und Verletzung der Urheberrechtsrichtlinien wurden die Datenschutzrichtlinien 2018 überarbeitet und die sogenannte Datenschutz-Grundverordnung (DSGVO) eingeführt, die einen EU-weiten einheitlichen Rechtsrahmen bildet und einen besseren Schutz gegen Datenmissbrauch herstellen soll.

Eine weitere wichtige Frage besteht darin, wie effektiver Jugendschutz im Internet stattfinden kann. 2020 veröffentlichte *Jugendschutz.net*, finanziert durch ein Bundesprogramm, bereits unter den Bedingungen der Corona-Pandemie Daten über Verletzungen des Jugendschutzes im Internet (Jugendschutz.net 2020). Die erhobenen Daten stellen ein kontinuierliches Risiko-Monitoring über sexuelle Ausbeutung von Minderjährigen, riskante Kontakte, Selbstgefährdungen, politischen Extremismus sowie Hass und Gewalt dar. Jugendschutz.net ist in dem weltweiten Netzwerk INHOPE, einer gemeinsamen Datenbank zur Registrierung von Fällen sexuellen Missbrauchs im Internet, integriert.

Die benannten Gefährdungen spielen sich vor allem im Internet in den sozialen Medien, auf Videoplattformen und bei Computerspielen ab. In der Veröffentlichung wird hervorgehoben, dass sowohl leicht zugängliche Angebote über verschiedene Arten selbstgefährdenden Verhaltens verstärkt zum Vorschein kommen als auch drastische Darstellungen von Gewaltvideos.

13.1 Spezielle Gefahren und Risiken

Im Einzelnen werden folgende Gefahren und Risiken beschrieben: 2020 wurden 1896 Fälle mit Darstellungen sexueller Gewalt gegen Kinder und Jugendliche registriert, 66% wurden über ausländische Server verbreitet. Gegenüber 2019 haben die Verstoßfälle abgenommen. Gegenüber dem Vorjahr erfuhren extremistische politische Inhalte eine vierfach häufigere Verbreitung. Von den über 5000 Verstoßfällen, die jugendschutz.net im Jahr 2020 insgesamt bearbeitete, waren 41% sexueller Gewalt zuzuordnen, gefolgt von politischem Extremismus (21%). In geringerem Ausmaß werden Pornografie (14%), Selbstgefährdungen (12%), Gewalt (9%) und Cybermobbing (3%) genannt.

Bei der Nutzung von Online-Diensten sind die Täter über Videochat oder Messenger mit dem Opfer verbunden, wobei diesem oft nicht bewusst ist, dass sexuelle Handlungen vor der Kamera ohne eigenes Wissen aufgenommen werden. Hier ist der Hinweis wichtig, dass es durch das Anlegen falscher Profile, vor allem der Altersangaben, möglich ist, Zugang zu typischen Jugendlichen-Plattformen zu erlangen mit der Gelegenheit zu einer missbräuchlichen Anbahnung sexueller Kontakte. Weiter wird betont, dass ein reflektierter Umgang mit der eigenen Privatsphäre zu selten stattfinde. Kinder würden häufig ohne elterliche Kontrolle drauflos filmen und ihre Auftritte öffentlich machen, ohne Bewusstsein dafür, dass hiermit auch ganz sensible private Daten missbräuchlich verwendet werden können, z.B. um das Kind im realen Leben ausfindig zu machen. Hinzu kämen wenig professionell durchgeführte Aufnahmen, die Kinder leicht zur Zielscheibe von Spott und Mobbing machen könnten. Social-Media-Anbieter würden bei der Anmeldung keine verlässlichen Alterskontrollen durchführen und auch keine altersdifferenzierte Nutzung anbieten.

13.2 Verstärkung selbstgefährdenden Verhaltens

Einen großen Stellenwert wird im Internet zugänglichen selbstgefährdenden Verhaltensweisen beigemessen. Genannt werden Inhalte zu riskantem Verhalten, Drogen, Essstörungen, Selbstverletzungen und Suizid, die verharmlost oder sogar verherrlicht würden. 2020 wurden 484 diesbezügliche Darstellungen registriert. Üblicherweise seien die Beiträge zu selbstgefährdendem Verhalten mit szenetypischen Hashtags zum schnelleren Auffinden oder zur Vernetzung versehen. Es ist allerdings durchaus üblich, neutrale Begriffe, die ursprünglich gar nicht mit den dargestellten Inhalten korrelierten, zu verwenden. Auf diese Weise kämen Nutzer/innen auch ohne aktive Suche in Kontakt mit den entsprechenden Inhalten. Bekanntermaßen erfolgt über das Internet auch häufig der Aufruf zu sogenannten Challenges, also zu bestehenden Mutproben, welche der eigenen Reputation dienen. Unter dem Namen »Corona-Challenge« sollten beispielsweise öffentliche Toiletten oder Griffe in Bahnen abgeleckt werden, selbst unter Inkaufnahme des Risikos, sich selbst zu infizieren.

Zwar seien selbstgefährdende Inhalte in allen Diensten untersagt und es gebe allgemeine Meldemöglichkeiten, keiner der Dienste biete allerdings eine altersgerechte Hilfe an beispielsweise in Form von Hinweisen auf Beratungsstellen.

Zunehmende Verbreitung finden auch drastische filmische Darstellungen. Sie regen die Sensationslust und Neugierde an, beispielsweise von videodokumentierten Suiziden. 2020 wurde z.B. das Suizidvideo eines Ex-Soldaten veröffentlicht, der sich mit seiner Schrotflinte während eines Livestreams selbst tötete. Die Verbreitung drastischer Darstellungen erfolgt durch sogenannte *Reaktionsvideos*, in denen die Nutzer ihre Reaktionen auf den Filminhalt wiedergeben. Obwohl die Originalinhalte des filmischen Geschehens verpixelt sind, seien diese anschließend leicht anderweitig im Netz auffindbar. Es besteht die Gefahr der Abstumpfung, aber auch die der Identifikation.

TikTok nutzt hier sogenannte »Warn«-Videos mit Begriffen und indizierten Websites, die man nicht aufsuchen soll, Videos mit dem Hashtag *#dontgoogle* wurden bereits 66 Millionen Mal aufgerufen. Hier stellt sich die Frage, ob hierdurch nicht erst recht das Interesse geweckt wird, jene schockierenden Videos aufzusuchen. Jugendschutz.net zur Folge würden Social-Media-Betreiber wenig zur Unterbindung der Verbreitung von Gewaltszenen beitragen. Nicht einmal die Hälfte der überprüften Dienste entfernte nach Usermeldung die entsprechenden Inhalte, am wenigsten YouTube und TikToc (12 bzw. 19 %).

Radikale politische Ansichten finden ebenfalls zunehmend Zugang zu Jugendlichen über das Internet. Jugendschutz.net berichtet, dass vor allem Rechtsextreme ästhetische Elemente von Computerspielen zur Gestaltung von Propagandainhalten nutzten. Es werde auch versucht, in Gaming-Subkulturen einzudringen und sich hier zu etablieren. Entsprechend würden auch eigene Videospiele entwickelt mit Werbung für die eigene politische Weltsicht. Es werde allerdings nur zögerlich im Gaming-Bereich gegen Jugendmedienschutzverstöße vorgegangen. Eine Löschung erfolgte in nur 57 % der Usermeldungen.

Insgesamt wird von Jugendschutz.net festgestellt, dass die Nutzung sozialer Medien weiterhin unsicher sei. Es zeige sich erneut, dass die Betreiber sozialer Medien nicht ausreichend vorsorgen würden, um Kinder und Jugendliche zu schützen. Verbesserungen seien gleichwohl zu erkennen, beispielsweise bei TikTok, indem manche Funktionen altersbegrenzt seien oder der begleitete Modus eingeführt wurde. Hierdurch würden Erziehungsverantwortliche in die Lage versetzt, wichtige Sicherheitseinstellungen vorzunehmen. Die Mehrzahl der Dienste verschärfe auch ihre Richtlinien zur besseren Eindämmung von Hassreden und von Inhalten, welche bestimmte soziale Gruppen zum Gegenstand von Verschwörungstheorien machen würden oder Gewalt rechtfertigten. Es werden mittlerweile auch Meldemöglichkeiten angeboten. Von 1913 gemeldeten Verstößen löschten oder sperrten die Dienste im Schnitt nur 41 % der benannten Beiträge, weitere 38 % nach direktem Kontakt durch Jugendschutz.net. Insgesamt wurden somit 79 % der gemeldeten Inhalte gelöscht.

Hervorgehoben wird die Notwendigkeit zur Altersprüfung und der Möglichkeit der Durchführung suffizienter Schutzeinstellungen. Zu häufig seien vor allem auch bei PC-Spieleplattformen Registrierungen ohne Alterskontrolle möglich.

Jugendschutz.net gibt abschließend Hinweise für den Transfer in die Praxis, Online-Angebote und Produkte (→ Kap. 17 Materialien).

Tabelle 13-1 fasst die verschiedenen Möglichkeiten des Datenmissbrauchs bzw. kriminelle Aktivitäten im Internet zusammen.

- **Gefälschte bzw. gehackte Netzwerkprofile** (z. B. WhatsApp-Profile) werden verwendet, um Geld und Daten zu erschleichen oder zu erpressen.
- **Falsche Gewinnversprechen** erschleichen die Eingabe von Kontodaten und Vorauszahlung, Bearbeitungsgebühren für die (nie erfolgende) Gewinnauszahlung.
- **(Legale) Werbegeschenke und Gewinnspiele** gehen vor allem auf Adressenfang aus. Persönliche Daten und Bankcodes werden verlangt, und nach Vorauszahlung erfolgt oft keine Lieferung.
- **Fake/Hoax (Falschmeldungen)** via Internet und Smartphone werden millionenfach weitergeleitet und führen zu Falschinformation, Verunsicherung, Verängstigung, zu Phishing und Missbrauch von Daten, zu Virusinfektionen etc.
- **Kettenbriefe** mit positivem, harmlosem Inhalt sind zwar nicht verboten, sog. Horrorkettenbriefe, die Angst verbreiten sollen, und solche, bei denen nur die Versender davon profitieren (z. B. durch Verkäufe und Datengewinnung) sind aber strafbar (Polizeiliche Kriminalprävention 2022; Verbraucherzentrale NRW 2022).
- **Schadsoftware:** Immer häufiger tauchen E-Mails mit meist unbekannten Anhängen (Links) auf. Beim Öffnen dieser Anhänge können sich Schadprogramme selbstständig installieren und den PC auf sensible Daten (Bankcodes, Adressen ...) ausspionieren (Spyware). Erpressungstrojaner sperren den PC oder das Smartphone für den Nutzer, der darauf ein Lösegeld zum Entsperren der Daten bezahlen muss.
- **Musik- und Videotauschbörsen** sind bei Kindern und Jugendlichen sehr beliebt. Neben dem Download von Musik und Filmen werden diese oft untereinander getauscht oder weitergegeben (geteilt). Dies ist meist illegal und verstößt gegen Urheberrechte. Oft bekommen Hacker und Schadsoftware Zugriff auf den verwendeten PC oder das Smartphone.
- **Online-Computerspiele** verlangen von den Kindern meist die Eingabe persönlicher Daten.
- **Cybermobbing (Cyberbullying):** Die Opfer werden über einen längeren Zeitraum über das Handy oder Internet absichtlich beleidigt, bedroht, bloßgestellt oder belästigt. In der Regel gegen meist persönlich bekannte Opfer, die sich nicht oder nur schlecht wehren können. Somit entsteht ein Machtungleichverhältnis. Durch die Verbreitung im Internet ist das Ausmaß ungleich größer als beim klassischen Mobbing (Klicksafe o. D.).
- **Cybergrooming:** Sexuelle Belästigung oder Missbrauch via Internet. Nach der Opfersuche auf beliebten sozialen Plattformen und zunächst harmlosen Gesprächen werden Kinder und Jugendliche zu persönlichen Kontakten überredet (Klicksafe o. D.).
- **Cybersex:** Im engeren Sinne sexuelle Handlungen in einer Live-Situation übers Internet mit und ohne Bild. Die »Online-Kommunikation bietet Jugendlichen durch räumliche Distanz und Anonymität ein unverbindliches Experimentierfeld mit schnellen Ausstiegsoptionen, das sie jedoch nicht vor unangenehmen Erlebnissen schützt«, z. B. durch das Risiko ungewollter sexueller Annäherungen (Brüggen et al. 2019, S. 91).

Quelle: mod. nach Oberlechner 2019; Klicksafe o. D.; Brüggen et al., 2019

Tab. 13-1: Formen von Cyberkriminalität, Datenmissbrauch im Netz

13.3 Medienschutz vom Kind aus denken

Der sogenannte Gefährdungsatlas (2019), herausgegeben von der Bundesprüfstelle für jugendgefährdende Medien, kommt in seiner Zusammenfassung zu folgenden Schlussfolgerungen für eine sinnvolle Gefährdungsbegegnung gegenüber Risiken, denen Kinder und Jugendlichen in den digitalen Medien ausgesetzt sind: Gefordert wird, vor allem den Schutz vom Kind aus zu denken und entsprechend altersdifferenzierte Altersschwerpunkte zu setzen. Dies begründet sich den Autoren zufolge daraus, dass Kinder und Jugendliche heute nicht nur *Konsumierende* potenziell gefährdender Medieninhalte sind, sondern auch in der Interaktion mit anderen oder sogar als *Produzierende* in der digitalen Welt (Teilhabe-)Rechte besitzen.

Als die drei wichtigsten Komponenten eines wirksamen Schutzes werden entsprechend *Schutz*, *Befähigung* und *Teilhabe* genannt. Plädiert wird für einen Paradigmenwechsel im Vergleich zum bisherigen rein Medienschutz-bezogenen Ansatz des klassischen Jugendmedienschutzes. Die Teilhabeberechtigung sei zudem auch begründet in der Kinderrechtskonvention (Bundesministerium für Familie, Senioren, Frauen und Jugend BMFSFJ 2018).

Folgende Punkte eines funktionierenden Kinder- und Jugendmedienschutzes werden genannt:

- Kinder und Jugendliche brauchen für das Aufwachsen mit Medien einen effektiven Schutz vor allen möglichen potenziellen Gefährdungen, die im Umgang mit Online-Medien verbunden sind.
- Es besteht ein Recht auf eine unbeschwerte Teilhabe mit der Pflicht zu einem intelligenten Chancen- und Risikomanagement. Hier sollten sich Schutz und Befähigung wechselseitig bestärken.
- Alle Erziehenden brauchen Orientierung und Transparenz, um ihrer Verantwortung für ihre mit Medien Aufwachsenden gerecht zu werden. Geltung hat dieser Grundsatz sowohl für Eltern als auch Erziehende in pädagogischen Organisationen.
- Die Anbieter müssen ihrer Verantwortung für eine sichere, unbeschwerte und altersgerechte Mediennutzung von Kindern und Jugendlichen nachkommen.

Konkret wird beim Verhältnis von Schutz und Befähigung ausgeführt, dass Kinder und Jugendliche in der Kenntnis von Risiken, Schutz und Gegenmaßnahmen sowie Coping-Strategien gefördert werden sollen. Dies impliziert unter anderem den Zugang zu altersangemessenen wirklich geschützten bzw. geeigneten Räumen der Mediennutzung. Eingeräumt wird allerdings auch, dass bei solchen Angebotsformen stets die Selbstregulationsfähigkeit des Kindes/des Jugendlichen einzuschätzen ist, sodass gegebenenfalls »treuhänderisch« von Erwachsenenseite eingegriffen werden kann. Dies steht aber unter der Prämisse, das Ziel der Befähigung weiterzuverfolgen. Gefordert werden des Weiteren effektive Meldesysteme und Orientierung sowie Hilfsstrukturen in den Online-Angeboten, die einen eigenen und sozial verantwortlichen Umgang der Kinder und Jugendlichen mit Medien ermöglichen.

Trotz intensiver Anstrengungen sowohl bei den rechtlichen Bestimmungen als auch bei der Information der Nutzer haben viele Jugendliche kein gutes Sicherheitsgefühl im Hinblick auf den Missbrauch von Daten im Internet. Durch die Möglichkeiten, sich im Netz zu präsentieren, wachsen aber auch der Kontrollverlust über Bilder und Daten. Dieses Dilemma ist den Jugendlichen durchaus bewusst, und das Verantwortungsgefühl scheint zuzunehmen. Jugendschutz bedarf neben den rechtlichen Vorgaben vor allem einer kritischen öffentlichen Diskussion über die Risiken bei der Nutzung sozialer Medien.

Ein besonders wichtiger Aspekt scheint darin zu bestehen, dass Eltern durch ihre eigene Internetnutzung eine wichtige Vorbildfunktion für ihre Kinder einnehmen (Festl & Langmeyer 2018). Während Mütter insbesondere bei sehr kleinen Kindern eine zentrale Rolle in der Interneterziehung einnehmen, kommt Vätern diese Rolle bei älteren Kindern zu. Kammerl & Wartberg (2018) betonen, dass die Vermeidung eines inkonsistenten Medienerziehungsverhaltens einen wichtigen Faktor darstellt.

Auch wenn die Eltern bei der Mediensozialisation von Kindern und Jugendlichen eine wichtige Rolle spielen, sollte der Einfluss von »Peers für die Entwicklung technischer Fähigkeiten oder medienbezogene Einstellungen« nicht vernachlässigt werden (Pfetsch 2018, S. 127). Zudem sollte die Medienbildung in formalen Bildungsinstitutionen weiter intensiviert werden. Das primäre Ziel sollte dabei weniger in Verboten, als vielmehr in der Vermittlung einer besseren Selbstregulation und -steuerung des eigenen Medienverhaltens bestehen.

Der Umgang mit persönlichen Daten im Netz wird auch von Jugendlichen häufig durchaus kritisch gesehen, allerdings ist deren möglicher Missbrauch für die Mehrzahl kein Argument, die eigenen Online-Aktivitäten einzuschränken. Deshalb sollten Jugendliche für einen achtsamen Umgang mit dem Internet sensibilisiert werden. Cyber-Mobbing und -Kriminalität, Darstellungen selbstgefährdender Verhaltensweisen, radikale politische Ansichten und Fake-News verlangen konkrete Gegenmaßnahmen. Neben dem Schutz kommt es vor allem darauf an, Kindern und Jugendlichen sowohl die Befähigung zu vermitteln, mit Netzinhalten umzugehen und dennoch ihre Teilhabe zu ermöglichen, um die Chancen und Möglichkeiten der neuen Medien für sich nutzen zu können.

14 Pathologische Nutzung und psychische Störungen

Was ist Henne und was ist Ei? Es liegen bislang keine ausreichend abgesicherten Befunde darüber vor, wie die pathogenetischen Zusammenhänge genau aussehen.

Sicher ist, dass gemeinsam mit einem pathologischen Medienverhalten sowohl *stoffgebundene Abhängigkeiten* (Yen et al. 2008) als auch *komorbide psychiatrische Störungsbilder* wie Depressionen, Ängste, Einsamkeit sowie Aufmerksamkeitsdefizitstörungen (Morahan-Martin & Schumacher 2003; Ha et al. 2007; Yen et al. 2007) gehäuft auftreten. Ho et al. (2014) führten eine Metaanalyse zur Untersuchung des Zusammenhangs zwischen Internetsucht/-missbräuchlicher Aktivität und psychiatrischen Komorbiditäten durch. In acht Studien wurden 1641 von einer Internetsucht betroffene Patienten mit 11210 Kontrollpersonen verglichen. Es fand sich bei der Gruppe der Internetsüchtigen dreimal häufiger Alkoholmissbrauch, knapp dreimal häufiger eine Aufmerksamkeitsdefizitstörung, depressive Episode oder Angststörung.

Im Wesentlichen haben auch Folgestudien nachgewiesen, dass diese Störungsbilder hochgradig mit einer Internetsucht korrelieren (Kim et al. 2016). Außerdem konnten Zusammenhänge für Autismus, Zwangsstörungen, Impulskontrollstörungen sowie Schlafstörungen gefunden werden (de Vries et al. 2018; Restrepo et al. 2020).

Es ist wichtig zu erwähnen, dass eine missbräuchliche Nutzung des Internets mit einer signifikant geringeren körperlichen Fitness einhergeht und umgekehrt körperliche Aktivität einen Schutzfaktor darstellt in der Beziehung zwischen Medienmissbrauch und psychischen Störungen (Männikkö et al. 2015).

Neben der Identifizierung möglicher spezifischer Komorbiditäten besteht die entscheidende Frage vor allem darin, in welche Richtung Einflüsse wirksam sind: Führt beispielsweise eine Internetsucht zu mehr depressiven Symptomen oder zu Symptomen eines ADHS oder liegen die genannten Erkrankungen bereits vor, und stellen möglicherweise spezifische Krankheitseigenschaften einen besonderen Risikofaktor für das Entstehen einer Internetsucht dar? Hierzu fehlen derzeit noch belastbare Longitudinalstudien. Diskutiert werden auch bidirektional wirksame Einflüsse, wie es manche Forschungsergebnisse vermuten lassen (van den Eijnden et al. 2008)? Aus klinischer Sicht ist dies eine vernünftige Annahme. Caplan (2003) argumentiert bei depressiven Personen beispielsweise, dass diese ohnehin eine negative Sicht auf ihre eigene soziale Kompetenz haben, bedingt durch die Depression auch weniger aktiv sind und deshalb im Internet soziale Begegnungen suchen.

Neuere Studien legen nahe, dass eine Internetsucht einerseits primär unabhängig ist von psychiatrischen Symptomen, deren Ausprägung aber verstärkt werden kann durch bidirektionale Zusammenhänge zu anderen Störungsbildern, beispielsweise für Schlafstörungen (Restrepo et al. 2020). Menschen mit einer primären Insomnie sind gefährdeter für eine nächtliche, Schlaf-inkompatible Internetnutzung, diese verstärkt zugleich ihrerseits durch unphysiologische Nutzungsangewohnheiten die Schlafstörung im Sinne eines Teufelskreises.

14.1 Internet-/Computerspielsucht und internale Störungen

Depressionen

In einer finnischen Studie zur Internetnutzung bei Jugendlichen wurden insgesamt 1750 finnische Heranwachsende zu drei Zeitpunkten im Alter von 16, 17 und 18 Jahren longitudinal untersucht. Die Ergebnisse der Studie zeigen, dass die Nutzung des Internets nicht immer mit negativen Auswirkungen verbunden sein muss. Moderater Konsum beeinflusst zum Beispiel Interaktionen mit Gleichaltrigen sogar positiv. Andererseits treten bei Jugendlichen mit suchtartiger Internetnutzung psychische Folgen auf. Die Corona-Pandemie hat diese Situation nochmals verschärft. Das Risiko, eine problematische Internetnutzung zu entwickeln, war in dieser Studie bei den 16-jährigen Jugendlichen am stärksten ausgeprägt, am meisten bei Jungen. Einen erheblichen Einfluss hierauf hatte das Familienklima. Das Risiko war erhöht, wenn die Eltern wenig anwesend waren und sich nur in geringem Ausmaß engagierten. Eindeutig konnte der Zusammenhang zwischen missbräuchlicher Nutzung des Internets und klinisch manifesten Depressionen ermittelt werden. Depressionen sagten eine problematische Internetnutzung voraus, umgekehrt führte die exzessive Internetnutzung dazu, dass sich die depressiven Symptome weiter verstärkten (Tóth-Király et al. 2021). Weitere Studienergebnisse belegen, dass Personen mit suchtartigem Internetgebrauch sich als signifikant depressiver einschätzen – Männer stärker als Frauen. Die Gruppe der Internetsüchtigen besuchte außerdem häufiger Internetseiten für Sex, Computerspiele sowie soziale Netzwerke (Morrison & Gore 2010).

Besonders der Nutzung sozialer Medien muss aufgrund ihrer in den letzten Jahren ausufernden Verbreitung und Nutzung im Kontext der Beeinflussung der psychischen Gesundheit besondere Aufmerksamkeit geschenkt werden. In einer Übersichtsarbeit zum Zusammenhang von Aktivitäten in den sozialen Medien und Symptomen psychischer Erkrankungen konnten die in den sozialen Medien verbrachte Zeit und spezifische Aktivitäten wie persönliches Engagement und dauerndes Checken der Nachrichten als wichtigste Risikofaktoren für die Entwicklung depressiver Symptome identifiziert werden (Keles et al. 2020). Möglicherweise spielt hierbei als Hauptmotiv das Bedürfnis nach sozialem Vergleich eine Rolle. Blomfield Neira & Barber (2014) messen bei der Nutzung sozialer Medien dem Wunsch nach sozialer Rückmeldung oder verbessertem Image eine wichtigere Bedeutung für die Entwicklung einer Depression bei als lediglich die in den sozialen Medien verbrachte Zeit. Eine weitere Studie wies den Zusammenhang zwischen Internetsucht und dem Auftreten internaler Störungen nach, diese waren aber zugleich eingebettet in andere Probleme, wie Schulschwierigkeiten, Einsamkeit und wenige häusliche Regeln für die Mediennutzung (Mythily et al. 2008).

Mehrere Forschungsergebnisse weisen auch darauf hin, dass ein höheres Maß an psychischer und körperlicher Gesundheit sowie Resilienz bei Kindern und Jugendlichen negativ korreliert mit dem Auftreten einer Internetsucht (Shek & Yu 2016) aber auch einer Depression (Jelicic et al. 2007; Yu & Shek 2013).

Cataldo et al. (2021) geben einen umfassenden Überblick zu den Zusammenhängen zwischen psychischen Störungen im Kindes- und Jugendalter und der Nutzung sozialer Medien. Sie formulieren als eine ihrer prinzipiellen Hypothesen, dass hierzu die Untersuchung unterschiedlicher sozialer Medienplattformen notwendig ist, da jede Plattform spezifische einzigartige Charakteristika aufweise, welche den Vorlieben der Nutzer entspricht. Zudem weisen sie der Plastizität und den Veränderungen neurobiologischer Vorgänge im Gehirn im Kindes- und Jugendalter bei der Nutzung spezifischer Internetaktivitäten mit den damit einhergehenden Entwicklungsrisiken eine hohe Bedeutung zu.

Die Autoren erkennen einerseits an, dass der Nutzung sozialer Medien ein immenses Potenzial innewohne, die eigene Persönlichkeit auszudrücken und soziale Kontakte zu initiieren und zu pflegen. Auf der anderen Seite gehe die exzessive Nutzung dieser Plattformen durchaus mit erheblichen psychischen Gesundheitsrisiken einher (Lloyd 2014). Einer der Gründe hierfür wird darin gesehen, dass die Grenzlinien zwischen realem und virtuellem Leben verschwinden oder verschiedene Konzepte einer digitalen Identität entwickelt werden können (Lieberman & Schroeder 2020; Khan et al. 2016; Warburton 2012). Interpersonelle Modelle der Entwicklung depressiver Störungen gehen davon aus, dass jeweils neue Entwicklungsstadien zugleich Bewältigungsaufgaben für Kinder und Jugendliche darstellen und je nach Coping-Fertigkeiten mehr oder weniger depressive Symptome auftreten können. Hierzu zählen häufiger werdende, nicht von den Eltern kontrollierte Kontakte mit Gleichaltrigen oder die Suche nach persönlicher Identität (Nesi & Prinstein 2015). Zugleich hat die Häufigkeit von depressiven Störungen bei Jugendlichen in den letzten zehn Jahren erheblich zugenommen (Twenge et al. 2019). Deshalb rückt die Rolle der unterschiedlichen sozialen Medien und ihre Nutzung vermehrt ins Blickfeld. Die jüngsten Forschungsergebnisse weisen auf einen bidirektionalen Zusammenhang hin, indem die exzessive Nutzung sozialer Medien depressive Symptome verstärkt (Hussain & Griffiths 2018; Frison & Eggermont 2016; Aalbers et al. 2018; Brooks & Longstreet 2015). Indirekt wirksame, damit einhergehende Variablen der exzessiven Internetnutzung wie z. B. geringes Zugehörigkeitsgefühl zur sozialen Gruppe, geringe soziale Unterstützung und Einsamkeitsgefühle verstärken die depressiven Symptome (Vannucci & Ohannessian 2019; Tobin et al. 2015).

Umgekehrt wirken sich depressive Symptome, Einsamkeitsgefühle und ein hohes Maß an Stress als prädiktive Faktoren für eine intensivere Nutzung der sozialen Medien aus, wie Kross und Mitarbeiter in einer Longitudinalstudie nachweisen konnten (Kross et al. 2013), da die Betroffenen hierin einen Kompensationsversuch erleben, ihre depressive Stimmung zu überwinden (Aalbers et al. 2018). Zu berücksichtigen ist auch, dass gerade bei der Nutzung sozialer Medien das Antwortverhalten der Nutzer auf eine Person mit depressiven Symptomen diese durchaus verstärken kann (Ehrenreich & Underwood 2016). So hat beispielsweise das Ausmaß depressiver Symptome einen erheblichen prädiktiven Wert auf die Anzahl der Facebook-Freunde, die die betroffene Person über längere Zeit halten kann (Negriff 2019).

Interessant ist, dass die emotionale Abhängigkeit von Facebook negativ korrelierte mit verschiedenen Aspekten der Lebensqualität von Jugendlichen: Autonomie, Lebensziele, Selbstakzeptanz und allgemeine Problemlösefähigkeiten (Naeemi & Tamam 2017). Das Gefühl, von Facebook abhängig zu sein, korrelierte positiv mit Symptomen einer Depression unabhängig vom Alter und Geschlecht (Pontes 2017).

Soziale Ängste

Die Nutzung sozialer Medien ist bei Jugendlichen stark motiviert durch das Bedürfnis, Unterstützung und Anerkennung zu bekommen, beispielsweise durch die Anzahl der Likes auf ein Posting auf Instagram. Zugleich besteht hierin selbstverständlich auch umgekehrt das Risiko, soziale Ablehnung zu erfahren, sodass a priori bereits angelegte ängstliche Persönlichkeits- und Verhaltenszüge noch weiter verstärkt werden können (Calancie et al. 2017). Je mehr Menschen persönliche Profile online teilen und ihnen dies auch wichtig ist, umso mehr besteht für sie natürlich die Befürchtung, Rückmeldungen aus ihrer sozialen (Online-)Gruppe nicht mitzubekommen. In der Folge sind sie in Gefahr, permanent ihr Bedürfnis zu erfüllen, das Profil auf Rückmeldungen ihrer Umwelt hin zu checken (Oberst et al. 2017). Diese Angst wird FoMO (fear of missing out) benannt. Die Intensität der Facebook-Nutzung scheint hierbei ein Kompensationsversuch der Nutzer zu sein, diese Ängste zu regulieren oder zu kompensieren (Dempsey et al. 2019). Auf diese Weise wird klar, dass die intensive Nutzung sozialer Medien durchaus das Risiko beinhalten bzw. verstärken kann, mehr Ängste sowie einen suchtartigen Gebrauch sozialer Medien zu entwickeln.

Gerade bei diagnostizierten Angststörungen spielt die spezifische Nutzung der sozialen Medien eine große Rolle, auch um angstbesetzte reale Situationen zu umgehen.

Sozial ängstliche Menschen leiden häufig unter ihrer Einsamkeit (Caplan 2007). Sie haben ein erhöhtes Bedürfnis, sich als sozial erwünscht darzustellen, und zugleich ein geringes Zutrauen in die eigenen Fähigkeiten. Das Internet stellt für die Betroffenen eine scheinbar ideale Möglichkeit dar, in Echtzeit mit anderen Menschen in Kontakt zu treten: Hierbei können sie ihrem erhöhten Sicherheitsbedürfnis nachkommen, finden zugleich aber mehr Mut, persönliche Informationen über sich preiszugeben, die sie in der Kommunikation von Angesicht zu Angesicht nicht äußern könnten (McKenna et al. 2002).

Problematisch werden diese vermeintlichen Kommunikationsvorteile dann, wenn der Nutzer hierdurch seine sozialen Online-Interaktionen immer weiter verstärkt. Folge ist eine immer größer werdende Einsamkeit in seinen realen sozialen Beziehungen und hierdurch eine ausgeprägtere Internetabhängigkeit. Dieser Effekt scheint umso stärker zu sein, je höher der Grad der Einsamkeit bereits im Vorfeld der Online-Kommunikation gewesen ist (Caplan 2003). Zudem muss bedacht werden, dass dieser Teufelskreis, in den die Betroffenen hineingeraten, sehr oft über Schwierigkeiten in der zwischenmenschlichen Kommunikation hinausgeht. Häufig werden nämlich parallel zur Ausweitung der Online-Kommunikation auch andere Verpflichtungen wie Schule, Ausbildung oder Beruf vernachlässigt. Dies führt auch in diesen Bereichen zu vermehrten Problemen. In der Folge wächst die Flucht in das Internet (Kim et al. 2009).

Bei Mädchen spielen visuelle Medien wie Instagram eine erhebliche Rolle für ihr Körperbild und ihr Aussehen, außerdem weisen sie ein höheres Bedürfnis nach sozialem Vergleich auf. Gerade bei Jugendlichen gewinnt das Gefühl nach sozialem Feedback an Bedeutung. Für sozial ängstliche Personen kann mithin der Erfolg in den sozialen Medien dazu beitragen, die Ängste zu überwinden, auf der anderen Seite sind genau diese Personen aufgrund ihres schwachen Selbstbewusstseins deutlich empfindlicher gegenüber sozialer Kritik. Sie bewegen sich also in einem Teufelskreis zwischen dem Wunsch nach sozialer Anerkennung in den sozialen Medien, auf der anderen Seite aber auch Verstärkung ihrer Symptomatik bei Zurückweisung (Calancie et al. 2017).

Es ist wichtig anzumerken, dass gerade bei diesen störungsspezifischen Gruppen internetbasierende Therapieprogramme hilfreich sein können. Durch sie ist es möglich, eine besonders vulnerable Gruppe anzusprechen, die sonst nur schwer erreichbar ist.

Zur Effektivität von internetbasierten Behandlungen sozialer Ängste können vorläufige Befunde herangezogen werden: McCall et al. (2019) führten solch eine auf kognitiv-verhaltenstherapeutischen Prinzipien beruhende Behandlung bei 369 Personen durch. 27,7% hielten die Behandlung durch, und es kam zu erheblichen Verbesserungen bezüglich Angstsymptomen, depressiven Symptomen, Stress als auch Vermeidungsverhalten. Auch Metaanalysen unterstützen diese Studienergebnisse, allerdings korreliert der Erfolg der Behandlung erheblich mit dem Ausmaß, wie sich der Therapeut engagiert (Cuijpers et al. 2009; Helgadóttir et al. 2009).

FALLBEISPIEL: 20-jähriger Patient mit sozialer Phobie, depressiver Episode und Computerspiel-/Internetsucht

Der Patient stellt sich erstmalig im Alter von 16 Jahren in der Sprechstunde vor. Er berichtet, dass er in der siebten Klasse vom Gymnasium auf die Realschule gewechselt ist. Ursächlich seien einerseits Konzentrations- und Leistungsprobleme gewesen, vor allen Dingen aber auch Mobbing-Erfahrungen in der Gleichaltrigengruppe. In der neunten Klasse der Realschule fühle er sich jetzt einigermaßen wohl, habe allerdings nur wenig sozialen Anschluss. Er habe Schwierigkeiten, auf andere Menschen zuzugehen, denke oft, dass er etwas Falsches sagen könne und dass andere ihn nicht mögen. Außerdem beschreibt er erhebliche Leistungsängste, zum Beispiel vor Klassenarbeiten. Hier komme es dann immer wieder zu erheblichen und ausgedehnten Fehlzeiten. Die Konzentrationsproblematik sei mittlerweile nicht mehr so stark vorhanden. Im Grunde fühle er sich fachlich auch nicht überfordert. Im Freizeitbereich hat er nur wenige Gleichaltrigenkontakte. Zu seinen Eltern wird das Verhältnis als distanziert beschrieben.

Er verbringt den meisten Teil seiner Freizeit zu Hause, seit ca. anderthalb Jahren zunehmend auch vor dem PC. So komme er aktuell auf mindestens drei bis vier Stunden Online-Spielen, Internetsurfen sowie Chatten am Tag. Er gehe sehr spät ins Bett und habe große Schwierigkeiten morgens aufzustehen, weil er sehr müde sei. Seine Eltern beklagen die ausgedehnte PC-Nutzung, begrenzen diese aber nicht bzw. nehmen sie so hin.

Die weitere Anamnese ergibt, dass er als Frühgeborenes in der 32. Schwangerschaftswoche zur Welt kam und maschinell beatmet werden musste. Außerdem bestand eine neonatale Infektion. Die psychomotorische Entwicklung verlief insgesamt ohne erhebliche Verzögerungen. Im Kindergarten zeigte er ein lebhaftes und impulsives Verhalten. In der Kindergartenzeit dominierten Trennungsängste. Die Grundschulzeit sei geprägt gewesen von Konzentrationsschwierigkeiten und Kontaktproblemen.

Die testpsychologische Untersuchung ergibt ein Begabungsprofil im oberen Durchschnittsbereich. Eine Aufmerksamkeitsdefizitstörung kann nicht nachgewiesen werden. Diagnostisch werden eine soziale Phobie, eine depressive Episode sowie exzessives Computerspielen festgestellt.

Es erfolgt über ein Jahr hinweg eine sozialpsychiatrische Betreuung des Patienten sowie eine Verhaltenstherapie mit dem Fokus auf der Angstproblematik. Eine Begrenzung der Computernutzungszeiten gelingt aufgrund der Passivität der Eltern nicht hinreichend. Immerhin schafft der Junge einen erfolgreichen Realschulabschluss.

Danach reißt der Kontakt zum Patienten zunächst ab. Drei Jahre später stellt er sich erneut in der Sprechstunde vor – mit dem gleichen Beschwerdebild, allerdings mit dem Unterschied, dass sich die Computerspiel- und Internetnutzungszeiten noch extrem ausgeweitet haben. Zum Zeitpunkt der Neuvorstellung geht er keiner geregelten Beschäftigung nach und hat auch keine Ausbildung begonnen. Er hat sich komplett auf den häuslichen Bereich zurückgezogen. Er steht morgens um 11:00 Uhr auf und geht nach dem Frühstück direkt ins Internet. Er gibt an, dass er viel spiele, in letzter Zeit aber auch viel chatte und Internetseiten aufsuche, in denen andere Betroffene einer sozialen Phobie sich austauschten. Dies helfe ihm insofern weiter, als er daraus ersehen könne, dass es anderen jungen Menschen ähnlich gehe wie ihm. Konkrete Verhaltensänderungen bewirke dies aber nicht bei ihm. Die Gesamtcomputernutzungszeiten liegen jetzt bei mehr als zehn Stunden am Tag. Er sitzt bis spät nachts vor dem PC. Seine Eltern lassen ihn weiter gewähren, zumal er ja mittlerweile volljährig ist. Er bittet nun erneut um Hilfe, einerseits um mit seinen sozialen Ängsten besser zurechtzukommen. Andererseits auch, um mit therapeutischer Unterstützung eine Ausbildung beginnen zu können.

Im Verlauf der nächsten Monate beginnt er erneut eine Verhaltenstherapie und macht im Hinblick auf seine Ängste erhebliche Fortschritte, unter anderem durch ausgedehnte Expositionsbehandlungen. Er erhält zudem Unterstützung bei der Suche nach Praktika und Ausbildungsstellen. Bewerbungsgespräche schiebt er allerdings stets auf. Er kommt regelmäßig zu den ambulanten fachärztlichen Terminen. Hierbei wird rasch klar, dass er im Alltagsleben nur ganz geringe Fortschritte macht, trotz der erfolgreichen Therapie. Er gibt an, dass er an seinen Computernutzungszeiten nur wenig geändert habe. Er bricht erneut den Kontakt zu seinen Behandlern ab.

Nach sechs Monaten stellt er sich zum dritten Mal vor und formuliert, dass er zu der Auffassung gekommen sei, dass er nur dann im Alltag und in der Selbstständigkeitsentwicklung Fortschritte machen oder eine Ausbildung beginnen könne, wenn er sich der Thematik der Computerspiel-/Internetsucht stelle. Er willigt jetzt in eine Tages- oder vollstationäre Klinikbehandlung ein.

Quelle: Patient aus eigener Praxis

An diesem Fallbeispiel wird deutlich, dass internale psychiatrische Störungen wie soziale Phobien und Depressionen häufig in eine Flucht in die virtuelle Welt einmünden. Eine erfolgreiche Behandlung der zugrunde liegenden Störungsbilder ist in dieser Konstellation nur dann möglich, wenn zugleich die Suchtproblematik ernst genommen wird und wenn sie – wie in diesem Fall – im Rahmen der Behandlungshierarchie die erste Priorität erhält. Erst wenn die betroffenen Patienten wieder in der Lage sind, einem geregelten Alltagsleben nachzugehen, kann im ambulanten Bereich eine erfolgreiche Behandlung der zugrunde liegenden psychischen Probleme erfolgen.

14.2 Internet-/Computerspielsucht und ADHS

Wie in den vorangehenden Kapiteln ausführlich dargelegt, besteht eine breite öffentliche Debatte darüber, inwieweit Zusammenhänge zwischen dem Lern- und Konzentrationsvermögen einerseits und dem Ausmaß der Computerspiel- bzw. Internetnutzung andererseits bei Jugendlichen vorliegen.

Die Aufmerksamkeitsdefizit-/Hyperaktivitätsstörung (ADHS) weist ein erhöhtes Risiko für die Entwicklung von irgendeiner Art von Sucht auf. Dieses Risiko ist doppelt erhöht für Personen mit einer ADHS und vierfach erhöht bei Vorliegen einer ADHS zusammen mit einer komorbiden Störung (Wilens et al. 2011). Speziell für den Missbrauchsbereich Computerspiele und Internet konnten in den letzten Jahren ebenfalls Zusammenhänge mit einer ADHS nachgewiesen werden (Masi et al. 2021). Eine systematische Literaturanalyse erbrachte hier eine mittlere Korrelation. Personen mit suchtartiger Nutzung des Internets zeigten stärkere ADHS-Symptome, und zwar für alle Kernsymptome des Störungsbildes. Außerdem bestand ein Zusammenhang mit dem männlichen Geschlecht, nicht bezüglich des Alters (Wang et al. 2017). Wichtig ist der Hinweis, dass bereits Kinder und nicht nur Jugendliche mit einer ADHS signifikant häufiger suchtartiges Computerspielverhalten im Vergleich zu nicht Betroffenen aufweisen (Kietglaiwansiri & Chonchaiya 2018; Paulus et al. 2018). Mathews et al. (2019) konnten allerdings keinen Zusammenhang zwischen dem genutzten Spielgenre, der ADHS-Symptomstärke und der Ausprägung des Suchtverhaltens nachweisen.

Obwohl bereits eine Vielzahl an Studien vorliegt, die einen Zusammenhang zwischen ADHS und Internet-/Computerspielsucht nachweist, sind die pathogenetischen Bedingungen nach wie vor unklar. Angenommen wird derzeit ein bidirektionaler Zusammenhang.

Ra et al. (2018) veröffentlichten 2018 in JAMA eine Longitudinalstudie über 24 Monate mit 15- bis 16-jährigen Jugendlichen ohne signifikante ADHS Symptome im Hinblick auf das Auftreten störungsspezifischer Symptome nach zwei Jahren. Untersucht wurden 2587 Jugendliche, davon 54,4% Mädchen. 1398 der Jugendlichen zeigten eine häufige Mediennutzung zu Beginn der Studie. Diese Gruppe entwickelte im Zwei-Jahresverlauf ein mindestens doppelt so hohes Ausmaß an ADHS-bezogenen Symptomen. Dieser Befund zeigt, dass ein mittelgradig ausgeprägter Zusammenhang zwischen der Nutzungsintensität von Computermedien und ADHS-Symptomen besteht und wurde auch durch eine Metaanalyse bestätigt (Nikkelen et al. 2014). Inwieweit diese Symptomatik wirklich klinische Relevanz besitzt, muss offenbleiben.

In einer Langzeitstudie, die Teilnehmer zwischen 11 und 40 Jahren einschloss, wurden zwei Gruppen gebildet und über drei Jahre hinweg untersucht: eine Gruppe mit Internetsucht ohne Komorbidität, eine Gruppe mit Internetsucht und ADHS. Beide Gruppen durchliefen eine Behandlung. Die Heilungsrate bei der Gruppe mit Internetsucht ohne Komorbidität lag bei 93%, bei der kombinierten Gruppe bei 63%. Die Komorbidität einer ADHS wies darüber hinaus innerhalb eines Jahres eine häufigere Rückfallquote mit Internetsuchtsymptomen auf, und die Suchtsymptome waren stärker ausgeprägt (Lee et al. 2021).

Eine kanadische Multicenter-Studie untersuchte 4- bis 12-jährige Kinder (n = 280) im Hinblick auf ihr Computerspielverhalten (Masi et al. 2021). Es wurden drei Gruppen gebildet: eine Gruppe mit ADHS-Kindern, eine klinische Kontrollgruppe sowie eine Kontrollgruppe der Allgemeinbevölkerung. Die Gruppe der ADHS-Kinder zeigte doppelt so häufig suchtbezogenes Verhalten im Hinblick auf Computerspielen gegenüber der unauffälligen Kindergruppe sowie eine signifikant längere Nutzungsdauer.

Pathogenetische Faktoren bei ADHS und Suchtverhalten

Molekulargenetische Befunde erklären mögliche Zusammenhänge zwischen beiden Störungsbildern. Beim ADHS kommt dem sog. 7-Repeat-Allel des Dopamin-D_4-Rezeptors eine wichtige Bedeutung zu. Es tritt bei betroffenen Kindern häufiger auf (LaHoste et al. 1996) und wirkt sich funktionell vermindernd auf die postsynaptische Dopaminaktivität aus (Lowe et al. 2004). Der Zusammenhang zum Suchtverhalten könnte hypothetisch darin bestehen, dass durch die Einnahme einer suchtauslösenden Substanz bzw. Durchführung entsprechender Aktivitäten die Dopaminfreisetzung im Nucleus accumbens erhöht wird (Beurrier & Malenka 2002) und somit im Sinne einer Selbstmedikation eine effektive Symptomlinderung eintritt.

Als eine weitere pathogenetische Verbindung zwischen ADHS und Substanzmissbrauch wird ein bei beiden Störungsbildern vorliegender dysfunktionaler mesolimbischer Dopaminmetabolismus mit den sich hieraus resultierenden neuropsychologischen Konsequenzen diskutiert (Weinstein & Weizman 2012). Auf der Symptomebene wirkt sich diese Dysfunktion in Form einer verminderten kognitiven und affektiven Selbstregulationsfähigkeit aus (Gardner 2005; Wise 2003). Für das ADHS gilt, dass die Impulsivität der Betroffenen eine defiziente Selbststeuerungsfähigkeit und eine mangelhafte Fähigkeit nach sich zieht, langfristige Konsequenzen des eigenen Handels zu antizipieren. Die Betroffenen sind deshalb einer Aufklärung bzw. Beratung über die gefährdenden Auswirkungen suchtauslösender Substanzen oder Aktivitäten in geringerem Ausmaß zugänglich. Darüber hinaus macht sie ihr impulsiver und auf rasche positive Verstärkung ausgerichteter Denk- und Handlungsstil für die kurzfristig euphorisierenden Effekte suchtauslösender Substanzen oder Medien empfänglicher und diesbezüglich auch verführbarer (Barkley 1998; Faraone & Biederman 1998).

Psychosoziale Bedingungsfaktoren

Kinder und Jugendliche mit ADHS sind aufgrund der das Störungsbild konstituierenden Kernsymptome – mit Konzentrationsproblemen, erhöhter Ablenkbarkeit, kognitiver und emotionaler Impulsivität sowie schwachem Kurzzeitgedächtnis – einem erhöhten Risiko ausgesetzt, schulisch zu versagen. Begleitende Lern- und Teilleistungsstörungen wie Lese-Rechtschreib-Schwäche oder sprachliche Entwicklungsstörungen erhöhen dieses Risiko zusätzlich (Tannock & Brown 2000; Wilson et al. 2004). Als Folge ist die Schullaufbahn von Kindern oder Jugendlichen mit ADHS gekennzeichnet von schulischen Misserfolgserlebnissen, Klassenwiederholungen, Schulwechseln oder -abbrüchen und akademisch niedrigeren Abschlüssen. Dies birgt für die schulische Entwicklung von Beginn an die Gefahr, eine soziale Außenseiterposition einzunehmen, über einen niedrigen Selbstwert zu verfügen und weitere psychiatrische Auffälligkeiten zu entwickeln – sei es internaler Natur (Angststörungen, Depression) oder externaler Natur im Sinne von vermehrt zu beobachtenden aggressiven und in der

Jugend auch zunehmend delinquenten Verhaltensweisen (Seidman et al. 2004). Bei externalen Auffälligkeiten spielt die häufig anzutreffende emotionale Impulsivität der Betroffenen mit einer reduzierten Verhaltenskontrolle eine wichtige Rolle (Faraone & Biederman 1998; Tarter et al. 1999). Dieser frühe, misserfolgsgeprägte Entwicklungsverlauf schafft die Voraussetzungen, in ein soziales Randgruppenmilieu zu gelangen und dort einem subkulturbedingten erhöhten Risiko für Alkohol und Substanzmissbrauch ausgesetzt zu sein (DuPaul et al. 2000; Manuzza & Klein 2000; Hinshaw 2002).

Spezifische Befunde zu Computerspielsucht und ADHS

Slusarek et al. (2001) und Brown (1999) formulieren, dass sich *motivationale Gesichtspunkte* auf die Leistungsfähigkeit von Kindern mit ADHS in besonderem Maße positiv auswirken – also Bedingungen, die z. B. Computerspiele durch ihren hohen Anreizwert schaffen. Ein wichtiger Gesichtspunkt ist in diesem Zusammenhang, dass Computerspielen zumeist nur eine geringe Antwort-, Belohnungs- und Reaktionsverzögerung inhärent ist und sie eine hohe Ereignisfolgedichte aufweisen. Dies kommt dem impulsiven Handlungsstil von Kindern und Jugendlichen mit ADHS erheblich entgegen (Douglas & Parry 1994; Sonuga-Barke 2002). Erfolge beim Computerspielen können also unter diesem Blickwinkel einen wichtigen Kompensationsmechanismus für Kinder und Jugendliche mit ADHS darstellen, um Misserfolgserlebnisse im sozialen und Schulalltag besser verarbeiten zu können (Koepp et al. 1998; Granic et al. 2014). Sie erklären jedoch andererseits auch die erheblichen Risiken für missbräuchliches oder suchtartiges Spielverhalten.

Impulsivität scheint darüber hinaus ein wichtiges prädisponierendes Symptom für Suchtverhalten zu sein, weil Kinder und Jugendliche, die von ADHS betroffen sind, schnell erreichbare Verstärker solchen mit einer langen Zeitlatenz vorziehen (Blum et al. 2000; Frölich & Lehmkuhl 2006; Frölich et al. 2009). Außerdem befinden sich ADHS-Betroffene häufiger als Gesunde auf der Suche nach individuell stimulierenden Reizbedingungen. Wenn diese für sie auf natürlichem Wege in geringerem Ausmaß zu erlangen sind, stellen Computerspiele in besonderem Maße einen präferierten Weg für eine erhöhte Eigenstimulation dar (Blum et al. 1996; Comings & Blum 2000). Hinzu kommt, dass die multimodale sensorische Stimulation durch die Computerspiele dem stimulationssuchenden Verhaltensstil beim ADHS ebenfalls entgegenkommt (Antrop et al. 2002; Tahiroglu et al. 2010). Entsprechend ziehen auch Kinder mit ADHS Computerspiele anderen Nutzungsmöglichkeiten des Computers, vor allem der Internetnutzung, deutlich vor (Yoo et al. 2004).

Aus diesen Gründen gibt es auch therapeutische Ansätze durch sogenannte *Serious games*, die Computerspielen einen therapeutischen Nutzen in der Behandlung der ADHS beimessen (Strahler Rivero et al. 2015). Es erscheint möglich, dass Videospiele bei ADHS-Betroffenen eine optimale Leistungsfähigkeit durch kontinuierliches Feedback fördern (Granic et al. 2014) oder zumindest selektiv Konzentrations- und andere kognitive Prozesse wie das Gedächtnis verbessert werden können (Tahiroglu et al. 2010). Positive Auswirkungen auf die Inhibitionsdefizite wurden ebenfalls nachgewiesen. Überdies liegen auch Studienbefunde vor, denen zufolge von ADHS Betroffene die gleiche Impulskontrolle bei Computerspielen vorweisen wie Nicht-Betroffene (Bioulac et al. 2014). Zudem verschafft das erhöhte Maß an Arousal günstigere motivationale Bedingungen (Lawrence et al. 2002).

Die Auswirkungen einer Internetsucht auf die psychische Befindlichkeit sind vielfältig. Wichtig zu beachten ist, dass es sich häufig um einen bidirektionalen Zusammenhang handelt, d. h., psychische Störungen verstärken den Medienkonsum, und umgekehrt ruft dieser verstärkt psychische Symptome hervor. Insbesondere bei depressiven Episoden und sozialen Ängsten können die sozialen Medien durchaus die eingeschränkten Kontaktmöglichkeiten zunächst verbessern, sie auf längere Sicht jedoch erschweren und den Rückzug verstärken. Internetbasierte Behandlungsangebote können auch Betroffene erreichen, die sonst keiner Therapie zugänglich wären. Kinder und Jugendliche mit ADHS bzw. einer Suchtproblematik sind aufgrund ihrer Reizoffenheit und Impulsivität besonders anfällig für eine Internet-/Computerspielsucht. Risikomodelle haben eine Vielzahl von Einflussfaktoren zu berücksichtigen.

15 Computerspiel- und Internetsucht

Die wichtigsten Fragestellungen zu dieser Thematik beziehen sich zum einen auf den Kontext der Entstehung von Abhängigkeitsentwicklungen. Einerseits gilt es, medienimmanente Gründe zu erkennen, die Suchtgefahren entscheidend begünstigen. Andererseits müssen Zusammenhänge zwischen bestimmten Persönlichkeitseigenschaften, spezifischen psychosozialen Konstellationen und psychischen Störungsbildern im Hinblick auf ein erhöhtes Suchtrisiko identifiziert werden.

Zunächst wenden wir uns am Beispiel von Computerspielen den pathogenetischen Einflüssen zu, unter deren Einwirkung sich eine medienbezogene Suchtentwicklung vollziehen kann.

15.1 Spielimmanente Besonderheiten und psychosoziale Risikofaktoren

Moderne Computerspiele, vor allem solche, die im Online-Modus als Rollenspiele mit mehreren Teilnehmern stattfinden, sogenannte MMORPG (Massively Multiplayer Online Role-Playing Games), zeichnen sich durch einen hohen Komplexitätsgrad aus, was ihre hohe Attraktivität zu einem guten Teil erklärt. Die Anzahl während eines Spiels änderbarer, auch nicht vorhersehbarer Konstellationen ist immens groß, sodass sich für den Spieler immer wieder neue Situationen ergeben und so gut wie nie Langeweile auftritt. Im Gegenteil: Bei hoher emotionaler Beteiligung des Spielers kommt es zum *Flow-Erleben*, also einem Zustand zielgerichteten, konzentrierten Computerspielens, bei dem Anforderungen und Fähigkeiten in einem ausgewogenen Verhältnis stehen. Es kommt weder Langeweile noch Überforderung auf, und die Tätigkeit verlangt keine Mühe ab. In diesem als höchst angenehm, manchmal euphorisch erlebten Zustand ändert sich das Gefühl für Zeitabläufe. Handlung und Bewusstsein verschmelzen miteinander, und äußere Gegebenheiten werden ausgeblendet. Daher erstaunt nicht, dass die Spiele bei derart massiver emotionaler Beteiligung auch zum Stimmungsmanagement eingesetzt werden.

Nora Beyer hat 2020 in ihrem *Spiegel*-Artikel das Flow-Erleben bei Computerspielen sehr gut veranschaulicht. Unter der Überschrift »Das Geheimnis des Flow« subsumiert die Autorin: »Manchmal hat man beim Videospielen das Gefühl, dass der Spielfluss einen trägt. Dass man ganz und gar im Spielerlebnis aufgeht«. Ein Spieler beschreibt seinen Gefühlszustand während des Computerspielens wie folgt: »Es geht immer höher hinauf, mit Sprüngen von Vorsprung zu Vorsprung. Ich nutze den Auftrieb der Schmetterlingskolonien, die mir im Jump'n'Run *Gris* einen kurzfristigen Sprung-Boost verschaffen. Der Mantel flattert, die Ruinen ragen in den Himmel. Genau hier jetzt ein Doppelsprung, perfekt platziert. Und weiter, noch höher. Ich jumpe und runne – und weiß intuitiv, welche Tastenkombination ich wann drücken muss. So lasse ich meine Spielfigur regelrecht durchs Level fliegen – und finde mich selbst im Höhenflug wieder. Mit schlafwandlerischer Sicherheit spule ich die Bewegungsabläufe ab. Das Spiel und ich scheinen für Augenblicke eins zu sein. Ich spüre die Euphorie der Meisterschaft, die Selbstvergessenheit des Virtuosen: Ich spiele das Spiel und nicht umgekehrt. Kurz: Ich bin im sogenannten Flow.« Und weiter: »Wenn es ein Spiel schafft, dass ich als Spieler das Gefühl habe, die volle Kontrolle zu haben, fühle ich den Flow« (Beyer 2020).

Hinzu kommen Faktoren, die im Vergleich zu nicht-interaktiven Spielen im Offline-Modus eine weitaus längere Spieldauer bewirken:

- die hohe technische Qualität der Spiele, zum Beispiel bei der Bildauflösung
- die breit angelegte sensorische Stimulation des Spielers
- die Interaktivität mit anderen Spielern

Die Kommunikation miteinander erfolgt im Textmodus oder über Voice-Chat, sodass sich innerhalb der Spielergruppen auch soziale Bindungen entwickeln können. Dies geschieht zunächst innerhalb der Spielewelt, im Verlauf aber durchaus auch im privaten Kontext oder dass sich persönliche Beziehungen spielunabhängig über das Internet weiterentwickeln. Hierdurch wachsen die Bereitschaft und Verbindlichkeit, am Spiel teilzunehmen. Folgende kurze Fallgeschichte verdeutlicht die durch das Spiel entstehenden Verbindlichkeiten und die daraus resultierenden Folgen:

FALLBEISPIEL: Männlicher, 14-jähriger Gymnasiast, Exzessivspieler mit Suchtentwicklung

Ein 14 Jahre alter Gymnasiast, der in seiner bisherigen Entwicklungsgeschichte keine wesentlichen Probleme hatte, spielt seit Jahren auf seinem Computer zu Hause in geringem Umfang typische Rough-and-Tumble-Spiele. Er hat durchschnittliche Noten, ist eher etwas schüchtern, gleichwohl recht gut integriert in die Gleichaltrigengruppe. Er ist sportlich und besucht dreimal in der Woche einen Fußballverein. Von seinem besten Freund wird er gefragt, ob er Lust dazu hätte, sich so wie er an Fortnite zu beteiligen. Er willigt ein und fängt am Nachmittag an zu spielen. Seine alleinerziehende Mutter ist voll berufstätig und weiß nichts davon, dass er nachmittags immer länger vor dem Computer verbringt, immer mit Fortnite.

Er erreicht durch sein Können und seine hohe zeitliche Präsenz bemerkenswerte Erfolge. Er beginnt die schulischen Belange zu vernachlässigen – die schulischen Leistungen sinken innerhalb von drei Monaten erkennbar ab. Er geht weniger in seinen Fußballverein, um sein geliebtes Spiel spielen zu können und um seinen erzielten Erfolgsstatus dort halten zu können. Dank seines Könnens wird er von anderen Spielern häufig als Mitspieler zur Lösung der Quests angefragt. Er fühlt sich ver-

pflichtet, seiner Gilde zu helfen. Seiner Mutter gegenüber erklärt er, er könne nicht zum Fußball, weil er verletzt sei.
Im Verlauf fängt er an, heimlich auch nachts zu spielen, da er Computer und Internet frei zugänglich im eigenen Zimmer zur Verfügung hat. Die Mutter wundert sich, dass er zunehmend morgens sehr unausgeschlafen wirkt, sie sogar mit ihm »kämpfen« muss, damit er aufsteht. Dass die Ursache der in zunehmender Stärke auftretenden Probleme in seinem Computerspielkonsum begründet ist, erkennt sie erst, als sie von der Mutter des Freundes angerufen wird: Der Freund sei vor wenigen Tagen stationär wegen seiner Computerspielsucht in eine psychiatrische Klinik aufgenommen worden.
Die Mutter konfrontiert ihren Sohn mit ihrem Verdacht, dass auch er spielsüchtig sei. Der Sohn leugnet zunächst, gibt dann aber seine entstandene Sucht offen zu und gelobt Besserung. Er steht fortan einigermaßen pünktlich morgens auf und verlässt das Haus, die Mutter in dem Glauben belassend, er gehe jetzt zur Schule. In Wahrheit wartet er nur ab, bis die Mutter selbst zur Arbeit geht, kehrt zurück und spielt dann bis zum Abend Fortnite. Nachdem die Mutter von der Schule benachrichtigt wurde, dass ihr Sohn die Schule nicht besuche, organisiert sie endlich umgehend eine fachpsychiatrische Vorstellung mit dem Ergebnis einer raschen stationären Aufnahme.

Quelle: Patient aus eigener Praxis

Ein weiteres Charakteristikum der Online-Computerspiele besteht darin, dass sie *ohne Unterbrechung weiterlaufen*, auch wenn der jeweilige Spielteilnehmer zwischendurch mit dem Spielen aussetzt. Das Spiel kann nicht angehalten werden, und das Abspeichern eines Punktezwischenstands ist auch nicht möglich. Es existiert also für den Spieler eine neben seinem realen Leben bestehende, *parallele virtuelle Welt*, in der sich permanent etwas ereignet und die nie stillsteht. Besonders dieser Mechanismus erweist sich als wichtig für eine Suchtentstehung, da nur derjenige Spieler in der Konkurrenz zu anderen dauerhaft erfolgreich sein kann (z. B. indem er seine Spielergruppe anführt), der eine möglichst hohe zeitliche Präsenz im Spiel zeigt. Vor allem für Spieler, die in der realen Welt über ein nur geringes Selbstbewusstsein verfügen, besteht hier die verlockende Möglichkeit, der realen Welt eskapistisch zu entkommen und eine andere soziale Rolle einzunehmen – bis hin zum *Identitätswechsel*. Verständlich wird hierdurch auch das immer stärker werdende, fast sogartige Eintauchen in die virtuelle Welt. Damit verbunden ist die zunehmende individuelle Höherbewertung des Spiels im Alltag und die gleichzeitige Vernachlässigung sozialer Kontakte und Verpflichtungen. Es erfolgt ein sogenannter *semantischer Shift*, bei dem die Wichtigkeit der realen Welt gegenüber den Herausforderungen des Spiels in den Hintergrund tritt. Die Gedanken und sozialen Handlungen kreisen immer mehr um das Spiel.

Aus klinischer Erfahrung können weitere Bedingungen, die das Computerspielen zu einer Gewohnheit werden lassen und nachfolgend in einen suchtartigen Konsum hineinführen, formuliert werden:

Bei der *Gewohnheitsbildung* als Frühstadium hin zu einer Suchtentstehung spielt der große *Zeitaufwand*, der für das Computerspielen erforderlich ist, eine zentrale Rolle. Dieser führt dazu, dass – wie oben bereits formuliert – andere, vormals wahrgenommene Freizeitbeschäftigungen schon mangels der zur Verfügung stehenden freien Zeit weniger ausgeübt werden können. In der Folge werden z.B. Vereinstätigkeiten oder das Treffen von Freunden vernachlässigt oder aufgegeben. Hierdurch verringern sich soziale Kontakte, oder es kommt durch eine unregelmäßige Teilnahme und längere Fehlzeiten zum Beispiel an Mannschaftssportarten zu gehäuften Frustrationserlebnissen, denen sich der Jugendliche nicht mehr aussetzen möchte, sodass er im Zweifel schließlich die Vereinsaktivitäten aufgibt.

Die *Verfügbarkeit des Mediums* spielt ebenfalls eine ganz erhebliche Rolle auf dem Weg hinein in eine Suchtentwicklung. Vor allem die Platzierung des Computers oder gar des Internetzugangs im eigenen Zimmer, mittlerweile aber auch die Verfügbarkeit der Spiele auf dem Smartphone, erhöht naturgemäß die Nutzungswahrscheinlichkeit in Bezug auf Dauer und Intensität. Eltern können dann weniger Einfluss nehmen und schlechter Kontrolle ausüben.

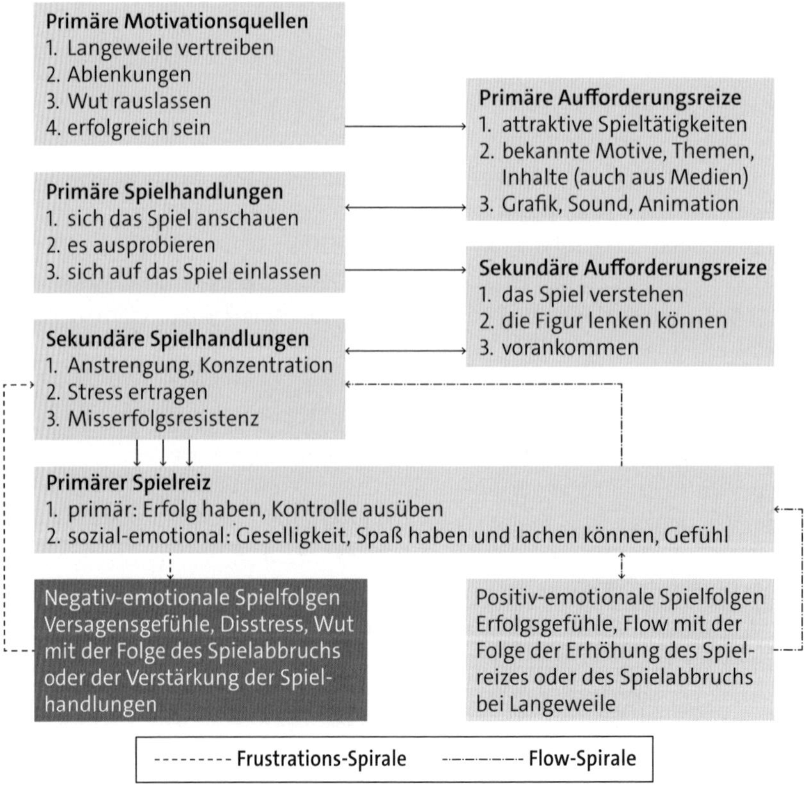

Abb. 15-1: Motivationsquellen für das Spielen, Spielreiz und Spielfolgen. Schematische Darstellung, wie ein Computerspiel den Spieler in eine Spirale von Frustrations- oder Flow-Erlebnissen hineinführen kann (mod. nach Fritz & Misek-Schneider 1995, zit. nach Groppler 2002, S. 29)

Nicht unbedeutsam ist auch die Möglichkeit, überhaupt *alternative Freizeitbeschäftigungen* wahrnehmen zu können. Wohnen Familien z. B. in sozialen Brennpunktregionen, lassen Eltern ihre Kinder eher Computer spielen, als dass sie sie den Risiken des sozialen Umfeldes aussetzen (von Salisch et al. 2007). Wie der Wegfall außerhäuslicher Aktivitäten den Medienkonsum anfacht, wird durch die Corona-Epidemie offensichtlich.

Suchtfördernde Computerspiele zeichnen sich durch folgende Grundprinzipien aus: Ihre intermittierend nach dem Zufallsprinzip aufgebauten Belohnungssysteme, das dem von Glücksspielen ähnelt, sowie der Umstand, dass Erfolg oft nur in der Gruppe erzielbar ist, stellen die wesentlichen konstituierenden und auch kritikwürdigenden Punkte dar.

Abbildung 15-1 stellt dar, wie ein Computerspiel den Spieler in eine Spirale aus sich abwechselnden Frustrations- und Erfolgserlebnissen hineinführen kann – als Vorbedingung für die Entwicklung einer Computerspielsucht.

15.2 Risikomodelle für die Entstehung

Zunächst ist festzuhalten, dass insbesondere Online-Spiele ein immanentes Suchtrisiko beinhalten. Hierbei spielen Belohnungsmodelle eine große Rolle. Rehbein (2018) fasst diese wie folgt in einer Tabelle zusammen (→Tab. 15-1):

Es lassen sich spezifische Spielgenres identifizieren, die mit einem erhöhtem Suchtpotenzial verbunden sind (→Abb. 15-2, Rehbein 2018).

Risikomodelle für die Entstehung einer Computerspielsucht belegen, dass dem Spielen für die Stressregulation eine hohe Wichtigkeit zukommt (Grüsser et al. 2005). Computerspielen wird demnach vor allem von Nutzern eingesetzt, die in der realen Welt bezüglich ihrer Leistungen oder im sozialen Kontext objektiv Misserfolge erfah-

Unentgeltliche Belohnungen mit hoher subjektiver Relevanz für die Spieler
▪ Hohe Immersion, verändertes Zeiterleben, Flow-Erleben ▪ Teilweise extrem langes und repetitives Spielverhalten notwendig, um bestimmte Spielerfolge zu erzielen. Gleichzeitig anhaltende Spielmotivation. ▪ Soziale Vernetzung und Verpflichtungen in Online-Spielen ▪ Die virtuelle Identität als zweites Leben ▪ Der Übergang zwischen Computer- und Glücksspiel ist potentiell fließend: Computerspiele können Glücksspielteilnahmen simulieren, Konstruktionsmerkmale von Glücksspielen adoptieren (intermittierende Verstärkung; Gewinne & Verluste) und virtuelle Spielelemente monetarisieren (z. B. Spielitems, Spielwährung, Belohnungen).

Quelle: mod. nach Rehbein 2018, PowerPoint-Folie 16

Tab. 15-1: Spielimmanente Belohnungsmechanismen als Risiken für eine Suchtentwicklung

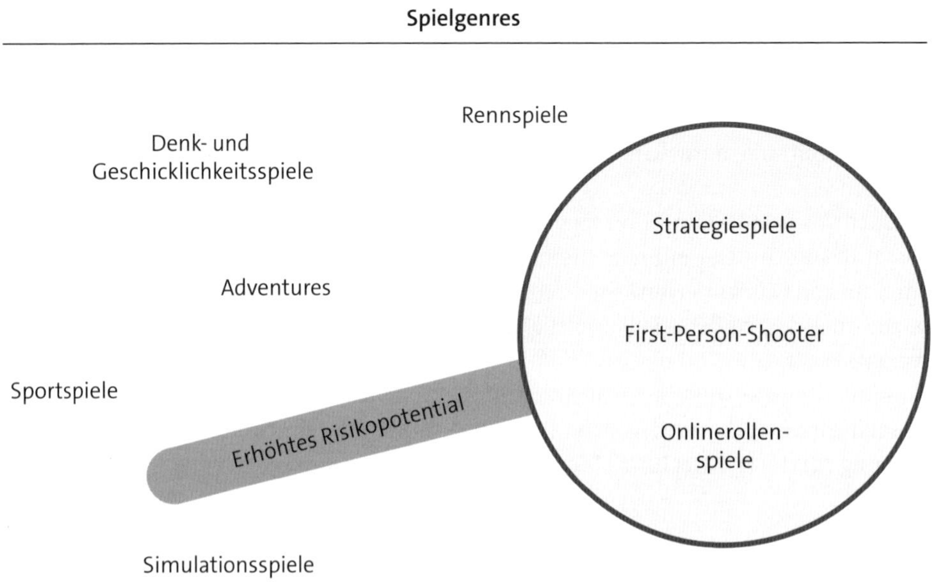

Abb. 15-2: Spielgenres mit erhöhtem Suchtpotenzial. Unentgeltliche Belohnungen mit hoher subjektiver Relevanz für die Spieler (Rehbein 2018, PowerPoint-Folie 21).

ren oder sich als nicht erfolgreich erleben. Statt der Auseinandersetzung mit den real vorhandenen Problemen erfolgt eine Flucht (sog. Eskapismus) in die virtuelle, mehr Selbstwert und Belohnungen versprechende Medienwelt, um sich hier als kompetent und selbstwirksam zu erleben (Blasi et al. 2019).

Werden Gefühle von Kontrolle und Macht beim Spielen wahrgenommen, wächst das Abhängigkeitsrisiko. Abbildung 15-3 gibt eine Übersicht über den Teufelskreis der Entwicklung und Aufrechterhaltung einer Computerspielsucht.

Geisel, Lipinski und Kaess (2021) formulieren eine Reihe von Risikofaktoren für die Entwicklung einer Computerspielsucht im Jugendalter. Aus klinischer Erfahrung ist in solchen Fällen aber bereits eine langjährige, zum Teil auch exzessive Spieleerfahrung im Kindesalter vorangehend:

Verminderte Selbstkontrolle und *Impulsivität* werden als wesentliche konstitutionelle Faktoren angenommen, die dazu beitragen, nicht genügend Selbstbeherrschung aufzubringen, um das Computerspielen zu begrenzen, vor allem im Kontext der immanenten exzessiven Belohnungsmechanismen. Gerade in diesem Zusammenhang ist auf das sogenannte »Sensation Seeking« hinzuweisen, das mit einer erhöhten Bereitschaft für Risikoverhaltensweisen und der ständigen Suche nach neuen, aufregenden Reizen einhergeht. Beide Bedürfnisse werden selbstverständlich durch Computerspielen in extremer Form optimal bedient.

Ein *niedriges Selbstwerterleben* kann ebenfalls häufig Ausgangspunkt für eine pathologische Mediennutzung sein. Wie in einem Teufelskreis wird es durch schulisches Leistungsversagen und soziale Isolation immer weiter aufrechterhalten und ver-

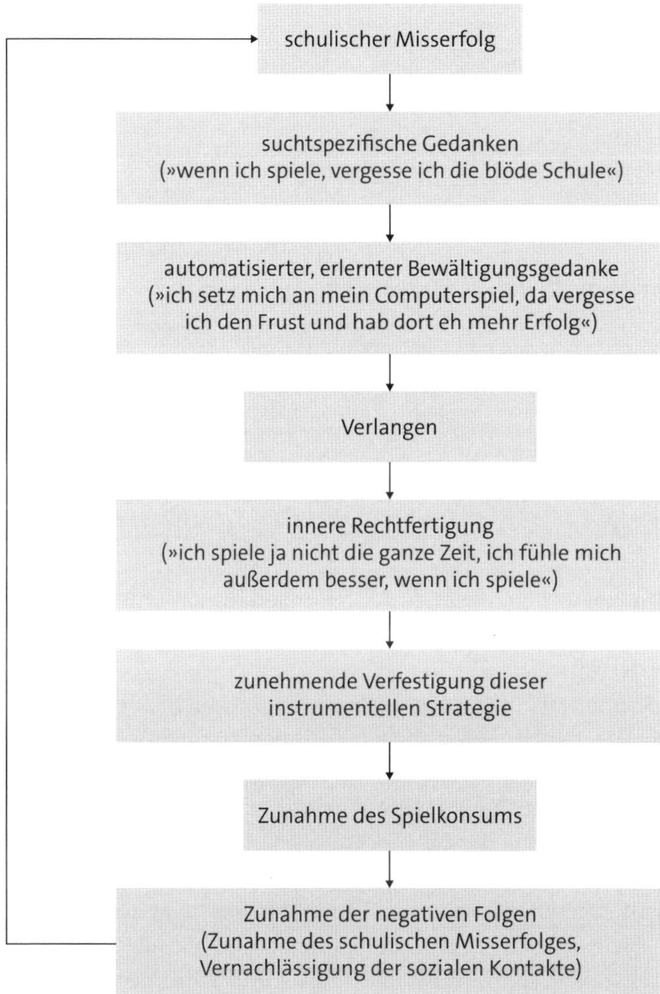

Abb. 15-3: Kognitive Prozesse bei computerspiel-/internetsüchtigen Jugendlichen

stärkt. In diesen Fällen stellt das Computerspielen die wichtigste Selbstwertquelle zur Kompensation der Misserfolgserlebnisse dar (Wölfling & Müller 2010).

Dabei kommt *sozialen Faktoren* bei der Suchtentstehung eine wichtige Rolle zu. Zu nennen sind vermehrte familiäre Konflikte, ein geringes Aufsichtsverhalten und Interesse der Eltern gegenüber den Spielaktivitäten des Jugendlichen sowie eine belastete, distanzierte Beziehung zwischen Eltern und Jugendlichen. Im Kontakt zu Gleichaltrigen überwiegen soziale Isolierung, Ausgrenzung und Mobbing.

Interessanterweise scheinen die Zugehörigkeit eines Jugendlichen zu einer bestimmten *Schulform und das Bildungsniveau* des Elternhauses keine eigenständige signifikante Auswirkung auf das Zustandekommen einer Computerspielsucht zu haben. Das Phänomen betrifft alle gesellschaftlichen und Bildungsschichten.

Komorbiditäten
▪ affektive Erkrankungen ▪ ADHS ▪ Autismus-Spektrum-Störungen ▪ Störungen des Sozialverhaltens ▪ Angststörungen ▪ Zwangsstörungen ▪ Schlafstörungen ▪ Persönlichkeitsstörungen (Cluster B) ▪ dissoziative Störungen ▪ psychische und Verhaltensstörungen durch psychotrope Substanzen ▪ muskuloskelettale Erkrankungen ▪ psychosomatische Erkrankungen

Quelle: Vadlin et al. 2016; Wang et al. 2018

Tab. 15-2: Komorbiditäten zur Computerspielsucht

Komorbide Erkrankungen stellen weitere wichtige Bedingungen für das Entstehen und Aufrechterhalten der Computerspielsucht dar. Studien zufolge erklären psychiatrische Erkrankungen etwa 7–15 % der Varianz:

Nach den derzeitigen Studienerkenntnissen scheint dies vor allem für Aufmerksamkeitsdefizitstörungen, Angststörungen und Depressionen zuzutreffen. Es muss allerdings diskutiert werden, inwieweit diese Störungsbilder pathogenetische *Bedingungen* für eine Computerspiel-/Internetsuchtentwicklung darstellen, *unabhängig* hiervon auftreten oder auch eine *Folge* der Suchterkrankung sind. Hyun et al. (2015) konnten in einer Regressionsanalyse mit 263 Studienteilnehmern verschiedene spezifische Risikofaktoren identifizieren, die mit einer Computerspielsucht korrelierten. Als starke Risikofaktoren erwiesen sich spezifische psychopathologische Symptome: mangelnde Aufmerksamkeitsfähigkeit, Impulsivität, Ängste und Stimmung. Auf diagnostischer Ebene erwiesen sich Depressionen und Aufmerksamkeitsstörungen als die wichtigsten Risikofaktoren für die Entwicklung einer Computerspielsucht.

Tabelle 15-2 fasst die wichtigsten Komorbiditäten zusammen.

Bender et al. (2020) kommen in ihrer Analyse zum Ergebnis, dass spielimmanenten Besonderheiten, psychologischen Faktoren als auch problematischen Familienverhältnissen für die Entwicklung einer Computerspielsucht am relevantesten sind.

Zusammenfassend lassen sich in Tabelle 15-3 Risikocluster für die Entstehung einer Computerspiel-/Internetsucht identifizieren.

Die sogenannten *Gaming Disorders* werden in der ICD-11 (WHO 2018) erstmalig als vollwertiges Störungsbild mit klar umrissenem Symptomprofil aufgeführt. Die Symptomatik zeigt sich in einem Kontrollverlust über das Spielverhalten, einer Priorisierung des Computerspielens gegenüber anderen Interessen und Alltagsaktivitäten sowie einer Fortsetzung des Spielens trotz negativer Folgen für die Betroffenen. Die

Risikokorrelate von IGD (Fokus: Jugendalter)		
Person	**Umfeld**	**Spielprodukt**
Männlich	Eingeschränktes Freizeitverhalten	Nutzung bestimmter Spielgenres, insb. Online-Rollenspiele, aber auch Shooter und Strategiespiele
Erhöhte Impulsivität	Wenige Erlebnisse, auf die der Jugendliche stolz ist	Nutzung von Online-Spielen
Geringe Empathie und Sozialkompetenz	Frühe Ausstattung mit Bildschirmgeräten	Frühe Tendenz zu hohen Spielzeiten und dysfunktionaler Nutzung
Schule wird als negativ oder angstbesetzt empfunden	Schlechte Integration in der Schulklasse	
Geringeres akademisches Selbstkonzept	Aufwachsen in Ein-Eltern-Familien	
Zurückliegende Klassenwiederholungen		

Quelle: zit. nach Rehbein 2018, PowerPoint-Folie 20.

Tab. 15-3: Risikokorrelate einer Internet Gaming Disorder (IGD)

Computerspielstörung wird mithin als eine Verhaltenssucht verstanden. Eingeordnet wird sie im Kapitel der *substanzbezogenen Störungen und Verhaltenssüchte*. DSM-5® hatte bereits 2013 die Computerspielstörung als eigenständige Diagnose formuliert (APA 2013). Tabelle 15-4 stellt die Diagnose konstituierenden Kriterien beider Klassifikationssysteme einander gegenüber.

Die Kriterien-bestimmende Symptomatik wird nach ICD-11 wie folgt beschrieben: Es handelt sich um andauernde oder in Episoden wiederkehrende Muster eines in Tabelle 15-4 charakterisierten Computerspielverhaltens, entweder im Online- oder im Offline-Modus. Für die Vergabe der Diagnose müssen die genannten Kriterien für mindestens zwölf Monate bestehen und gleichzeitig das psychosoziale Funktionsniveaus dauerhaft beeinträchtigt sein. Das Kriterium der Spielzeit spielt dann eine zu vernachlässigende Rolle, wenn alle anderen Diagnosekriterien ansonsten zutreffen und die Symptomatik besonders schwer ausgeprägt ist. Darüber hinaus existiert rein missbräuchliches oder schädliches Computerspielverhalten, allerdings als Ausschluss einer Computerspielsucht. Eine Kodierung unter *riskantes Computerspielverhalten* ist hier möglich. Insgesamt müssen für die Diagnosevergabe einer *Computerspielstörung* alle klassischen Kriterien einer stoffbezogenen Abhängigkeit erfüllt sein.

Es darf nicht verschwiegen werden, dass es nach wie vor einen lebhaften Diskurs um die Diagnose einer Computerspielstörung gibt. Viele gesunde Menschen, soge-

Internet Gaming Disorder (DSM-5®)	Gaming Disorder (ICD-11)
Übermäßige Beschäftigung (gedankliche Vereinnahmung durch Computerspiele)	Kontrollverlust über das Spielen (in Bezug auf Beginn, Frequenz, Intensität, Dauer, Beendigung und Kontext des Spielens)
Entzugssymptomatik (z. B. Gereiztheit, Unruhe, Ängstlichkeit oder Traurigkeit), wenn das Computerspielen wegfällt	Bevorzugung des Computerspielens gegenüber anderen Interessen und Alltagsaktivitäten
Toleranzentwicklung (z. B. Bedürfnis nach zunehmend längeren Spielzeiten)	Fortsetzung oder Steigerung des Computerspielens trotz resultierender, negativer Konsequenzen. Das Verhalten ist so schwerwiegend, dass es zu einer Beeinträchtigung in persönlichen, familiären, sozialen, schulischen oder beruflichen Funktionsbereichen führt.
Verlust der Kontrolle über das Computerspielen	
Interessensverlust bei früheren Hobbys und Freizeitbeschäftigungen (als Folge des Computerspielens)	
Fortführung eines exzessiven Computerspielens trotz der Einsicht negativer psychosozialer Folgen	
Täuschen von Familienangehörigen, Therapeuten und anderen bezüglich des Ausmaßes des Computerspielens	
Nutzung von Computerspielen, um negative Gefühle (Hilflosigkeit, Schuldgefühle, Angst) zu kompensieren	
Gefährdung oder Verlust wichtiger Beziehungen, der Arbeitsstelle oder Ausbildungs-/Karrieremöglichkeit aufgrund des Computerspielens	

Quelle: Leo & Lindenberg 2021, S. 7

Tab. 15-4: Gegenüberstellung der diagnostischen Kriterien der Internet Gaming Disorder nach DSM-5®

nannte Gamer, reklamieren, dass Computerspielen nicht pathologisiert werden dürfe, sondern im Gegenteil ein wichtiges Hobby oder sogar eine Sportart sei (E-Sport; Aarseth et al. 2017). Argumentiert wird häufig, ob problematisches Computerspielen nicht eine besondere Art von Copingstrategie sei, um zu Grunde liegende, verursachende Symptome wie Depressionen oder Ängste zu kompensieren (Kardefelt-Winther

2014). Es wird kritisiert, dass andere internetbezogene Suchtaktivitäten wie exzessives Online-Shopping, exzessiver Online-Pornografiekonsum oder exzessiver Gebrauch sozialer Medien nicht berücksichtigt wurden (Musetti et al. 2016; Musetti & Corsano 2018).

15.3 Parallelen zu stoffgebundenen Süchten

Interessante Parallelen finden sich zum lerntheoretischen *Modell der klassischen Konditionierung* und des Belohnungssystems. Genauso, wie z. B. anfänglich neutrale Reize – etwa der Anblick einer Zigarettenschachtel – im Verlauf mit der subjektiv als positiv erlebten Wirkung des Nikotingenusses assoziiert und damit zu konditionierten Reizen werden, berichten auch viele Computerspieler mit Suchtverhalten von ähnlichen Ritualen. Sie durchlaufen diese beim Computerspielen und empfinden sie als sehr angenehm (z. B. das Hochfahren des Computers, es sich im Sessel bequem zu machen, das Bereitstellen von Getränken oder Nahrung). Alle diese Attribute oder Handlungen erhalten eine konditionierte Bedeutung im Rahmen des Computerspielens und tragen im Verlauf zur Suchtentstehung und -erhaltung bei (Grüsser & Thalemann 2006).

Hinzu kommt, dass die Mehrzahl der Computerspiele beim Nutzer in hohem Maß ein *umfassendes Belohnungserleben* hervorruft. Je komplexer die Computerspiele sind, desto vielfältigere Belohnungen ergeben sich in Form von Punktekonten, Ranglisten, Führungspositionen in einer Spielgruppe, Voranschreiten in einer Spieleanordnung oder neuen Fähigkeiten und Möglichkeiten der Einflussnahme bei Erreichen bestimmter Spiellevel. Besonders bei Online-Computerspielen ist die subjektive Bedeutung erzielter Erfolge wichtig: Mit diesen Spielen kann durch die Möglichkeit des Einnehmens von Führungspositionen ein hoher Gewinn an Sozialprestige verbunden sein. Ein solches Prestige lässt sich in der realen Welt häufig so nicht erreichen, deshalb ist von einem den Selbstwert stabilisierenden Effekt der Spiele auszugehen. Außerdem sind viele Spiele intentional so konzipiert, dass *in intermittierender Form erreichbare Verstärker* vergeben werden, wodurch lernpsychologischen Konzepten zufolge ein lang anhaltendes, hochfrequentes Verhalten – hier Computerspielen – begünstigt und erhalten wird (Zimbardo & Gerrig 2004). Damit weisen Computerspiele eine große Ähnlichkeit zu Glücksspielen auf, denen ein hohes Abhängigkeitspotenzial zugeschrieben wird (Meyer & Bachmann 2005).

15.4 Neurobiologische Befunde

Genetische Befunde bei Computerspielstörungen weisen auf eine Beteiligung von Genen der dopaminergen, serotonergen und cholinergen Neurotransmission hin (Han et al. 2007; Lee et al. 2008; Jeong et al. 2017). Bildgebende Studien zeigen, dass bei einer Computerspielstörung vergleichbare neurobiologische Veränderungen beobachtet werden können wie bei substanzbezogenen Süchten:

- Aktivierung von Hirnregionen, die stark in das dopaminerge Belohnungssystem involviert sind.
- Reduzierte Aktivität in Hirnregionen, die für Impulskontrolle und das Entscheidungsverhalten verantwortlich sind.
- Verminderte funktionale Konnektivität von Netzwerken im Gehirn, die in kognitive Kontrolle, exekutive Funktionen, Motivation und Belohnung involviert sind.

Darüber hinaus liegen Befunde über strukturelle Änderungen im Gehirn vor, vor allem Verminderung bezüglich der grauen Hirnsubstanz und Dichte der weißen Hirnsubstanz. Morphologisch sind magnetresonanztomografischen Untersuchungen zufolge strukturelle Veränderungen in Hirnregionen, die für das Belohnungssystem und die kognitive Kontrolle essentiell sind: Inselregion, Nucleus accumbens, dorsolateraler präfrontaler Kortex und orbitofrontaler Kortex (Weinstein & Lejoyeux 2020).

Andere Befunde gehen davon aus, dass stoff- und nicht-stoffgebundenes Suchtverhalten häufig kombiniert miteinander auftreten. Van Rooij et al. (2014) stellten bei Jugendlichen mit problematischer Spielnutzung doppelt so häufig gleichzeitig Nikotin-, Alkohol- und Cannabismissbrauch fest gegenüber Jugendlichen mit unauffälligem Spielverhalten.

Psychologische Modelle internetbezogener Störungen betonen derzeit das *sogenannte Interaction of Person-Affect-Cognition-Execution Modell (I-PACE)*. Das Modell fußt auf operanten Lernmechanismen und nimmt ein Zusammenspiel aus personenbezogenen Faktoren, affektiven und kognitiven Reaktionen auf spezifische Stimuli sowie exekutiven Funktionen (Inhibition, Kontrolle und Entscheidungsfindung) an. Vorausgesetzt werden allgemeine und individuelle Prädispositionen (Genetik, negative Kindheitserfahrungen, dysfunktionale Copingstile; Leo & Lindenberg 2021). Es beschreibt weiter, dass es in der frühen Phase einer Suchtentwicklung über Gratifikationsprozesse sowie spezifische Verstärker- und Lernmechanismen zu kognitiven und affektiven Veränderungen kommt, die dann in späteren Entwicklungsphasen der Verhaltenssucht bedeutsam sind. In der späten Phase, der Abhängigkeit, stehen dann die so genannte *Cue-Reactivity* (das motivationale Verlangen infolge spezifischer Trigger) sowie das *Craving* (der Drang, das Verhalten auszuüben) im Vordergrund. Es entwickelt sich ein stark auf Gewohnheiten und Automatismen basierendes süchtiges Verhalten (Brand et al. 2016; Antons & Brand 2019). Bemerkenswert ist, dass bei Kindern und Jugendlichen die beschriebenen Mechanismen hin zu einer Suchtentwicklung leichter zustande kommen können, weil sie entwicklungsbedingt und aufgrund der noch bestehenden Unreife des präfrontalen Kortex riskantere Verhalten zeigen, kurzfristige Ziele verfolgen und sich schlecht regulieren können (Liu et al. 2017; Paschke et al. 2020).

> Die bislang vorliegenden Befunde können dahingehend zusammengefasst werden, dass auch bei Computerspiel- und Internetsucht sowohl eine verminderte Impulskontrolle vorliegen könnte als auch eine veränderte Entscheidungsfindung zugunsten kleinerer, schnell erreichbarer Belohnungen gegenüber längerfristig erreichbaren größeren.

15.5 Epidemiologie

Es finden sich aufgrund der unterschiedlich angelegten Diagnosekriterien und Definitionen dessen, was Computerspielsucht beinhaltet, deutliche Unterschiede bezüglich der Prävalenzen.

Aus dem Sucht- und Drogenbericht 2019 ist in Deutschland von einer Prävalenz der Computerspiel- und Internetabhängigkeit von 5,8 % bei 12- bis 17-Jährigen auszugehen. Insgesamt sind Mädchen mit 7,1 % stärker betroffen als männliche Jugendliche mit 4,5 %, wobei bei den Jungen ein Trend zur Abhängigkeit von Online-Spielen besteht, bei Mädchen eine Abhängigkeit von sozialen Netzwerken (Drogenbeauftragte der Bundesregierung 2019). Unter jungen Erwachsenen zwischen 18 und 25 Jahren tritt die Computerspiel- und Internetsucht insgesamt deutlich seltener auf als bei Jugendlichen mit einer Prävalenz von 2,8 %. Nach einer Analyse des Deutschen Zentrums für Suchtfragen zeigen 15,4 % der befragten Jugendlichen ein riskantes oder pathologisches Spielverhalten, davon fast 80 % Jungen. 3,3 % der Betroffenen erfüllen sogar die Kriterien einer Computerspielstörung (Drogenbeauftragte der Bundesregierung 2019). Rehbein et al. (2015a) weisen eine Prävalenz von 1,2 % bei den 13- bis 18-Jährigen auf. Wartberg et al. (2020) geben eine Ein-Jahres-Prävalenzschätzung von 3,5 % bei den 12- bis 17-jährigen Jugendlichen an. Auch hier sind die männlichen Nutzer mit 5,9 % signifikant häufiger betroffen als Mädchen mit 1,0 %. Insgesamt zählt also die Computerspielstörung zu den häufigsten Störungen des Jugendalters, Jungen sind dabei häufiger betroffen. Es liegen Hinweise darauf vor, dass das Störungsbild im jungen Erwachsenenalter spontan remittiert (Wartberg & Lindenberg 2020).

Internationale Untersuchungen aus anderen europäischen Ländern ermittelten Prävalenzraten zwischen 4,0 und 6,9 % mit einem Anstieg in den letzten Jahren (Kaess et al. 2016). In Südostasien liegt die Prävalenz mit 9,9 % deutlich höher, allerdings mit zuletzt abnehmender Tendenz (Fam 2018).

15.6 Klinische Befundbeschreibung

Der klinische Befund zeichnet sich durch eine äußerst *geringe Krankheitseinsicht* aus, und es wird von den Betroffenen so gut wie nie ein Veränderungswunsch artikuliert. Es findet im Gegenteil eine *ausgeprägte Dissimulation* und Bagatellisierung statt. Gegenüber den Eltern werden die Spielzeiten verbal, zum Teil auch körperlich hochaggressiv verteidigt. Wie bei den meisten Abhängigkeitserkrankungen durch Substanzabusus entwickelt auch die Mehrzahl der Computerspiel- und Internetsüchtigen erfahrungsgemäß im Verlauf der Symptomatik einen erheblichen Leidensdruck, der aber vor den Angehörigen oder dem aufgesuchten Arzt oder Therapeuten vor einer Behandlung zumeist nicht zugegeben wird. Vielmehr berichten die Betroffenen erst nach einer erfolgreichen, meist stationären Therapie davon, dass ihnen zwischenzeitlich zumindest bewusst wurde, dass sie bedingt durch ihre Computerspielsucht Ängste vor sozialer Isolation, schulischem Misserfolg oder sogar Relegation vom Schulbesuch entwickelten. Außerdem schildern sie, dass sie aufgrund ihrer Unfähigkeit, das Computerspielen einzuschränken, in eine *immer depressivere Stimmung* verfielen. Auch von *Übermüdung* und völligem Verlust eines physiologischen Schlaf-Wach-Rhythmus wird berichtet.

FALLBEISPIEL: Männlicher, jugendlicher Computerspielsüchtiger

»Ich habe das Problem wie die meisten Leute hier. Ich bin Computer-/Onlinesüchtig. Angefangen hat alles in meinem 2 Ausbildungsjahr. Ein Klassenkamerad zeigte mir World of Warcraft als es noch in der Betaphase war. Davor habe ich mich eigentlich nicht für Onlinespiele interessiert – gut ich hab am Computer Spiele gespielt, aber alles in einem normalen Rahmen. Natürlich hab ich mir das Spiel sofort nach dem Releas gekauft und spiele nun seit Februar 2005 bzw. zur Zeit spiele ich nicht mehr. Mir ist die Sucht sehr klar bewusst geworden, denn sie hat meine Ausbildung auf dem Gewissen! Ich habe die Prüfung vergeigt und meine beruflichen Leistungen haben sehr nachgelassen. Ich befinde mich momentan in einem Schlichtungsverfahren mit meiner Ex-Chefin weil sie mich widerrechtlich gekündigt hat. Naja wie dem auch sei. Ich hab die Lust an dem Spiel schon vor einigen Monaten verloren, konnte jedoch nie das spielen aufhören (ich hab es bereits einmal versucht – leider Erfolglos). Es zermürbt einen doch arg wenn man sich selbst dabei zusieht wie man sein Leben kaputt macht und man sich in gewisser weise machtlos fühlt weil die Sucht so stark ist. Hinzu kommt noch das ich die Wiederholungsprüfung am 28. und 29. November hab. Seit ca. einer bis eineinhalb Wochen nimmt mein Vater immer wieder den Router an sich (das haben meine Eltern auch schon vorher gemacht jedoch hab ich ihn mir immer wieder zurück geholt – im nachhinein ein erschreckendes Bild) ... somit hab ich kaum Onlinezeiten, wofür ich ihm sehr dankbar bin. Leider musste ich feststellen das es nur beschränkt geholfen hat. Ich sitze trotzdem dauernd am Rechner, lerne kaum, spiele Games etc. (zwar keine onlinespiele aber andre halt) Irgendwie hab ich das Gefühl, das Lernen verlernt zu haben ... ich weiss nicht, wie ich das beschreiben soll ... meine Gedanken schweifen immer wieder ab.

Ich vermute, dass es die verdammte Sucht ist und ich will sie endlich los sein – es macht mich wütend zu wissen das die Sucht etwas ist was man nicht bekämpfen kann, also körperlich meine ich. Es ist eine geistige Angelegenheit.
Ich wünschte ich hätte dieses Spiel nie gespielt, es macht mir fast alles kaputt. Noch stehen meine Eltern hinter mir, aber ich weiss nicht mehr, wie lange die das noch aushalten.
Ich weis nicht, was ich machen soll ... ich habe Prüfung und die muss ich bestehen, schließlich will ich endlich ausgelernt sein. Ich will auch, dass sich mein Verhältnis zu meinen Eltern wieder bessert, aber ich kriege dieses verdammte Spiel oder den Computer nicht mehr aus meinem Kopf.
Ich weis dieser ganze Text is ziemlich durcheinander aber es beschreibt meine Situation. Wenn ich so über den Text lese kommt es mir vor als könne man das alles als ›halb so wild‹ abstempeln. Aber für mich ist diese Sache sehr ernst.
Ich bin rat- und hilflos

mfg

Aus dem Forum für Online-Sucht, virtuelle Selbsthilfegruppe.
www.cyberlord.at/forum/?id=4062&thread=775

FALLBEISPIEL: Jugendlicher mit Computerspielsucht

Vorstellungsanlass

Der 15 Jahre alte D. wird zur jugendpsychiatrischen Untersuchung ambulant vorgestellt. Es wird berichtet, dass D. seit ca. sechs Monaten in zunehmendem Ausmaß Computer spiele. Er komme mittlerweile auf ca. acht bis zehn Stunden Spieldauer am Tag. Er spiele vor allem ein Gildenspiel (World of Warcraft) in seinem Zimmer, das über einen eigenen Internetanschluss verfügt. Hier sei er sehr erfolgreich. In zunehmendem Ausmaß spiele er seit geraumer Zeit auch nachts, zum Teil bis früh in den Morgen hinein, bis ca. drei Uhr. Morgens komme er nicht mehr aus dem Bett. Er gehe seit sechs Wochen nicht mehr oder nur noch sehr unregelmäßig zur Schule. Er schlafe bis mittags um 13 Uhr und setze sich dann fast sofort wieder zum Spielen an den Computer. Die Körperhygiene vernachlässige er fast vollständig, gemeinsame Mahlzeiten mit der Familie nehme er kaum noch ein, sondern esse beim Computerspielen. Früher wahrgenommene sportliche und Gemeinschaftsaktivitäten habe er in den letzten Monaten nicht mehr ausgeübt, obwohl sie ihm Spaß bereitet hätten. Er kommuniziere mit Freunden nur noch über E-Mail oder telefonisch. Versuche der Familie, ihn morgens entweder dazu zu bewegen aufzustehen, damit er zur Schule gehe, oder dazu, das Computerspielen einzuschränken, mündeten jedes Mal in wüste verbale, zuletzt auch körperliche Auseinandersetzungen. Ankündigungen der Eltern, den Internetanschluss zu schließen, entgegne er mit Wut- und Gewaltausbrüchen, sodass bereits mehrere Wohnungstüren zu Bruch gegangen seien. Er kündige lediglich immer wieder an, dass er in den nächsten Tagen zur Schule gehen wolle. Seine Stimmung sei so gut wie immer gedrückt und gereizt und er wirke chronisch übermüdet.

Auf Druck des Schulamtes sowie des von den Eltern eingeschalteten Jugendamtes erklärte sich der Jugendliche dazu bereit, sich psychiatrisch untersuchen zu lassen.

Anamnese

Der Vater von D. ist im frühen Alter des Kindes bei einem Flugzeugunglück ums Leben gekommen. Aus dieser Zeit stammt ein nach Angaben der Mutter sehr enges Verhältnis zwischen Mutter und Sohn mit nachfolgenden Überbehütungs- und Entlastungstendenzen dem Jungen gegenüber bei auftretenden Schwierigkeiten.

Nach dem Unfall des Vaters wurde D. extrem trennungsängstlich. In der Grundschule zeigte er sich als guter Schüler, allerdings verhaltensauffällig durch eine hohe Aggressionsbereitschaft und erhebliche Konzentrationsprobleme. Aufgrund guter Leistungen erfolgte zunächst der Wechsel auf das Gymnasium. Ab der achten Klasse besuchte er die Realschule, bedingt durch häufiges unentschuldigtes Fehlen, Leistungsabfall und schleichenden weiteren Aktivitätsverlust. Auch bezüglich der sonstigen Alltagsaktivitäten trat ein zunehmender Rückschritt von ursprünglich hoher Sportlichkeit, guter sozialer Integration und altersgemäßen Aktivitäten auf. Im Rahmen der sich verstärkenden schulischen Schwierigkeiten entwickelte sich ein angespanntes Verhältnis zum Stiefvater, der ihn nicht wesentlich unterstützte.

Somatische Entwicklungseckpunkte

Unauffällige Schwangerschaft und Entbindung um den errechneten Termin herum ohne peripartale Komplikationen. Im weiteren Verlauf keine nennenswerten pädiatrischen Erkrankungen. Die Sauberkeits- und Sprachentwicklung verlief altersgerecht, hingegen war die feinmotorische Entwicklung leicht verzögert.

An Fördermaßnahmen und Behandlungen wurden im Kindesalter eine psychologische Beratung wegen Trennungsängstlichkeit durchgeführt sowie eine Ergotherapie wegen Konzentrationsproblemen. Von kinderärztlicher Seite erfolgte nach dem Übergang zum Gymnasium die Diagnosestellung einer Aufmerksamkeitsdefizitstörung und ein kurzfristiger medikamentöser Behandlungsversuch mit Methylphenidat, der aber wegen Erfolglosigkeit wieder abgebrochen wurde.

Untersuchungsbefund

Zur Vorstellung kam ein extrem übermüdet und unausgeschlafen wirkender und nach dem äußeren Erscheinungsbild sich vernachlässigender Jugendlicher, der nur mürrisch und skeptisch Kontakt zum Untersucher aufbaute. Der Patient war gut orientiert, müdigkeitsbedingt bestand ein verlangsamter, aber formal und inhaltlich geordneter Gedankengang. Der Affekt war stark gedrückt und nur geringgradig modulierend. Die Interaktion mit der Mutter zeichnete sich durch Distanz und Feindseligkeit vonseiten des Jungen aus. Die Mutter ihrerseits wirkte hilflos, verzweifelt und pädagogisch nicht ausreichend Grenzen setzend. Der Stiefvater wollte an dem Gespräch nicht teilnehmen.

D. äußerte, keine Notwendigkeit für ein Gespräch zu sehen und auch keine Hilfe zu benötigen. Er weigere sich, irgendeine Behandlung anzunehmen, da er ja nicht krank sei. Er habe seine Computerspielgewohnheiten im Griff und sei sich sicher, sofern er das wolle, jederzeit damit aufhören zu können. Er wisse, dass er wieder in die Schule gehen müsse, schaffe es derzeit aber morgens nicht aufzustehen. Oft sei ihm auch übel oder er habe Kopfschmerzen. Er beabsichtige, nach den bevorstehenden Osterferien den Schulbesuch wieder aufzunehmen. Seine Eltern sollten sich nicht wundern, wenn er sie verprügele, da es ja schließlich sein eigenes Zimmer sei und sein persönlicher Computer und er nur sein Eigentum und seine Freiheit verteidige. Sie sollten ihn am besten in Ruhe lassen.

Behandlung

Einem ambulanten Behandlungsangebot gegenüber verhielt sich D. auch nach nochmaligem Einzelgespräch ablehnend. Die Eltern erklärten, dass sie sich nicht in der Lage dazu sähen, alleine oder auch mithilfe eines Mitarbeiters des Jugendamtes den Computer aus dem Zimmer des Sohnes zu entfernen, weil sie fürchteten, dass es zu einer gewaltsamen Eskalation mit Fremd- oder Eigengefährdung komme.

Nach weiteren acht Wochen, in denen sich die Problematik unverändert hinzog, erfolgte schließlich die Einschaltung des Familiengerichtes seitens der Eltern. Nachfolgend wurde D. gegen seinen Willen in einer jugendpsychiatrischen Klinik untergebracht. Gegen die Aufnahme leistete er heftigen körperlichen Widerstand.

D. verhielt sich jedoch danach vom ersten Tag der stationären Aufnahme an kooperativ und konnte rasch artikulieren, dass bei ihm eine Sucht nach Computerspielen vorliege. Als Hauptmotivation gab er an, im Gegensatz zur Schule oder anderen Freizeitbeschäftigungen in diesem Bereich überaus erfolgreich zu sein. Diese »Meisterschaft« verleihe ihm das nötige Selbstvertrauen und Selbstbewusstsein. Zudem könne er durch Computerspielen von den Alltagsproblemen in der Schule und auch in der Familie am besten abschalten. In der Familie habe man ja ohnehin schon seit geraumer Zeit kaum mehr miteinander kommuniziert, außer Streit und Kritik an seinen schulischen Leistungen und seinem Verhalten. Schließlich seien die Spiele auch so konfiguriert, dass man fast permanent »online« sein müsse, um weiter erfolgreich zu sein. Es sei schwer, sich diesem Druck zu entziehen. Irgendwann sei ihm das Problem entglitten und Computerspielen sei zu seinem einzigen Lebensinhalt geworden.

Verlauf

Die stationäre Behandlung dauerte zehn Wochen. Sie bestand im Wesentlichen darin, den Jugendlichen zunächst komplett aus der suchterhaltenden Situation herauszunehmen (totale Abstinenz), seine brachliegenden Ressourcen wieder zum Vorschein zu bringen (v. a. sportliche Aktivitäten), wieder einen physiologischen Schlaf-Wach-Rhythmus herzustellen und mit ihm gemeinsam nochmals die Bedingungen seiner Suchtentwicklung zu erörtern. Außerdem fand eine intensive Psychoedukation über die Nutzung von Computerspielen und Internet und den damit einhergehenden Suchtrisiken statt. Danach erfolgte seine Aufnahme in eine Jugendwohngruppe mit fester Tagesstruktur.

D. besucht die Realschule und wiederholt die Klasse. Mediennutzung findet nur nach festen Absprachen in der Wohngruppe oder an den Wochenenden zu Hause statt. Großer Wert wird als Rückfallprophylaxe auf Freizeitaktivitäten im sportlichen und Gruppenbereich gelegt. D. nimmt zudem wöchentlich eine ambulante Verhaltenstherapie wahr, deren Inhalt vor allem soziale und leistungsbezogene Ängste sind und die zudem dazu dient, Leerlaufzeiten zu vermeiden. Computerspiele sind auch weiterhin ein Thema für ihn und er möchte, wenn es geht, baldmöglichst mit Freunden an einer LAN-Party teilnehmen. Zugleich weiß er, dass er weiterhin für suchtartiges Computerspielen gefährdet ist. In den Ferien absolviert er ein Praktikum in der Gärtnerei des Stiefvaters, mit dem er sich wieder besser versteht. Er kann erstmals Ziele nennen, die darin bestehen, einen passablen Realschulabschluss zu machen und danach eine Lehre aufzunehmen.

Quelle: Patient aus eigener Praxis

In diesem Fallbeispiel wird der Zusammenhang zwischen schulischen Misserfolgen, die sich bei Kindern und Jugendlichen über Jahre hinweg chronifiziert haben, und Spielsucht exemplarisch deutlich: Die misserfolgsbetonte Schullaufbahn führt bei den Betroffenen sowohl zu einer ernsthaften Beeinträchtigung des Selbstwerts als auch zu einer schlechteren Leistungsmotivation. Hinzu kommt, dass schulische Anforderungen ein hohes Maß an Durchhaltevermögen und Selbstorganisation verlangen. Beides ist – bedingt durch die Kernsymptomatik der ADHS – in fast allen Fällen defizitär entwickelt. In der Folge kommt es zu Rückzugs-, Vermeidungs- und eskapistischem Verhalten. Die Nutzung von Internet und Computerspielen kompensiert passgenau die beschriebenen Defizite: Jugendliche mit ADHS sind aufgrund der abwechslungsreichen und dynamischen Spielekonstruktion in besonderer Form motiviert, ihre Stärken (z. B. das Ausleben von Impulsivität) zum Vorschein zu bringen. Sie sind endlich erfolgreich – ganz im Gegensatz zum realen Leben – und sie erhalten Wertschätzung von ihrer Spielgemeinde, ein Gefühl, das sie über Jahre vermissen mussten. Aus klinischer Sicht besteht also die Notwendigkeit, sowohl die Patienten als auch deren Eltern und Lehrer auf die bei ADHS in besonderem Ausmaß vorhandenen Suchtgefahren hinzuweisen. Es ist präventiv notwendig, mit dem Jugendlichen frühzeitig Absprachen über den Computerspielkonsum zu treffen und diesen zu begrenzen, bevor eine Suchtentwicklung eingesetzt hat.

15.7 Diagnostik

Aufgrund der zunehmenden Bedeutung, die Medien insgesamt in der Freizeitgestaltung von Kindern und Jugendlichen einnehmen, sollte die Erhebung einer diesbezüglichen Anamnese im Rahmen routinemäßig stattfindender Vorsorgeuntersuchungen sowie in psychologischen Beratungsstellen unverzichtbar sein und unbedingt erhoben werden. Dies gilt auch für die kinder- und jugendpsychiatrische Diagnostik und Behandlung, da Computerspiel- und Internetsucht bzw. exzessiver Konsum mit vielen weiteren psychischen Symptomen kombiniert auftreten.

Grundsätzlich sollte zunächst ein Gespräch mit dem Kind/Jugendlichen erfolgen. Aufgrund der mit zunehmendem Alter zu erwartenden Dissimulationstendenzen sollten unbedingt flankierende Einschätzungen der Eltern eingeholt werden. Deren Nutzungsgewohnheiten moderner digitaler Medien sind hier wegen ihrer positiven oder negativen Modellfunktion ebenfalls bedeutsam. Wichtig ist zu erfahren, wie gut die Eltern über das Spielverhalten ihrer Kinder informiert sind: welche Spiele ihr Kind nutzt oder welche Seiten es im Internet besucht, z. B. im Rahmen der Mitgliedschaft sozialer Netzwerke. Investieren sie Zeit darin, sich von ihrem Kind das genutzte Computerspiel zeigen zu lassen?

Die *Anamnese* hat sowohl die Fernseh-, Computerspiel- als auch die *Internetnutzungszeiten* werktags sowie an Wochenenden zu beinhalten. Sehr wichtig sind in diesem Zusammenhang auch die Tageszeiten, zu denen Computer gespielt wird, da eine vorwiegend abendliche Nutzung sehr oft auch mit erheblichen Verschiebungen der *Zubettgehzeiten* einhergeht. In der Folge sind unphysiologische Veränderungen des Schlaf-Wach-Rhythmus mit schwerwiegenden Konsequenzen für die Leistungsfähigkeit am Tage sowie das emotionale Befinden zu erwarten. Unverzichtbar ist deshalb auch das Erfragen der *schulischen Leistungen*, vor allem danach, ob diese in den letzten Monaten nachgelassen haben. Gerade im Hinblick auf eine möglicherweise bereits bestehende Sucht oder eine darauf hinweisende Entwicklung sollte geklärt werden, ob in den letzten Monaten zuvor *bestehende* alternative, *nicht-medienbezogene Freizeitaktivitäten* aufgegeben oder spürbar reduziert wurden. Auch Änderungen von Verhaltensgewohnheiten und -routinen des Jugendlichen innerhalb der Familie geben wichtige Hinweise, ob er z. B. noch an gemeinsamen Aktivitäten wie Ausflügen oder Mahlzeiten teilnimmt. Veränderungen im nicht-medialen Freizeitverhalten erlauben in der Regel eine bessere Beurteilung, ob die am Computer verbrachte Zeit auf eine Suchtgefahr hinweist.

Außerdem ist festzustellen, ob sich der Computer im Zimmer des Kindes befindet und ob dessen *Nutzung*, einschließlich des Internets, *frei zugänglich* ist oder kontrolliert seitens der Eltern stattfindet. Die Möglichkeiten zur WLAN-Nutzung mittels Mobiltelefon dürfen nicht außer Acht gelassen werden, da hierdurch die Kontrollierbarkeit erheblich eingeschränkt ist. Von besonderer Bedeutung ist, ob und wie Eltern in der Lage sind, *zeitliche und inhaltliche Beschränkungen* der Computer- und Internetnutzung bei ihrem Kind durchzusetzen. Als Alarmsignal darf gewertet werden, wenn dies nicht mehr möglich ist und wenn häusliche Konflikte zunehmend um dieses Thema kreisen und regelmäßig zu eskalieren drohen. Viele Eltern haben mittlerweile resigniert und eine freie Computer- und Internetnutzung ihrer Kinder akzeptiert, blenden diese Problematik aus oder trösten sich damit, dass es vielen anderen Eltern auch so geht. Andere nutzen aber auch in zunehmendem Maß Kontrollmöglichkeiten über Apps wie *Family Link*, um das Spielverhalten ihrer Kinder steuern zu können.

Inhaltlich muss sich die Medienanamnese damit befassen, wozu der Computer genutzt wird. Dies umfasst die Mitgliedschaft in Chat-Foren und in diesem Kontext auch die Frage, ob hierbei schon *Gewalt- bzw. Bedrohungssituationen oder Mobbing* durchlebt wurden. An dieser Stelle sollte die aktuelle Position des Kindes/des Jugendlichen in seiner sozialen Gruppe besprochen werden, also ob eine gute Integration in die Peergroup besteht oder nicht. Schließlich muss geklärt werden, welche Bedeutung das Computerspielen für das Kind oder den Jugendlichen einnimmt. Handelt es sich eher um das Interesse an dem jeweiligen Spiel, darum, am Wettbewerb teilzunehmen oder Zerstreuung zu finden, oder liegt dem Wunsch das Bedürfnis zugrunde, real erlebten Misserfolgserlebnissen zu entkommen oder Erfolge und soziale Kontakte zu erzielen, die im realen Leben nicht erreicht wurden?

Bei den *Computerspielen* sollte erfragt werden, ob diese alleine oder in der Gruppe sowie online oder offline gespielt werden. Darüber hinaus kommt der *Thematik der Spiele* eine zentrale Rolle zu: Handelt es sich z.B. mehr um Jump-and-Run-Spiele, um Strategie- oder um (Ego-)Shooter-Spiele? Wird die damit verbundene *Altersbegrenzung* respektiert? Tabelle 15-5 gibt nochmals einen komprimierten Überblick zu den wesentlichen Bestandteilen einer Computerspiel-/Internetsuchtanamnese.

Ergänzt werden kann die Anamnese durch mittlerweile zur Verfügung stehende diverse Screening-Fragebögen. Im deutschen Sprachraum können hier gebräuchliche Instrumente unter *www.fv-medienabhängigkeit.de* frei heruntergeladen werden. Reh-

- Befragung des Kindes/des Jugendlichen mit flankierender Einschätzung durch die Eltern
- Mediengewohnheiten in der gesamten Familie einschließlich Geschwister und Eltern
- Informationsstand der Eltern über Computerspiele und Internetnutzung ihres Kindes
- Involvierung der Eltern in Computerspiele mit ihrem Kind
- (zunehmende) Mediennutzungszeiten an Werktagen und am Wochenende für Computerspiele, Internet, Fernsehen, Handy, Musik hören
- zeitliche zirkadiane Nutzungsmuster, v.a. am Abend
- Tagesmüdigkeit und Konzentrationsprobleme
- Zugänglichkeit der Medien (im eigenen Zimmer einschließlich Internetanschluss, WLAN-fähiges Mobiltelefon)
- schulische Leistungen im Verlauf der letzten Monate
- Änderungen im nicht-medienbezogenen Freizeitverhalten in den letzten Monaten
- Änderungen der sozialen Aktivitäten des Jugendlichen innerhalb der Familie (Rückzug)
- Freundeskreis (Aktivitäten im Freundeskreis: Mediennutzung?)
- Bestehen klar definierter Mediennutzungsregeln; Durchsetzbarkeit, Konflikte um Nutzungsbegrenzungen
- Einhalten der Altersbegrenzungen bei Computerspielen
- Inhalt der verwendeten Spiele (z.B. Jump-and-Run- oder Shooter-Spiele, Altersgrenzen, Namen der Spiele)
- Spielaktivitäten im Online-/Offline-Modus, alleine oder in der Gruppe
- Mitgliedschaft in Chat-Foren, Aktivitäten im Internet, Mobbingerfahrungen
- Erfragung der Motive des Kindes oder des Jugendlichen für Computerspiel/Internet

Tab. 15-5: Wesentliche Bestandteile einer Computerspiel-/Internetsuchtanamnese

bein und Mitarbeiter haben ein deutschsprachiges, mittlerweile evaluiertes Fragebogeninstrument entwickelt, die CSAS (Computerspielabhängigkeitsskala, Rehbein et al. 2015b.) Es umfasst alle DSM-5®-Kriterien und steht in vier Versionen zur Verfügung: für Jugendliche und Erwachsene einschließlich Selbst- und Fremdbeurteilung.

Die vorliegenden Fragebögen orientieren sich inhaltlich am Konzept einer Verhaltenssucht und beinhalten diagnostische Kriterien, wie sie auch bei der Diagnostik einer stoffgebundenen Sucht herangezogen werden.

15.8 Verlauf Internetsucht-bezogener Störungen

Hierzu liegen nur wenige Daten vor. In einer Langzeitstudie wurden Schüler der dritten und vierten sowie der achten Schulklasse über mehrere Jahre hinweg longitudinal untersucht. Ca. 10 % der Stichprobe erfüllten die Kriterien für eine pathologische Computerspielnutzung, und mehr als 80 % erfüllten diese Kriterien auch noch nach zwei Jahren (Gentile et al. 2011). Da die Prävalenzen im Erwachsenenalter geringer ausgeprägt sind, kann vermutet werden, dass im späten Jugendalter spontane Remissionen auftreten. In einer türkischen 2-Jahres-Follow-up-Studie (Baysak et al. 2018) konnte festgestellt werden, dass mehr als 50 % derjenigen, die zu Beginn der Studie die Diagnose einer Computerspielsucht aufwiesen, nach zwei Jahren die störungsspezifischen Kriterien nicht mehr erfüllten. Diese positive Entwicklungsprognose korrelierte mit einem erhöhten Maß an psychosozialer Unterstützung. Ein Drittel der Befragten gab sogar an, in den letzten sechs Monaten vor der Follow-up-Untersuchung gar nicht mehr Computerspiele gespielt zu haben.

In einer jüngst erschienenen Metaanalyse bezüglich des Verlaufs einer Internetsucht, d. h. aller suchtbezogenen Aktivitäten, nicht nur Computerspielen, ergaben sich große, zum Teil studien-, zum Teil kulturbedingte Unterschiede mit einer 1-Jahres-Persistenz zwischen 24 und 84 %, im Mittel 50 %. Als wichtige Einflussfaktoren hinsichtlich der Persistenz erwiesen sich das Vorhandensein psychosozialer oder psychiatrischer Probleme bei den Betroffenen (Dahl & Bergmark 2020).

Hierzu korrespondieren die Ergebnisse einer aktuellen 2-Jahres-Follow-up-Studie aus Korea (Jeong et al. 2021): 7,5 % von 2300 untersuchten Schülern wurden bei der Erstuntersuchung als Computerspielsucht-gefährdet nach DSM-5®-Kriterien eingeschätzt. Als unabhängige Risikofaktoren für die Computerspielsucht konnten identifiziert werden: Spieldauer > 240 Minuten am Tag, Spiele mit mehreren Gruppenteilnehmern, depressive Symptome und ADHS-Symptome. Ein geringeres Ausmaß an Symptomen einer Computerspielsucht fand sich bei einer niedrigeren Spieldauer (< 60–239 Minuten/Tag), allein statt in einer Gruppe spielen und einer höheren sozialen Unterstützung und Bindung. Umgekehrt erwiesen sich als unabhängige Risikofaktoren für die Persistenz einer Computerspielsucht die Spieldauer (mehr als 240 Minuten am Tag) sowie ADHS-Symptome.

Die Risikofaktoren für eine Suchtentwicklung sind komplex. Spielimmanente Besonderheiten und psychosoziale Risikofaktoren ergänzen sich. Ebenso erhöhen komorbide Erkrankungen wie z. B. affektive Störungen, ADHS, Angsterkrankungen und Schlafstörungen das Risiko für das Auftreten und die Aufrechterhaltung einer Computerspielsucht. Viele Online-Computerspieler fühlen sich bestätigt, haben Erfolg, der ihnen sonst oft verwehrt bleibt und stabilisieren so ihr Selbstwertgefühl. Bei Verdacht sollte eine umfassende Diagnostik mit spezieller Computer-/Internetsuchtanamnese durchgeführt werden, um die relevanten Risikofaktoren zu erkennen und um anschließend die notwendigen therapeutischen Maßnahmen einleiten zu können.

16 Prävention und Behandlung der Computerspielstörung/Internetsucht

16.1 Allgemeine Voraussetzungen

Gut evaluierte Beratungs- und Therapiemethoden zur Behandlung von Computerspiel- und Internetsucht sind weiterhin, wie zu zeigen sein wird, nicht zufriedenstellend.

Zunächst ist festzustellen, dass das suchtauslösende Agens, also das Internet oder zumindest die Mehrzahl der verwendeten Computerspiele, per se kein Abhängigkeitspotenzial besitzen, wie das bei fast jeder stoffgebundenen Substanzabhängigkeit der Fall ist. Bei der Computerspiel-/Internetsucht stellen der *exzessive Umgang mit dem Medium* (nämlich unter Vernachlässigung zuvor ausgeübter sozialer, schulischer oder beruflicher Aktivitäten) sowie die *Motivlage* (zum Beispiel das Bedürfnis, Problemen des Alltags zu entkommen) wichtige suchtauslösenden Bedingungsfaktoren dar.

Dies bedingt, dass für eine effektive Behandlung andere Wege als bei einer substanzgebundenen Abhängigkeit beschritten werden müssen. Das Internet ist zu einer ubiquitären Erscheinung unseres täglichen Privat- und Arbeitslebens geworden. Darüber hinaus dient es als wichtiges, sozial anerkanntes Werkzeug in der Arbeitswelt, zur Kommunikation und Freizeitgestaltung. Das Ziel der Abstinenz, das für alle anderen Suchterkrankungen formuliert wird, ist in diesem Bereich also weder realisierbar noch wünschenswert. Wirksame Beratungs- und Behandlungsmodule haben sich mit diesen Vorgaben auseinanderzusetzen, denn das Ziel kann nur darin bestehen, den Süchtigen wieder in die Lage zu versetzen, begrenzt und verantwortungsvoll mit dem Medium umzugehen. Die Erfahrungen aus der Arbeit mit substanzabhängigen Personen belegen jedoch, wie schwierig ein sogenannter »kontrollierter Umgang« ist und wie hoch die Rückfallgefahr.

Gerade bei Jugendlichen steht sowohl bei der diagnostischen Abklärung als auch im Rahmen der Beratung und Behandlung eine besondere Konstellation bzw. Problematik im Vordergrund. Der Jugendliche bemerkt aus der klinischen Erfahrung heraus sehr spät oder auch gar nicht, dass ein Suchtverhalten vorliegt. Seine Motivlage, an seinem Verhalten etwas zu ändern, ist erfahrungsgemäß als gering zu erachten, und in aller Regel wird er das Problem vor seinen Angehörigen leugnen oder bagatellisieren. In den meisten Fällen besteht ein erheblicher Widerstand, sich auch nur einer diagnostischen Abklärung zu stellen. Häufig wird das Problem lange Zeit verleugnet, und zwar sowohl vom Betroffenen selbst als auch von seinen Angehörigen. Viele Eltern nehmen es erstaunlich lange widerstandslos hin, dass sich die Computernutzungszeiten ihres Kindes immer mehr, auch in späte Nachtstunden hinein, ausdehnen. Sie verweisen bei Nachfrage auf das veränderte Freizeitverhalten vieler anderer Jugendlicher oder der Freunde und scheuen zumeist auch die Austragung des Konflikts um eine Begrenzung der Nutzungszeiten. Oft argumentieren sie, die Beschäftigung mit dem Computer nicht zu sehr einzuschränken, damit das eigene Kind nicht den Anschluss an die soziale Gruppe und auch an die technischen Weiterentwicklungen verlieren solle. Hinzu kommt, dass es für Eltern nach wie vor trotz einer Vielzahl von Informationen, auch von Fachgesellschaften, die mittlerweile zu Verfügung stehen, oftmals eine Überforderung darstellt, angemessene *Nutzungszeiten* zu formulieren. Oft können sie diese Frage nicht einmal kompetent für sich selbst beantworten.

Da die meisten spielabhängigen Jugendlichen den Computer und Internetanschluss im eigenen Zimmer haben, ist die *Kontrollierbarkeit durch die Eltern* faktisch unmöglich oder zumindest sehr erschwert. In der ärztlichen oder psychotherapeutischen Sprechstunde wird von den Jugendlichen als Begründung sehr oft geäußert, dass sie das Internet für schulische Aufgabenstellungen nutzen würden. Selbst wenn Jugend- oder Kindersicherungen eingesetzt werden, geschieht es jedoch nicht selten, dass die *Digital Natives* technisch durchaus in der Lage sind, Sperren und Sicherungen auszuschalten.

Letztlich bleibt es aber dabei: Die Eltern tragen die Verantwortung für ihr minderjähriges Kind, und folglich sollten sie zu einem möglichst frühen Zeitpunkt eine spezialisierte Suchtberatung aufsuchen. Die Kriterien dafür, wann Eltern in dieser Richtung aktiv werden sollten, lassen sich wie folgt definieren:

- Immer dann, wenn eine erhebliche Ausdehnung der Spiel- oder Internetnutzungsgewohnheiten des Jugendlichen (in zeitlicher und/oder inhaltlicher Hinsicht) über die letzten Monate eingetreten ist und hierdurch die Alltagsroutinen nachhaltig beeinträchtigt werden. Auffällig ist die Ausdehnung der Computernutzungszeiten bis spät in die Nacht hinein sowie die Einengung auf Computerspiele im Online-Modus. Die Eltern sollten hierzu gezielte Informationen über die entwicklungsgefährdenden Risiken des infrage stehenden Spiels bei der Bundeszentrale für Kinder- und Jugendmedienschutz (BZKJ) einholen.
- Ein weiteres Merkmal für eine Suchtentwicklung ist die Vernachlässigung bisher gepflegter sozialer Kontakte und Aktivitäten zugunsten des Spielens oder der Internetnutzung. Damit geht meistens auch eine soziale Isolation innerhalb und außerhalb der Familie einher, indem gemeinsame Aktivitäten nicht mehr wahrgenommen oder sogar die Mahlzeiten vor dem Computer eingenommen werden.
- Hinzu treten im Verlauf ein Verlust des physiologischen Schlaf-Wach-Rhythmus mit der Folge immer längerer Schulfehlzeiten, ein Absinken der schulischen Leistungen und schließlich auch eine Vernachlässigung der Körperhygiene.

16.2 Beratungs- und Behandlungsalgorithmen

2020 wurden die Ergebnisse der gemeinsamen Arbeitsgruppe »Problematisches Computerspielen und Computerspielstörung (Gaming Disorder)« der DHS Deutschen Hauptstelle für Suchtfragen e. V. und des Fachverbandes Medienabhängigkeit e. V. als Positionspapier in den Bereichen Prävention und Frühintervention, Beratung, Behandlung und Rehabilitation sowie Forschung veröffentlicht (DHS & Fachverband Medienabhängigkeit 2020).

Es existieren mittlerweile verschiedene, zumeist verhaltenstherapeutisch orientierte und auch evaluierte Therapiekonzepte und Programme. Diese Ansätze sind schwerpunktmäßig für den Präventionsbereich bzw. Suchtberatungsstellen konzipiert. Leider fehlen hierfür oft die notwendigen Ressourcen. Die Behandlungsverfahren fußen auf gut erprobten verhaltenstherapeutischen Interventionen (z. B. Problem- und Verhaltensanalysen, Identifikation von kurz- und langfristigen Konsequenzen, Reizkontrolltechniken, Selbststeuerungstechniken, Aufbau sozialer Kompetenzen, Besprechung von Rückfällen, Konfrontationsverfahren, Rückfallprophylaxe). Analog zu den stoffgebundenen Suchterkrankungen kommt der motivationalen Gesprächsführung eine große Bedeutung zu (Bilke-Hentsch et al. 2017).

Im Kinder- und Jugendbereich sollte die Prävention von problematischem Computerspielen und der Computerspielstörung (Gaming Disorder) sowohl für die Betroffenen als auch ihre Familienangehörigen mit Angeboten der Medienbildung und Medienkompetenzförderung verbunden werden. Hierbei spielen Konzepte der Prävention und Frühintervention, also dem Zusammenwirken von Sozialarbeit und Suchtberatung, eine wichtige Rolle. Angebote an die Eltern adressieren die Stärkung ihrer Erziehungskompetenz zum Umgang mit digitalen Medien in der Familie.

Beratungsstellen nehmen für die Diagnostik, Art und Umfang der erforderlichen individuellen Hilfe und Unterstützung eine koordinierende Funktion ein. Neben einer ersten, niederschwelligen Beratung der Angehörigen oder der Betroffenen sollen die hier konsultierten Fachleute auch auf die Schnittstellen und damit das individuell sinnvoll und erforderlich erscheinende Hilfenetzwerk hinweisen, gegebenenfalls auch vermittelnd aktiv werden. Es geht häufig in diesem Rahmen um die Aufstellung eines bestmöglichen individuellen Hilfe- und Behandlungskonzepts.

Bei Vorliegen eines exzessiven und problematischen Computerspielens sind oft Module der Beratung und Frühintervention ausreichend. Liegt dagegen das ausgeprägte Bild der Computerspielstörung (Gaming Disorder) vor, sind in aller Regel suchtspezifische ambulante und vor allem stationäre Behandlungen indiziert, wobei besonderes komorbide psychiatrische Störungsbilder und soziale Faktoren zu berücksichtigen sind.

Im deutschsprachigen Raum sind für Jugendliche in den letzten Jahren vermehrt erste ambulante und stationäre Therapiekonzepte und Angebote mit anschließender Rehabilitation entwickelt worden. Allerdings sind sie nicht flächendeckend verfügbar.

16.3 Prävention und Frühintervention

Prävention

Bei der Prävention geht es darum, Kinder und Jugendliche in einer gesunden Nutzung digitaler Medien zu fördern. Hiermit sollen negative Folgen einer womöglich exzessiven Mediennutzung verhindert oder vermindert werden. Erreicht wird dieses Ziel dadurch, dass die Nutzung des Internets oder von Spielen funktional in den Alltag integriert werden soll, zusammen mit anderen nicht medialen Aktivitäten oder (schulischen) Verpflichtungen. Frühe Interventionen konzentrieren sich auf Personengruppen, die bereits ein auffälliges Nutzungsverhalten zeigen, ohne dass schon die Kriterien einer Computerspielstörung oder einer suchtartigen Nutzung des Internets erfüllt wären. Ihnen soll ein Hilfsangebot unterbreitet werden, um eine Verschlechterung der Symptomatik bzw. das Vollbild des Störungsbildes zu verhindern. Zielgruppen der Präventionsmaßnahmen sind Kinder und Jugendliche, Eltern, Lehrkräfte und pädagogische Fachkräfte in der Kinder- und Jugendhilfe sowie in der Schule. Naturgemäß spielen die Eltern hierbei eine besondere Rolle. Sie sollen dazu befähigt werden, die Kinder altersgerecht in der Nutzung der digitalen Medien zu begleiten, aber auch vor möglichen Risiken zu schützen.

Zentrale Anlaufstellen sind z. B.:

- Jugendschutz-Landesstellen – mit präventiven Angeboten für Eltern, Fort- und Weiterbildungen (für pädagogische Fachkräfte)
- Landesmedienanstalten – mit dem gesetzlichen Auftrag der Förderung von Medienkompetenz
- Initiativen mit bundesweiter Bedeutung
  - Klicksafe als zentrale Informationsstelle für digitale Medien
  - SchauHin (ARD, ZDF, BMFSFJ u. a.)
  - Spieleratgeber NRW, Fachstelle für Jugendmedienkultur NRW, Köln
  - spielbar.de, ein Angebot der Bundeszentrale für politische Bildung
  - Gesellschaft für Medienpädagogik und Kommunikationskultur (GMK)
  - Medienpädagogische Netzwerke auf überregionaler Ebene in den Bundesländern
  - Servicestelle der Bundesprüfstelle für jugendgefährdende Medien (BPjM)

  Quelle: DHS & Fachverband Medienabhängigkeit 2020, S. 7.

Tabelle 16-1 gibt einen Überblick über Inhalte der Prävention (Quelle: DHS & Fachverband Medienabhängigkeit 2020).

Ziele:
Ziele: ▪ (Erfolgs-)Erlebnisse und Selbstwirksamkeit im realen Leben fördern ▪ Autonomie auch im Umgang mit Misserfolgen unter der Bewältigung von stressreichen Situationen im realen Leben fördern ▪ Begleitung und Unterstützung der erwachsenen Bezugspersonen, damit sie zu medienkompetenten Ansprechpartnern für Kinder und Jugendliche werden, z. B. zur Verarbeitung kindlicher Medienerlebnisse ▪ Anleitung zur Nutzung kinder- und jugendgerechter digitaler Medien ▪ Alters- und entwicklungsgemäße Regelungen der Nutzungszeiten und Ausstattungsquoten bezüglich digitaler Medien
In Konzepten des erzieherischen Kinder- und Jugendschutzes werden u. a. folgende Ziele formuliert: ▪ Förderung der Medienkompetenz junger Menschen ▪ Risikoarme Nutzung digitaler Medien ▪ Reflexion der eigenen Mediennutzung ▪ Stärkung der Erziehungskompetenz von Eltern ▪ Qualifizierung von Fachkräften im pädagogischen und medizinischen Bereich

Quelle: DHS & Fachverband Medienabhängigkeit. DHS 2020, S. 8

Tab. 16-1: Inhalte der Prävention

Ziele in der Beratung mit Jugendlichen:
Ziele in der Beratung mit Jugendlichen: ▪ Aktuelles Mediennutzungsverhalten einschätzen ▪ Funktionalität der problematischen Nutzung aufdecken ▪ Veränderungsbedarfe erarbeiten ▪ Eigene Kompetenzen vergegenwärtigen ▪ Kommunikationsfähigkeit erhöhen ▪ Selbstwirksamkeit erhöhen ▪ Verhaltensveränderungen beginnen und unterstützen ▪ Vorbereitung auf Hemmnisse und Rückschläge
Ziele in der Beratung mit Eltern: ▪ Verbesserung der Kommunikation im Familiensystem ▪ Subjektive Sinnhaftigkeit der Mediennutzung des Kindes erkennen ▪ Verständnis für das Verhalten des Kindes fördern ▪ Wiederherstellung der Erziehungsfähigkeit ▪ Haltung zur Mediennutzung reflektieren ▪ Moderation von Regeln und Konsequenzen (Mediennutzungsvertrag, Mediation) ▪ Entwicklung von Alternativen zum Spielen, Chatten, Surfen

Quelle: DHS & Fachverband Medienabhängigkeit. DHS 2020, S. 9

Tab. 16-2: Ziele im Rahmen einer Frühintervention

Frühintervention

Die Aufgabe der Frühintervention besteht darin, nach standardisierten Kriterien ein Vorliegen der Problematik im Hinblick auf ein mögliches Suchtverhalten abzuklären und den Beratungs- bzw. Behandlungsbedarf der Hilfesuchenden festzustellen. Wichtig ist, zwischen dem Vorliegen eines exzessiven Nutzungsverhaltens und einer manifesten Sucht zu differenzieren. Anlaufstellen sind in der Regel die Jugendsuchtberatung, Erziehungs- und Familienberatungsstellen sowie Angebote der integrierten Beratung auf kommunaler Ebene. Überwiegend handelt es sich hierbei um Beratungsangebote für die Eltern und Angehörigen. Bei bestehender oder sich entwickelnder Motivation der betroffenen Jugendlichen kommen störungsspezifische, systemische Module der Frühintervention zum Einsatz.

In Tabelle 16-2 werden mögliche Ziele für die Beratung von Jugendlichen und deren Eltern im Rahmen einer Frühintervention formuliert (→Tab. 16-2).

16.4 Konkrete Inhalte einer qualifizierten Suchtberatung

Wie können die Eltern von einer qualifizierten Suchtberatung profitieren? Eine Medienabstinenz kann letztendlich nicht das Ziel sein. Die Frage stellt sich vor allem, wie zu verfahren ist, wenn bei dem Jugendlichen bereits eine Computerspiel-/Internetsucht vorliegt.

Zu den wichtigsten Zielen gehört es zunächst, die betroffenen Eltern über die Entstehungsbedingungen und Symptome einer Computerspiel-/Internetsucht aufzuklären, um mit ihnen gemeinsam festzustellen, ob bei ihrem Kind bisher lediglich ein bedenklicher Missbrauch oder schon eine Sucht vorliegt. Anschließend sollte den Eltern nahegebracht werden, dass häufig vorbestehende psychische Störungsbilder wie eine ADHS, eine Depression oder Angststörungen Risikofaktoren für eine Computerspiel-/Internetsuchtentwicklung darstellen, sie diese aber auch weiter verstärken und aufrechterhalten. Es gilt, ein gemeinsames Störungsmodell, d. h. Verständnis für die Entstehung und Aufrechterhaltung der Symptomatik zu entwickeln.

Wichtig ist auch der Hinweis darauf, dass nicht selten weitere stoffgebundene Missbrauchs- oder Suchtverhaltensweisen vorhanden sein können. Insofern ist es ratsam, bei einer bislang noch nicht erfolgten kinder- und jugendpsychiatrischen Abklärung diese nun zu veranlassen oder aber bei bereits stattgefundener Diagnostik die Beratungsmaßnahmen mit einer möglicherweise parallel stattfindenden störungsspezifischen Therapiemaßnahme zu verbinden. Hierbei geht es dann erfahrungsgemäß vor allem um die Festlegung einer Behandlungshierarchie, d. h. es sollte versucht werden, vor allem den Bereich zu verändern, bei dem momentan der größte Handlungsbedarf besteht. Erfahrungsgemäß weist die Nutzung von Computerspielen und Internet eine erhebliche Eigendynamik bzw. Verselbständigungstendenz auf. Eine zugrunde liegende Psychopathologie ist also keine zwingend notwendige Vorbedingung für die Entwicklung einer Sucht. Umgekehrt führt eine manifeste Sucht fast immer zu psychischen Folgeproblemen. Auch dies gilt es, in einer qualifizierten Behandlung zu erkennen und entsprechende Interventionen einzuleiten.

Ein weiterer Bestandteil der Elternberatung ist die Information über die ambulanten und stationären Behandlungsmöglichkeiten. Im ambulanten Rahmen sind die Motivation und Bereitschaft des Jugendlichen eine essenzielle Voraussetzung für die Behandlung.

Besteht bislang lediglich ein Missbrauch mit der Gefahr einer Suchtentwicklung, sollte zwischen Eltern und Kind/Jugendlichem ein Kompromiss gefunden werden, der zwischen begrenzenden, strukturierenden Maßnahmen der Mediennutzung und einer individuell festzulegenden Nutzungsfreiheit des Jugendlichen liegen sollte. Zwei Vorbedingungen sind hierbei zu berücksichtigen: Zwischen den Eltern muss unbedingt Einigkeit bestehen, in welchem zeitlichen Umfang ihr Kind den Computer zu Freizeitzwecken nutzen darf. Darüber hinaus muss Konsens bestehen, welche Spielinhalte dem Jugendlichen zur freien Verfügung stehen dürfen.

Der Verweis auf die USK oder die BZKJ, gerade im Hinblick auf die einzuhaltenden Altersgrenzen, ist hierbei ein unverzichtbarer Teil der Beratung (→Tab. 12-2, Kap. 12.4). In diesem wichtigen Punkt ist es entscheidend, dass die Eltern eine eindeutige Haltung einnehmen. Zumindest in der Anfangsphase einer qualifizierten Beratung sollte durch ein direktives und strukturierendes Vorgehen die Verunsicherung der Eltern aufgegriffen und verringert werden, d.h., ihre Erziehungsrolle und -kompetenz gestärkt werden.

Das Thema der Mediennutzungsgewohnheiten der gesamten Familie spielt eine große Rolle, da die Eltern oder z.B. ältere Geschwister eine Vorbildfunktion innehaben. Eventuell wären also Mediennutzungsregeln für die gesamte Familie verbindlich zu formulieren, die es dem gefährdeten Jugendlichen erleichtern würden, einen verantwortungsvollen Umgang mit dem Computer zu entwickeln. Als eine weitere Vorbedingung sollte geklärt werden, ob auch andere Freunde des Jugendlichen eine zumindest missbräuchliche Nutzung von Computerspielen oder des Internets betreiben. Ist dies der Fall, ist zu empfehlen, auch deren Eltern für eine Suchtberatung oder zumindest für gemeinsame Absprachen zu gewinnen. Geschieht dies nicht, so kann der Widerstand des eigenen Kindes gegen feste Nutzungsregeln fast unüberwindbar sein. Vor allem bei Gilden- bzw. Online-Rollenspielen ist dies ein häufig anzutreffendes Phänomen.

Zu den strukturierenden Maßnahmen gehört die Zuhilfenahme technischer Hilfsmittel, die zumindest eine zeitliche Begrenzung der Computernutzung erlauben. Diese Maßnahme hätte zumindest auch protektive Auswirkungen auf eine Suchtentwicklung im Online-Rollenspielbereich, weil erfolgreiches Spielen in diesem Genre zwingend eine hohe zeitliche Präsenz des Jugendlichen erfordert. Eine wirkungsvolle Kontrolle ist natürlich nur möglich, wenn die Eltern tatsächlich überprüfen können, wann und mit welchen Spielen der Jugendliche sich bei der PC-Nutzung beschäftigt. Nochmals sei darauf hingewiesen, dass die uneingeschränkte Verfügbarkeit einer WLAN-

Verbindung für missbrauchs- oder suchtgefährdete Jugendliche, v.a. über das Mobiltelefon, eine erfolgreiche Behandlung quasi unmöglich macht, da dann alle Regelvorgaben durch die Eltern kaum greifen.

Nutzungszeiten werden am besten vertraglich für einen bestimmten Zeitraum miteinander vereinbart. Diese vertraglichen Absprachen sollten alle Medien miteinschließen, weil anderenfalls erfahrungsgemäß nach Ausschalten des PCs häufig direkt zum Fernsehen übergegangen wird. Die medialen – wie nicht-medialen Freizeitaktivitäten sollten zumindest anfangs unbedingt protokolliert werden. Es ist hilfreich, Sanktionen festzulegen, wenn gegen die Absprachen verstoßen wird. Auch hierbei ist eine Kompromisslinie anzustreben, d.h. dass die PC-Nutzungszeiten eher vorübergehend und graduell eingeschränkt werden, anstatt diese über einen längeren Zeitraum völlig zu verbieten. Das Ziel besteht ja im Erlernen eines angemessenen, selbstverantwortlichen Medienumgangs. Diese Vorgehensweise empfiehlt sich aber auch aufgrund der hohen Konfliktlage und des Widerstandes der Jugendlichen gegen eine totale Nutzungsabstinenz. Leider kommt es beim Versuch zeitlicher Begrenzungen nicht selten zu einer erheblichen Eskalation der ohnehin schon zugespitzten Situation bis hin zu körperlichen Auseinandersetzungen. Eine abgestufte Strategie kann indes den Konflikt erheblich entschärfen, die Kooperationsbereitschaft verbessern, und schließlich bleiben noch weitere Handlungsoptionen erhalten.

Bei Jugendlichen sollte möglichst ein Gesamtzeitbudget über die Woche angestrebt werden, das der Jugendliche für seine individuelle Nutzung selbstständig nach Bedarf einteilen und aufbrauchen kann. Dieses Vorgehen ist vor allem deshalb ratsam, weil hierdurch weniger Streit über die täglichen PC-Gewohnheiten auftritt, die Selbstverantwortung steigt und es dem Bedürfnis vieler Jugendlicher entgegenkommt, länger an einem Stück spielen zu können – einer Grundbedingung beispielsweise zur Teilnahme an Online-Rollenspielen. In der Konsequenz muss auch hingenommen werden, dass die Computerspielzeiten am Wochenende länger ausfallen werden, allerdings unter der Bedingung, dass am Wochenende auch andere, nicht-mediale Aktivitäten stattfinden müssen. Zusätzliche Bonusspielzeiten sind bei nicht suchtgefährdeten Jugendlichen übrigens in eingeschränktem Maße durchaus vertretbar.

Schließlich müssen die Absprachen ein zeitliches Limit vor allem für die abendliche Internet- (in aller Regel Chat-) oder Computerspielnutzung enthalten. Notwendig ist dies wegen der extrem hohen Gefahr einer Verschiebung des Schlaf-Wach-Rhythmus. Es ist schlicht nicht hinnehmbar, dass 14-jährige Jugendliche während der Werkwoche abends um 23.00 Uhr oder später – oftmals noch nach ihren Eltern – zu Bett gehen, da dies ernst zu nehmende negative Auswirkungen auf die Tagesvigilanz hat. Für die Nutzung am Tag empfehlen sich im Übrigen ebenfalls Absprachen, zu welcher konkreten Zeit das Internet oder Computerspiele genutzt werden dürfen. Wie beschrieben, beeinflusst Computerspielen direkt vor oder nach dem Lernen für die Schule die Gedächtnis- und Konzentrationsprozesse negativ.

Die Eltern sollten dazu ermutigt werden, die intrafamiliäre Kommunikation wieder zu stärken, da dem Rückzug des Jugendlichen von der Familie zugunsten des Computers eine wichtige Bedeutung sowohl bei der Suchtentstehung als auch bei deren

Aufrechterhaltung zukommt. Wird also vonseiten der Eltern eine Verringerung der Computerzeiten angestrebt, sollte hiermit zwingend eine Intensivierung gemeinsamer Familienaktivitäten einhergehen, beginnend bei den Mahlzeiten bis hin zu Ausflügen. Hierin kann eine wesentliche Hilfestellung für den Jugendlichen bestehen, auch wenn dieser hierüber zunächst nicht begeistert sein wird. In die gleiche Richtung zielt auch die Aufnahme oder das Wiederauflebenlassen von Freizeitaktivitäten wie Sport, Gruppenaktivitäten oder sozialem Engagement. Der Aufbau dieser Ressourcen ist ein wesentlicher Bestandteil der Rückfallprophylaxe.

Da es Angehörige von Jugendlichen mit Computerspiel-/Online-Sucht oft trotz aller professionellen Ratschläge sehr schwer haben, sich in den realen Konfliktsituationen gegenüber dem Jugendlichen konsequent durchzusetzen, ist wie bei anderen Suchterkrankungen auch der regelmäßige Austausch in Selbsthilfegruppen ein weiterer wichtiger Bestandteil, der von einer kompetenten Suchtberatung vermittelt werden sollte. Eine Zusammenfassung der Beratungsinhalte bei Verdacht auf Computerspiel-/ Internetsucht bei Kindern und Jugendlichen gibt Abbildung 16-1.

16.5 Ambulante und stationäre therapeutische Maßnahmen

Einer qualifizierten Behandlung vorausgehen sollte eine möglichst standardisiert eingesetzte Diagnostik. Hierzu gehört die Exploration der Betroffenen und ihrer Bezugspersonen einschließlich der Erhebung des psychopathologischen Befundes. Besondere Beachtung sollte die Erfassung von psychiatrischen Komorbiditäten erhalten. In diesem Kontext ist es wichtig zu differenzieren, inwieweit die Komorbiditäten die Computerspielstörung mit verursacht haben oder deren Folge sind. Die suchspezifische Diagnostik beinhaltet die Erfragung der Nutzungsinhalte, der Nutzungszeiten, Funktionalität des Suchtverhaltens sowie der Symptom-erhaltenden bzw. -erzeugenden Umgebungsbedingungen.

Die Anamnese wird ergänzt durch den Einsatz von standardisierten, normierten Fragebögen zum Computerspielverhalten, aber auch anderer Nutzungen des Internets sowie zu psychiatrischen Komorbiditäten (→ Tab. 16-3).

Die Problematik der Behandlung besteht – wie oben bereits dargestellt – häufig darin, dass die Betroffenen keinen Leidensdruck empfinden. Im Gegenteil, sie nehmen das Computerspielen als sehr angenehm und problemverdrängend wahr. Aus diesem Grunde ist zunächst in hohem Maße motivationale Arbeit mit den betroffenen Jugendlichen notwendig, um eine ambulante oder stationäre Behandlung initiieren zu können. Im Rahmen der motivationalen Arbeit werden Ambivalenzen herausgearbeitet im Hinblick auf Vor- und Nachteile des Computerspielens. Im Regelfall hängt die Wahl des Behandlungssettings davon ab, wie weit Behandlungsmotivation aufgebaut werden kann. Weitere Faktoren sind die soziale Unterstützung in der Umgebung, lang-

Instrumente zur Abklärung einer Computerspiel-/Internetsucht	
Computer-spiel-abhängigkeit	CSAS-J/CSAS-E Computerspielabhängigkeitsskala. Fragebogen zur Erfassung der Gaming Disorder nach DSM-5®, zwei Versionen für Jugendliche ab der 7. Klasse und Erwachsene, jeweils mit Fremdbeurteilungsbogen (Rehbein et al. 2015b)
Internet-bezogene Störungen	AICA-SKI:IBS Strukturiertes klinisches Interview zu internetbezogenen Störungen basierend auf den Kriterien des DSM-5® (Müller & Wölfling 2017). Primär entwickelt für den (jungen) Erwachsenenbereich. AICA-SKI-INSyoung Strukturiertes klinisches Interview zu Internetnutzungsstörungen (Müller & Wölfling 2022). Version für Jugendliche (10–16 Jahre). Interview und Handbuch kostenlos abrufbar über die Homepage des Fachverbandes Medienabhängigkeit e. V.
Internet-bezogene Störungen	AICA-S (deutsch OSV-S) Kurzer Screeningbogen für eine erste Selbsteinschätzung bzw. zur Verlaufskontrolle (Wölfling et al. 2016; 2017). Kostenlos abrufbar über die Homepage des Fachverbandes Medienabhängigkeit e. V.).
Internetsucht	ISS-20r Fragen zur Selbsteinschätzung einer Internetsucht mit Normwerten, frei im Internet abrufbar unter http://andre-hahn.de/downloads/pub/2014/2014_ISS20-Internetsuchtskala.pdf (Hahn & Jerusalem 2014)
Problematische Internetnutzung (ohne Spiele)	CIUS Selbsteinschätzungsbogen für internetbezogene Störungen (im Internet frei abrufbar auf der Internetseite des Newsletters von 2017 der niedersächsischen Landesstelle für Suchtberatung, Projekt re:set: https://nls-online.de/home16/images/reset/reset-newsletter-Nr1.pdf) (Meerkerk et al. 2009).
Instrumente zur Abklärung der Komorbiditäten	
ADHS	FBB-ADHS Fremdbeurteilungsbogen für Eltern, Lehrer und Erzieher SBB-ADHS Selbstbeurteilungsbogen
Depressivität	Depressionsinventar für Kinder und Jugendliche (DIKJ) Beck-Depressions-Inventar (BDI)
Ängste	Kinder-Angst-Test (KAT III) Angstfragebogen für Schüler (AFS)
Persönlichkeit	Persönlichkeitsfragebogen für Kinder (PFK 9–14) Freiburger Persönlichkeitsinventar (FPI-R)
Schlaf-störungen	Schlafprotokoll Kinderschlafcomic Deutsche Version des Children's Sleep Habits Questionnaire; 4–10 J. (CSHQ-DE), im Internet frei abrufbar auf der Seite der DGSM unter https://www.dgsm.de/fileadmin/dgsm/netzwerke/paediatrie/Schlafprotokoll.pdf Schlafinventar für Kinder und Jugendliche; 5–18 J. (SI-KJ) Schlaffragebogen ab 16 J. (SF-A/R und SF-B/R) Deutsche Version des Sleep Self Report, 7–12 J. (SSR-DE)
Lebensqualität	Inventar zur Erfassung der Lebensqualität bei Kindern und Jugendlichen (ILK)

Tab. 16-3: Diagnostische Instrumente bei Verdacht auf Vorliegen einer Computerspiel-/Internetsucht

andauernde Schulabsenz, das gesamte psychosoziale Funktionsniveau (Wahrnehmung von nicht-medialen Freizeitaktivitäten, Integration in die Gleichaltrigengruppe).

Neben der störungsspezifischen Behandlung sind zwei andere Aspekte zu berücksichtigen. Die von einer Computerspielstörung Betroffenen benötigen häufig eine soziale und emotionale sowie kognitive Nachreifung und die Vermittlung altersgemäßer sozialer Kompetenzen. Auch mögliche begleitende psychische Auffälligkeiten sollten in den Behandlungsplan einbezogen werden.

Abbildung 16-1 fasst den diagnostisch- therapeutischen Prozess zusammen:

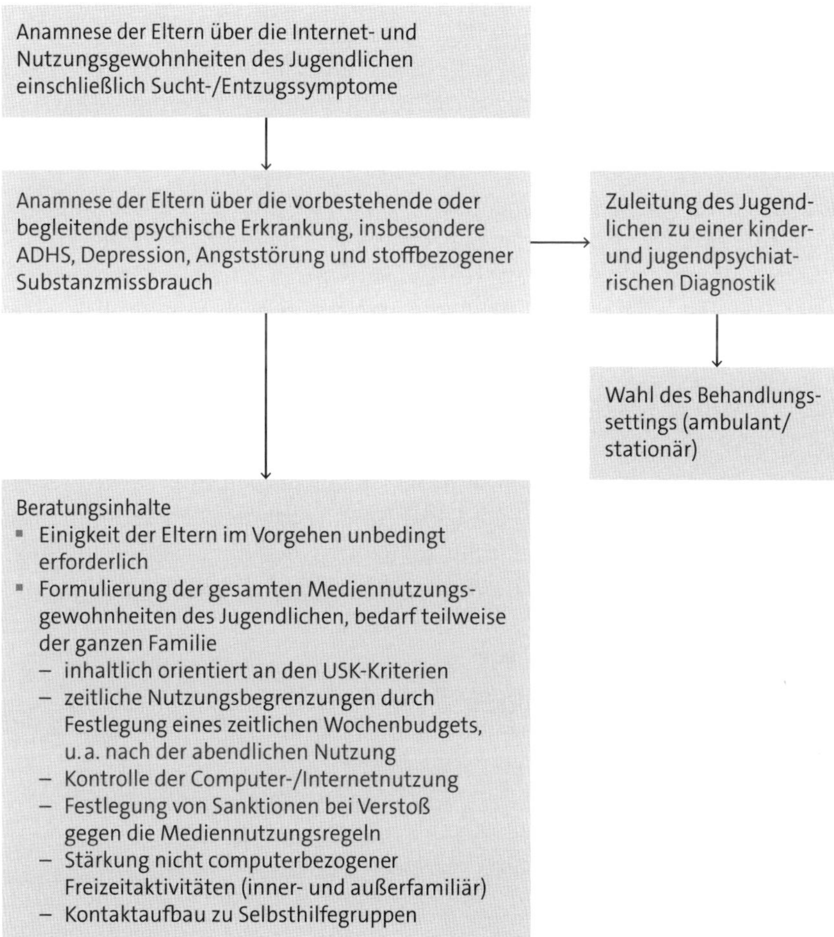

Abb. 16-1: Diagnostischer Prozess und Beratungsinhalte bei Verdacht auf Internet-/ Computerspielsucht bei Jugendlichen

16.6 Konkretes therapeutisches Vorgehen bei manifester Computerspielstörung/Internetsucht

Liegt bereits eine manifeste, schwerwiegende Internet-/Computerspielsucht vor, ist eine Beratung zumeist nicht ausreichend. Die klinische Erfahrung zeigt, dass in diesen Fällen selbst eine geringfügige Reduzierung der Mediennutzung nicht mehr möglich, v. a. weil die Ressourcen, die protektiv einer Suchtentwicklung entgegenwirken (also ehemals wahrgenommene soziale Aktivitäten und der Schulbesuch) schon seit längerer Zeit nicht mehr zur Verfügung stehen. Damit gelingt ein Wiederanknüpfen an diese Fähigkeiten nur äußerst selten. Zudem bestehen ausgeprägte Widerstände von Seiten des Jugendlichen bis hin zu körperlichen Auseinandersetzungen, wenn die Angehörigen versuchen, die Computernutzung einzuschränken. In diesen Fällen besteht auch gegen den Willen des Jugendlichen nach Artikel 1631b BGB eine Indikation und Notwendigkeit für die stationäre Behandlung in einer auf das Störungsbild spezialisierten Klinik oder einer Klinik für Kinder- und Jugendpsychiatrie.

Mit diesem Schritt wird das therapeutisch notwendige Hauptziel in die Wege geleitet: nämlich die Unterbrechung des eingetretenen verhängnisvollen Teufelskreises zwischen einem immer stärkeren Verlust sozialer Bezüge und den Aktivitäten zugunsten der Sucht. Zu Beginn der stationären Behandlung ist zunächst eine vollständige Medienabstinenz, also ein *»kalter Entzug«*, erforderlich. Es gibt noch keine gesicherten Angaben über Entzugssymptome; in der Praxis beobachtet man aber gehäuft Reizbarkeit und depressive Verstimmung. Körperliche Symptome treten in aller Regel nicht auf (Alavi et al. 2012). Erst durch den Entzug bzw. die Herausnahme aus den gewohnten suchterhaltenden Verhaltensstrukturen kann der Patient aus den verkrusteten Suchtmechanismen herausfinden – als Vorbedingung für eine psychische wie handlungsbezogene Neuorientierung. Der Patient sollte im Rahmen der Therapie zu dem Punkt kommen oder zu ihm geführt werden, an dem er sich fragt: »Was bekomme ich im Internet, was ich im realen Leben nicht habe?«

Im nächsten Schritt stellt die Wiederherstellung eines physiologischen *Schlaf-Wach-Rhythmus* eine Grundvoraussetzung für die funktionale Teilnahme am sozialen Leben dar. Dies impliziert den Aufbau eines sehr klar strukturierten Tagesablaufs, der bei Verhaltenssüchten so gut wie immer abhandengekommen ist. Bei der *Etablierung der Tagesstruktur* sollte neben den Routinetätigkeiten ein ressourcenorientiertes Vorgehen gewählt werden: Es geht darum, ehemals wahrgenommene oder neue Hobbys und soziale Aktivitäten wiederzubeleben. Hinzu kommt die schrittweise *Wiederaufnahme des Schulbesuchs* im klinischen Rahmen. Dessen Ziel besteht einerseits darin, verloren gegangene Routinen und die Belastbarkeit beim Lernen aufzubauen, andererseits aber auch eine qualifizierte Aussage darüber zu treffen, ob bei dem Jugendlichen im Vorfeld der Sucht eine ernst zu nehmende kognitive oder teilleistungsbezogene Überforderung vorlag. Je nach dem Ergebnis müsste gegebenenfalls nach dem stationären Aufenthalt für den Jugendlichen eine besser geeignete Schulform gesucht oder sichergestellt werden. Eine geeignete schulische Zusatzförderung unterstützt den oft schwierigen Wiedereinstieg.

Die Behandlung fokussiert schwerpunktmäßig auf die angemessene Computerspiel- oder Internetnutzung. Neben der spezifischen Suchtbehandlung darf aber die Beachtung zugrunde liegender oder *komorbider psychiatrischer Störungsbilder* nicht vernachlässigt werden. Bestand beispielsweise eine soziale Phobie bereits vor der Computerspielsucht, so ist die Behandlung möglicherweise sogar in diesem Bereich zu beginnen.

Eine große Bedeutung kommt der Vorbereitung der *poststationären Phase bzw. Rehabilitation* zu. Ob der Jugendliche in seine Familie zurückkehren kann, hängt auch davon ab, ob die Erziehungsberechtigten zukünftig in der Lage sind, einen Rückfall zu verhindern. Dies hängt im Wesentlichen davon ab, inwieweit es den Eltern während der stationären Behandlung gelingt, funktionale Interaktionsstrukturen mit ihrem Kind, insbesondere emotionale Zuwendung und Nähe, aufzubauen, da eine Computerspiel-/Internetsucht so gut wie immer mit dem Verlust und einer Verzerrung der intrafamiliären Kommunikation einhergeht. Die Erziehungsfähigkeit sollte aus diesen Gründen soweit gestärkt und unterstützt werden, dass sie nicht nur die Mediennutzung der Kinder und Jugendlichen im Blick hat. Ohne eine solche Veränderung wird es in vielen Fällen mit hoher Wahrscheinlichkeit zu Rückfällen kommen. Im Fall volljähriger junger Erwachsener oder schwer lenkbarer Jugendlicher besteht die Aufgabe dagegen darin, die Autonomieentwicklung hinsichtlich der Frage einzuschätzen, ob eine Rückkehr nach Hause möglich ist. Wird die Prognose für die diskutierten Kompetenzen als kritisch betrachtet, empfiehlt sich ggf. die Aufnahme des Jugendlichen in eine Wohngruppe.

16.7 Klinisch-therapeutische Arbeit mit dem Jugendlichen

In den meisten Publikationen wird aktuell eine *Kombination* aus einzel- und gruppentherapeutischen Vorgehensweisen mit kognitiv-behavioralen Anteilen bevorzugt. Im deutschsprachigen Raum liegen verschiedene manualisierte störungsspezifische Ansätze vor (Schuhler & Vogelsang 2012; Wölfling et al. 2022; Moll & Thomasius 2019). Die Arbeit in der Gruppe hat den großen Vorteil von Selbsthilfeaspekten mit stark positiv motivationalen Auswirkungen auf den Behandlungsverlauf. Außerdem sind im Gruppenkontext Modelllerneffekte sehr gut nutzbar.

In aller Regel wird zuallererst in Einzelgesprächen an der Motivlage des Patienten gearbeitet (→ Tab. 16-4), um die Vor- und Nachteile abzuwägen, die eine Einschränkung der Computerspiel- und Internetnutzung mit sich bringt. Das sogenannte Motivational Interviewing (Miller & Rollnick 2004) ist hierzu gut geeignet.

Liegt eine ausreichende Behandlungsmotivation vor, besteht der nächste Schritt darin, mithilfe einer Verhaltensanalyse *Trigger* zu identifizieren, die immer wieder zu einer Auslösung des Suchtverhaltens führen und zu seiner Aufrechterhaltung beitragen, die es also unmöglich machen, aus der Sucht auszubrechen. In aller Regel ist der

Welche Vorteile hat es für mich, wenn ich weiter viel Computer spiele?	Ich kann abschalten. Es macht mir Spaß. Ich beherrsche es gut. Ich spiele gerne mit anderen Jugendlichen im Online-Modus.
Welche Nachteile hat es für mich, wenn ich weiter viel Computer spiele?	Ich verschlechtere mich weiter mit meinen schulischen Leistungen. Ich gehe meinem Sport nicht mehr nach. Ich schlafe zu wenig und bin tagsüber zu müde.
Welche Vorteile hat es für mich, wenn ich mit dem Computerspielen aufhöre oder es zumindest drastisch verringere?	Ich kann mich wieder auf den Schulabschluss konzentrieren. Ich habe wieder mehr Zeit für meine Freunde oder meine Familie. Ich habe weniger Streit mit meinen Eltern. Ich bin wieder wacher, weil ich mehr schlafe.
Welche Nachteile hat es für mich, wenn ich mit dem Computerspielen aufhöre oder es zumindest drastisch verringere?	Ich verliere meine gute Position, die ich mir in der Spielergilde erarbeitet habe. Mir würde viel schneller wieder langweilig. Ich könnte nicht mehr so gut abschalten.

Tab. 16-4: Aspekte der motivationalen Arbeit mit spielsüchtigen Jugendlichen

süchtige Patient nämlich davon überzeugt, dass sich das Suchtverhalten ohne Auslöser einfach so ereignet. Als die häufigsten Trigger können zumeist *Langeweile* und *Stimmungsabfälle*, verursacht durch schulischen oder privaten Misserfolg, identifiziert werden. Die gemeinsame Aufgabe zwischen Therapeut und Patient besteht also einerseits in der Analyse der Trigger, andererseits darin, sich dieser Trigger in den umschriebenen Konfliktsituationen bewusst zu werden.

In der nachfolgenden therapeutischen Arbeit sind *alternative Handlungen* zu generieren und auch in der Realität zu erproben, um die bisher bestehenden Suchtreaktionsmechanismen unterbrechen zu können. Im weiteren therapeutischen Verlauf sollten noch nicht freigelegte oder verschüttete *Ressourcen* bei dem Patienten aufgebaut werden. Sie stellen einen wichtigen Bestandteil des Rückfallschutzes dar. In manchen Publikationen wird darauf verwiesen, dass (Freizeit-)Aktivitäten anstelle des Internet-/Computerspielkonsums treten sollten, die mit einer ähnlichen Motivations- und Gratifikationsstärke bei den Betroffenen besetzt sind. Zum Teil handelt es sich hierbei um Extremsportarten.

In Tabelle 16-5 werden noch einige weitere Behandlungsstrategien (Young 1999) aufgeführt, die sich als hilfreich erweisen.

Das Behandlungsziel besteht in einer angemessenen Computerspiel-/Internetnutzung. Gemeinsam werden realistische und überprüfbare *Regeln des Gebrauchs* formuliert. Hierzu zählen maximale Nutzungszeiten, die möglichst unterboten werden soll-

Praktizieren des Gegenteils	Die Zielsetzung besteht in einer Veränderung der oft festgefügten »Suchtroutinen« durch eine Reorganisation des Alltags. Dazu ist es wichtig, die täglichen Internetgewohnheiten des Patienten zu erfragen (z. B. Zeitpunkt des Einloggens, Dauer der Internetnutzung, Örtlichkeit der Computernutzung etc.). Nachfolgend wird ein Handlungsplan aufgestellt, der diese fest gefügten Routinen diametral unterbricht, also z. B. statt der Routine, immer nach der Schule die E-Mails zu checken, zuerst Mittag zu essen.
Externe Stoppsignale	Die Zielsetzung besteht in einer externen Hilfestellung, die Computerspiel-/Internetnutzung leichter beenden zu können. Hierzu wird eine Signaluhr installiert, die das aufgestellte Zeitlimit bereits einige Minuten zuvor ein- oder mehrfach signalisiert.
Realistische Nutzungszeiten vereinbaren	Die Zielsetzung besteht darin, Entzugssymptome oder Craving zu vermeiden. Hier empfiehlt sich eine schrittweise Reduzierung sowie Verteilung der Nutzungszeiten über den Tag hinweg. Bei einer Verringerung von 40 auf 20 Stunden ist es also ratsam, kurz dauernde, aber häufigere Nutzungen zu vereinbaren.
Partielle Abstinenz	Die Zielsetzung besteht hierbei darin, das Internet oder Computerspiele weiter für wichtige persönliche oder schulische Zwecke zu nutzen, suchtauslösende Inhalte jedoch vollständig zu meiden. Der Patient wird dazu ermutigt, Dinge des täglichen Lebens bewusst über das Internet abzuwickeln, zugleich aber komplette Abstinenz für ihn »gefährdende« Inhalte zu zeigen. Sowohl erfolgreiches Verhalten als auch Rückfälle müssen minutiös protokolliert werden, um Trigger identifizieren zu können.
Erinnerungskarten	Die Zielsetzung besteht auch hier in einer externen Hilfestellung für den Patienten, Abstinenzziele durchzuhalten. Hierzu werden eine »Positiv-« und eine »Negativliste« angelegt, die zum einen vier Vorteile beinhaltet, welche die Abstinenz im Leben einbringt, zum anderen vier Nachteile bei einem Rückfall. Die Liste sollte bei jeder Computerspiel-/Internetnutzung durchgegangen werden, v. a. wenn Rückfallgefahr besteht.
Die Bedeutsamkeit alternativer Interessen stärken	Die Zielsetzung besteht darin, dem Patienten die Bedeutsamkeit ehemals wahrgenommener und persönlich wichtiger Aktivitäten zu verdeutlichen und ihm damit die Zielsetzung, Abstinenz zu wahren, zu erleichtern. Hierzu soll der Patient eine Liste über Aktivitäten zusammenstellen, die er durch sein Suchtverhalten vernachlässigt oder aufgegeben hat. Danach wird er aufgefordert, diese Aktivitäten nach der persönlichen Wichtigkeit zu bewerten (sehr wichtig – wichtig – nicht so wichtig). Das folgende Gespräch fokussiert darauf, dass der Patient dem Therapeuten und damit sich selbst erläutert, warum diese Aktivitäten für ihn so wichtig waren und wie sie zu einer Verbesserung seiner Lebensqualität beitrugen.

Quelle: mod. nach Young 1999

Tab. 16-5: Spezifische Behandlungsstrategien zur Behandlung einer Computer-/Internetsucht

ten. Die Selbstbeobachtung mittels Tagebuch und die Selbstbegrenzung durch Einsatz von Signaluhren bei Zeitüberschreitungen erweisen sich dabei als hilfreich. Als Fremdkontrollmöglichkeit bietet sich analog einem Drogenscreening die Installierung spezifischer Kontrollprogramme für die Internetnutzung an, die in Absprache mit dem Patienten unregelmäßig durch den Therapeuten eingesehen werden können. Der motivierte Patient wird diese Maßnahme als wertvollen Rückfallschutz akzeptieren.

16.8 Behandlungsmodule der klinisch-therapeutischen Arbeit

Die *kognitive Verhaltenstherapie* ist ein wesentlicher Bestandteil des therapeutischen Vorgehens. Sie hat das Ziel, verzerrte Kognitionen, die häufig mit einer Internetsucht einhergehen, zu modifizieren oder zu rekonstruieren. Inhaltliche Bestandteile sind:

- das Erlernen von Zeitmanagementstrategien
- Psychoedukation
- verstärkte Selbst- und Fremdwahrnehmung von Bedingungen, die das Suchtverhalten begleiten
- die Identifikation von Triggern für das Suchtverhalten
- das Erlernen von Strategien, Emotionen und Impulsen, die z. B. bei Misserfolgen im täglichen Leben auftreten

Die *Gruppentherapie* ist eines der wichtigsten Bestandteile im Behandlungsprogramm von Suchterkrankungen. Die vorliegenden Studienergebnisse zeigten gemischte Ergebnisse (Orzack et al. 2006; Cao et al. 2007; Kim 2008; Shek et al. 2009; Du et al. 2010). Wölfling und Mitarbeiter (2019) führten eine auf einem Therapiemanual basierende Einzel- und Gruppentherapie durch und verglichen die Effekte gegenüber einer Wartegruppe. Bei knapp 70 % der erwachsenen Teilnehmer in der Behandlungsgruppe gegenüber 23,9 % in der Wartegruppe remittierte die Suchtproblematik. Die Effektstärken in der Behandlungsgruppe betrugen $d = 1.19$ für die Suchtsymptomatik, $d = 0.88$ für die verbrachte Zeit im Internet unter der Woche sowie mittlere Effektstärken von $d = 0.64$ bzw. $d = 0.67$ für psychosoziale Funktion und depressive Symptome.

Die *Familientherapie* zur Behandlung von Internetsucht umfasst sowohl verhaltenstherapeutische als auch systemische Anteile. Einerseits werden handlungsbezogene Aspekte, wie Angehörige von Internetsüchtigen mit dem Patienten umgehen, fokussiert, zum anderen aber auch systemische Anteile über Interaktionsverzerrungen innerhalb der Familie. Die bisher vorliegenden Befunde erbrachten ebenfalls nicht einheitliche Ergebnisse (vgl. Huang et al. 2010).

Die Mehrheit der vorliegenden Studien beinhaltet die Kombination mehrerer, *methodenübergreifender multimodaler Interventionselemente* mit Gruppen- und Einzeltherapie, Familientherapie sowie Interventionen, die die Schule in die Behandlung einbeziehen. Auch hier fallen die Ergebnisse sehr unterschiedlich aus. Orzack et al. (2006) verband die kognitive Verhaltenstherapie mit dem Motivational Interviewing (eine etablierte Gesprächstechnik zur Steigerung der Behandlungsmotivation bei stoffgebundenen Süchten) in einem Gruppentherapieformat bei Erwachsenen mit Internetsuchtverhalten. Nach 16 Sitzungen verbesserten sich die Lebensqualität der Patienten und das Ausmaß depressiver Symptome, nicht dagegen das eigentliche Internetsuchtverhalten als solches.

Shek et al. (2009) vereinte dies – kognitive Verhaltenstherapie, Motivational Interviewing und *Readiness-to-Change-Ansätze* – mit einem individuums-, familien- und gruppenfokussierenden Vorgehen. Es kam zu einer Verringerung der Internetsucht-Symptome. Subjektive Verlaufsmaße ergaben, dass die Teilnehmer das Programm als hilfreich erlebten. In einem Kontrollgruppenansatz mit Follow-up über sechs Monate bei 56 Jugendlichen mit Internetsucht, welcher ebenfalls kognitive Verhaltenstherapie, Elterntraining und Psychoedukationsworkshops für Lehrer beinhaltete, nahmen die Internetnutzungszeiten in beiden Gruppen ab. In der Interventionsgruppe kam es zu einem verbesserten Zeitmanagement der Internetnutzung sowie zu einer Verbesserung emotionaler kognitiver und verhaltensbezogener Symptome (Du et al. 2010).

16.9 Wirksamkeit von Behandlungsverfahren

Zajac et al. (2017) führten eine systematische Untersuchung der Behandlungseffekte von Computerspielstörung und Internetsucht durch. Insgesamt wurden 26 Studien berücksichtigt, je 13 bezogen auf Computerspielstörung und Internetsucht. Die Ergebnisse belegen, dass nur wenige systematische Studien vorliegen und nur eine begrenzte Evidenz vorliegt bezüglich der Wirksamkeit der eingesetzten Behandlungsmodule unabhängig von der gewählten Therapiemodalität. Die Studien wiesen erhebliche methodische Schwächen auf und beinhalteten nur kleine Fallzahlen. Weiterhin wird von den Autoren kritisiert, dass nach wie vor keine konsistenten Definitionen genutzt wurden bezüglich der verwendeten diagnostischen Kriterien als auch der eingesetzten diagnostischen Instrumente.

Stevens et al. (2019) veröffentlichten eine Metaanalyse über die Wirksamkeit kognitiver Verhaltenstherapie bei Computerspielstörungen. Die Behandlungsmodalitäten erwiesen sich als hocheffizient darin, sowohl die Symptomatik (d =0.9) als auch begleitender depressiver Symptome (d = 0.8) zu vermindern, moderat effizient in der Verringerung von Angstsymptomen (d =0.55). Allerdings waren die Behandlungseffekte nach Beendigung der Therapie zu unterschiedlichen Follow-up Zeitpunkten nicht mehr signifikant. Langzeiteffekte sind deshalb nicht zu beurteilen.

Malinauskas & Malinauskiene (2019) führten ebenfalls eine Metaanalyse für randomisierte kontrollierte Studien mit unterschiedlicher therapeutischer Ausrichtung zwischen 2002 und 2019 durch. Die Ergebnisse zeigen insgesamt einen Trend bezüglich

Gruppe	Studien	Q-Wert	Heterogenität P	I^2 (%)	*p* der Metaanalysen	Standardisierte Mittelwertdifferenz SMD [95 % KI]
RCTs	6	14,14	,01	64,63	,00	−0,67 [−1,07, −0,27]
RCTs mit KVT	3	11,45	,00	82,53	,14	−0,60 [−1,38, 0,19]
RCTs mit PL	2	2,12	,15	52,72	,02	−0,76 [−1,38, −0,13]

Anmerkung: RCT randomisierte Kontrollstudie; KVT Kognitive Verhaltenstherapie; PL Pädagogische Lernprogramme; Q Heterogenitäts-Maß nach Cochran, I^2 Heterogenitätsmaß nach Higgins/Thomson KI Konfidenzintervall; SMD standardisierte Mittelwertdifferenz
Quelle: nach Malinauskas & Malinauskiene 2019, Tab. 3

Tab. 16-6: Ergebnisse der einzelnen Studien der Metaanalyse

der Abnahme des Schweregrades der Computerspiel-/Internetsucht. Aufgrund der noch unzureichenden empirischen Datenlage über die Wirksamkeit der kognitiven Verhaltenstherapie als auch der vorhandenen Behandlungsprogramme für Jugendliche sollten entsprechende Ansätze zeitnah gefördert und wissenschaftlich evaluiert werden. Tabelle 16-6 fasst die vorliegenden Behandlungsergebnisse zusammen.

Es wurden auch einige Studien zur *medikamentösen Behandlung* von Computerspielstörungen durchgeführt. Eingesetzt wurden entweder Antidepressiva oder Substanzen zur Behandlung der ADHS. Eine Behandlung mit Bupropion bei elf Erwachsenen erbrachte eine signifikante Verringerung der Computerspielzeit wie der Suchtsymptomatik (Han et al. 2010). Die Therapie von 62 Kindern mit einer Computerspielstörung sowie einer komorbiden ADHS erbrachte neben einer Verbesserung der ADHS-Symptomatik auch einen Rückgang der Computerspielsucht-Symptome (Han et al. 2009). In drei randomisiert kontrollierten Studien konnte ebenfalls die Überlegenheit von Bupropion gegenüber Placebo als auch gegenüber einer Beobachtungsgruppe festgestellt werden (Han & Renshaw 2012; Song et al. 2016). In einer weiteren Untersuchung erwies sich Escitalopram wirksamer als Placebo, aber weniger wirksam als Bupropion in der Beeinflussung von Symptomen einer Computerspielstörung (Song et al. 2016).

Eine dritte randomisiert kontrollierte Studie verglich Atomoxetin und Methylphenidat miteinander. Im Rahmen einer zwölf Wochen lang anhaltenden Behandlung konnte unter beiden Behandlungsmodalitäten ein Rückgang der Suchtsymptomatik festgestellt werden. Alle Behandelten wiesen eine komorbide ADHS auf. Methylphenidat erwies sich als wirksamer in der Behandlung der ADHS-Symptomatik (Park et al. 2016).

Die Datenlage ist eindeutig: Computerspiel- und Internetsucht bergen ein großes Risiko für die weitere Entwicklung und seelische Gesundheit von Kindern und Jugendlichen in sich. Die therapeutischen Ansätze sind zwar vielfältig, aber mühselig, verlangen eine intensive Eltern- und Motivationsarbeit und sollten eher in der Prävention und Frühintervention bestehen, d. h., bereits in einem frühen Stadium der Medienabhängigkeit einsetzen. Es existieren zwar ausreichend Kriterien und Instrumente zur diagnostischen Abklärung, jedoch mangelt es noch an gut evaluierten Behandlungsprogrammen.

Das Thema besitzt eine hohe gesellschaftliche Relevanz und verlangt eine entsprechende Wachsamkeit und Bereitschaft, sich mit problematischen Medieninhalten, -serien und -spielen offensiv auseinanderzusetzen. Insbesondere deshalb, weil immer neue Formate und Angebote eine hohe Faszination ausüben, aber auch verstören können. Wie zuletzt die koreanische Netflix-Serie *Squid Game*. Medienexperten schlagen Alarm, denn hier werden »nicht nur Nerds, denen praktisch kein Gemetzel zu krass sein kann, vor die Flatscreens gelockt. Mit 111 Millionen Kontoabrufen in vier Wochen hat Netflix damit den Startrekord des saftig-süßen Liebesreigens ›Bridgertone‹ förmlich pulverisiert und auch Publikumsmagneten wie ›The Crown‹ bis ›Haus des Geldes‹ auf die Plätze verwiesen« (Freitag 2021, S. 20). Kinder spielen die brutale Netflix-Serie bereits auf Schulhöfen nach, und es stellt sich exemplarisch die Herausforderung, wie Eltern, Erzieher und Medienpädagogen diesem Hype begegnen können. Denn der nächste kommt bestimmt.

17 Materialien für Eltern und andere Bezugspersonen

17.1 Zehn Tipps zum Umgang mit digitalen Medien

1. **Auf eine altersgerechte Anschaffung und Nutzung von Medien achten**
   Internetfähige Geräte wie Smartphones, Tablets oder Smartwatches bieten unweigerlich auch Inhalte und Mechanismen an, die nicht für alle Altersstufen geeignet sind. Die Kinder sollten gemeinsam mit den Eltern und Erziehern den Zugang zu den digitalen Medien finden. In Kapitel 17.3 ist eine Reihe von Internetseiten gelistet, auf denen geeignete Apps, Webseiten, Spiele und Videos je nach Alter der Kinder und Jugendlichen empfohlen sind, und auf denen man technische Hilfe zur altersgerechten Einstellung von Soft- und Hardware bekommen kann.
2. **Den Kindern und Jugendlichen ein gutes Vorbild im Umgang mit Medien sein**
   Kinder merken schnell, wenn Erwachsene ein Gerät nutzen, das große Aufmerksamkeit erhält und im Alltag ständig präsent ist. Diese Nutzungsgewohnheiten der Eltern haben Einfluss auf das Verhalten der Kinder, diese schauen sich die Gewohnheiten bei den Eltern ab.
3. **Interesse zeigen**
   Wenn die Eltern Interesse zeigen und zusammen mit den Kindern online unterwegs sind, erfahren sie, mit welchen Themen sich die Kinder beschäftigen, welche Online-Spielplätze besucht und welche Spiele vorzugsweise gespielt werden. So erkennt man früher und leichter, ob problematische Inhalte dabei sind. Auch später im Jugendalter sollten die Eltern Interesse zeigen am Umgang der Jugendlichen mit den digitalen Medien, wo und mit wem sie sich im Netz bewegen. Hierbei kann auch früh damit begonnen werden, sie auf die entsprechenden Gefahren aufmerksam zu machen.
4. **Medienfreie Alternativen anbieten**
   Kinder sollen unterschiedliche Möglichkeiten der Freizeitgestaltung kennenlernen. Es ist wichtig, medienfreie Aktivitäten der Kinder zu fördern, in der Familie, im Verein oder mit Freunden, damit die digitalen Medien nicht zum bevorzugten Mittel gegen Langeweile, zur Problembewältigung oder zum Stressabbau werden. Außerdem müssen medienfreie Zeiten in der Familie eingeplant werden, z.B. beim gemeinsamen Essen, bei den Hausaufgaben oder nachts im Schlafzimmer. Bewegung, kreative Tätigkeiten und Entspannung sind für die körperliche und psychische Entwicklung unverzichtbar.

5. **Medienzeiten bedenken**
   Zeitangaben können nur ein Richtwert sein und hängen auch von der Lebenssituation ab: Wie läuft es in der Schule, in der Familie? Hat das Kind genügend Zeit für sich, zum Entspannen und zum Austoben? Ist die Mediennutzung ein Freizeitvergnügen oder ein Ventil für schlechte Gefühle? Wird bei Langeweile immer sofort zum Smartphone gegriffen? Solche Fragen können helfen, die Nutzungszeit am Bildschirm einzuschätzen. Wichtiger als die exakte Einhaltung von Minutenangaben ist ein möglichst ausgeglichenes Verhältnis zwischen medialen und non-medialen Freizeitaktivitäten. Bei Kindern bis 10 Jahren ist es sinnvoll, dass ein tägliches Maß an Mediennutzung nicht überschritten wird. Bei älteren Kindern ist es sinnvoller, ein wöchentliches Zeitkontingent zu vereinbaren. So können Kinder über diese Zeiten nach bestimmten vereinbarten Regeln selbst verfügen.
   Für Kleinkinder bis zwei Jahre sollte der Medienkontakt möglichst vermieden werden. Je nach Medienratgeber werden im weiteren Verlauf unterschiedliche Zeiten empfohlen: Vorschulkinder 20 bis 30 min. täglich, 7 bis 10 Jahre etwa 30 bis 45 min. und 10 bis 13 Jahre bis zu 60 min (Kindermedienland Baden-Württemberg o. D.). Ab 14 Jahren werden Kinder immer autonomer und wollen ihr Smartphone und andere Medien selbstbestimmt nutzen. Trotzdem muss auf die Nutzungsgewohnheiten und Zeiten geachtet werden (immer die Summe aller benutzten digitalen Medien beachten).
6. **Über verletzende und verstörende Inhalte reden und in Kontakt bleiben**
   Beim Surfen im Internet und über die sozialen Medien besteht immer wieder die Möglichkeit, dass die Kinder und Jugendlichen mit Cybermobbing, Hassbotschaften, Gewalt und Pornografie in Kontakt kommen. Deshalb ist es wichtig, auf die Regeln und Hintergründe hinzuweisen und aufmerksam zuzuhören, um erste Anzeichen rechtzeitig zu erkennen.
7. **Über mögliche Gefahren im Internet aufklären**
   Ebenfalls muss mit den Kindern und Jugendlichen offen über die Gefahren wie Erpressung, Identitätsraub, Betrug und Pädophilie geredet werden. Eltern sollten sich dafür interessieren, auf welchen Internetseiten sich die Kinder und Jugendlichen bewegen, und sie dazu ermutigen, über Erfahrungen mit verstörenden und gewalthaltigen Inhalten zu sprechen.
8. **Für einen achtsamen Umgang mit persönlichen Daten im Netz sensibilisieren**
   Die Eltern und Erzieher müssen die Kinder und Jugendlichen darauf aufmerksam machen, dass persönliche, eventuell auch peinliche Fotos, persönliche Daten und intime Geheimnisse sich im Internet schnell verbreiten und unangenehme Folgen haben können. Sie müssen darüber aufklären, welche Informationen privat und welche öffentlich sind und welche nur an enge Freunde oder Familienmitglieder weitergegeben werden dürfen.
9. **Verhaltensregeln erklären und umsetzen**
   Als Netiquette bezeichnet man informelle Verhaltensregeln, die ein respektvolles Miteinander im Netz gewährleisten sollen. Die Anonymität im Internet führt dazu, dass der Umgangston in Foren, Chats und sozialen Netzwerken manchmal wenig

wertschätzend oder gar diskriminierend ist. Die Kinder und Jugendlichen sollten dazu ermutigt werden, sich in der digitalen Welt so zu verhalten wie auch außerhalb: wertschätzend und respektvoll, Beleidigungen und Beschimpfungen sind tabu.

10. **Rechtzeitig Unterstützung und Hilfe holen**
Wenn man z. B. ein exzessives Computerspielen beobachtet und sich die Kinder und Jugendlichen zunehmend von der Außenwelt isolieren oder der Verdacht von Cybermobbing, Hasskommentaren oder Internetkriminalität vorliegt, sollte unbedingt rechtzeitig Rat und Hilfe eingeholt werden. In Kapitel 17.3 sind mehrere Internetadressen angegeben, auf denen Adressdatenbanken mit Hilfeangeboten hinterlegt sind.

Quelle: Mod. nach Forum Prävention (2021)

17.2 Acht Entscheidungshilfen zur Erkennung einer Computerspiel- und Internetsucht

1. Prüfen Sie, ob Ihr Kind neben dem Computerspielen oder dem Surfen im Internet auch noch andere Interessen verfolgt oder ob andere Freizeitinteressen wie Sport, Freunde treffen oder einen Verein zu besuchen in letzter Zeit spürbar zugunsten der Mediennutzung nachgelassen haben. Wesentlich ist also, dass eine Änderung früherer Verhaltensweisen, Gewohnheiten und Interessen aufgrund exzessiven Computerspielens erkennbar wird.
2. Haben sich die Schulleistungen Ihres Kindes in letzter Zeit infolge der Ausdehnung von Computerspiel- oder Internet-Nutzungsgewohnheiten verschlechtert?
3. Vernachlässigt Ihr Kind Schlaf und Ernährung, um länger spielen zu können? Werden beispielsweise auch die Mahlzeiten vor dem Computer eingenommen? Bedenklich ist eine deutliche Veränderung dieser gesundheitsrelevanten Verhaltensweisen infolge zunehmenden Computerspiel- oder Internetkonsums.
4. Setzt Ihr Kind nach Ihrer Auffassung das Computerspielen oder die Internetnutzung zur Bewältigung schulischer oder privater Belastungen ein?
5. Wird Ihr Kind unruhig oder sogar aggressiv, wenn es nicht Computer spielen darf?
6. Haben Sie den Eindruck, dass Ihr Kind gedanklich sehr stark mit der Internetnutzung oder Computerspielen beschäftigt ist? Dies erkennen Sie daran, dass das Kind übermäßig viel darüber erzählt oder berichtet.
7. Welche Computerspiele spielt Ihr Kind? Prüfen Sie, ob Ihr Kind Online-Spiele in sogenannten Gilden oder Communitys spielt, die es ihm erschweren, das Spiel zu beenden.
8. Wie reagiert Ihr Kind auf Computerspielverbote? Kommt es hierdurch zu erheblichen Auseinandersetzungen, wenn Sie versuchen, die Computerspielzeit oder Internetnutzung zu begrenzen oder zu beenden?

17.3 Anlaufstellen und Materialien zum Thema Mediensucht

Adresse	Anbieter	Auszüge aus dem Inhalt
www.ajs.nrw.de	Arbeitsgemeinschaft Kinder- und Jugendschutz der Landesstelle Nordrhein-Westfalen	Angebot für Eltern zum Herunterladen verschiedener Broschüren zum Thema Gefahren des Internets, z. B. Cybermobbing, Cybergrooming
www.blinde-kuh.de	Blinde Kuh e. V. Gefördert vom BMFSFJ nach dem Kinder- und Jugendplan des Bundes (KJP)	Suchmaschine für Kinder zwischen 6 und 12 Jahren, Surfen in einem geschützten Raum, Links zu Schulfernsehen und -radio, Spiele und Kulturberichte
www.bzkj.de	Bundeszentrale für Kinder- und Jugendmedienschutz	»Wegweiser Jugendmedienschutz« Informationen über gesetzliche Hintergründe zu Medienangeboten und Indizierung Umfangreiches Angebot an weiteren Links und Tipps für Eltern, Erzieher, Lehrer und Jugendliche, u. a. mit Informationen zu Chancen und Risiken der Medien, kindersicheren Medien und Apps, Erkennung der Gefahren und Probleme sowie Medienerziehung
www.caritas.de/fuerprofis/fachthemen/sucht/computerspiel-und-internetabhaengigkeit	Deutscher Caritasverband e. V.	Möglichkeit zum Herunterladen einer Handreichung zum Thema problematischer Computer- und Internetgebrauch mit einer sehr umfangreichen Zusammenstellung an Informationen, Materialien, Internetseiten, Beratungs- und Behandlungsangeboten
www.dia-net.com	Arbeitsgruppe DIA-NET der Forschungsgruppe S:TEP (Substanzbezogene und verwandte Störungen: Therapie, Epidemiologie und Prävention) der Universität zu Lübeck, gefördert vom Bundesministerium für Gesundheit	Tools und Tipps zu Screening, Diagnostik und Intervention bei internetbezogenen Störungen mit verschiedenen Selbsttestmöglichkeiten

www.erstehilfe-internetsucht.de	Erste Hilfe Internetsucht Sektion für Suchtmedizin und Suchtforschung Universitätsklinik für Psychiatrie und Psychotherapie Tübingen	Zurzeit die größte Adressdatenbank für Hilfsangebote bei Internetsucht in Deutschland, Einfache Suche nach passenden Hilfsangeboten, Selbsttest (CIUS), Hintergrundinformationen und Fallbeispiele, Link-Liste zu weiteren Angeboten und Projekten
www.fragfinn.de	fragFINN e. V. Verein mit verschiedenen Mitgliedsunternehmen und Kooperationspartnern Entstanden im Rahmen der Initiative »Ein Netz für Kinder« mit Förderung vom Kulturstaatsministerium und Bundesfamilienministerium Wird vom unabhängigen Redaktionsteam der »Freiwilligen Selbstkontrolle Multimedia-Dienstanbieter e. V.« (FSV) kontinuierlich erweitert und auf ihre Unbedenklichkeit geprüft	Geschützer Surfraum speziell für Kinder bis 12 J. zum Sammeln erster Erfahrungen und zur Aneignung von Medienkompetenz Die sogenannte Whitelist wird vom unabhängigen Redaktionsteam der Freiwilligen Selbstkontrolle Multimedia-Dienstanbieter e. V. (FSV) kontinuierlich erweitert und auf ihre Unbedenklichkeit geprüft, auch Videos und Spiele
www.fsm.de	Freiwillige Selbstkontrolle Multimedia-Diensteanbieter e. V. (FSM), gemeinnütziger Verein für Jugendmedienschutz in Online-Medien Durch den Jugendmedienschutz-Staatsvertrag (JMStV) 2003 anerkannte Selbstkontrolleinrichtung für den Bereich Telemedien	Altersklassifizierungssystem Informationen zu Jugendschutz im Internet mit Beschwerde- und Fragemöglichkeiten Internet-Guide und positive Online-Angebote für Kinder Links zu vielen für Kinder, Eltern und Pädagogen interessanten Internetangeboten und Projekten
www.fv-medien abhaengigkeit.de	Fachverband Medienabhängigkeit e. V. Zusammenschluss von Mitarbeitern aus der Forschung sowie pädagogische und therapeutische Fachkräfte, die an spezialisierten Versorgungseinrichtungen arbeiten	Umfangreiche Hintergrundinformationen, Selbsttests, Interaktive Beratungsangebote, Blogs, Ausbildung als »Net-Pilot*in« als Experte und Ansprechpartner für die Mitschüler, detaillierte und nach Regionen sortierte Auflistung verschiedener Beratungseinrichtungen und Anlaufstellen für Betroffene und Angehörige (Suchfunktion über PLZ oder Karte) in den deutschsprachigen Ländern und Luxemburg

www.gutes-aufwachsen-mit-medien.de	Initiativbüro »Gutes Aufwachsen mit Medien« bestehend aus einer Vielzahl vom Bundesfamilienministerium geförderter Projekte aus der Medienkultur, Medienpädagogik und des Jugendmedienschutzes; in Zusammenarbeit mit der Stiftung Digitale Chancen	Tipps, Artikel, Broschüren und Datenbanken zum Thema »Gutes Aufwachsen mit Medien« Materialien für die Arbeit mit Kindern und Jugendlichen und für Elternarbeit, Online-Konferenzen und Fortbildungen, Medienpädagogische Praxistipps
www.internet-abc.de	Teil des gemeinnützigen Vereins Internet ABC, dem alle Landesmedienanstalten in Deutschland angehören	Informationen rund ums Internet Kinder- und Elternseiten Spielerische Einführung rund ums Internet in sicherer Umgebung Angebot für Pädagogen mit Anregungen für die Praxis »Lexikon Computer und Internet«: Erklärungen der wichtigsten Begriffe rund ums Internet Direktes Kontaktangebot per Mail
www.jugendschutz.net	Gegründet als Stelle aller Bundesländer durch die Jugendminister/innen; organisatorisch an die Kommission für Jugendmedienschutz (KJM) angebunden Gemeinsames Kompetenzzentrum von Bund und Ländern für den Schutz von Kindern und Jugendlichen im Internet	Behandlung verschiedener Themen über Jugendschutz im Internet, u. a. zum Thema Social Media, Cybermobbing, Geräte und Technik für den Jugendmedienschutz Praxisinfos und Aufklärungsmaterialen
www.klicksafe.de	EU-Initiative »klicksafe«: gefördert durch das CEF Telecom Programm der Europäischen Union, in Deutschland umgesetzt von den Medienanstalten in Rheinland-Pfalz (Koordinator) und in Nordrhein-Westfalen	Informationen über aktuelle und relevante Themen bzgl. der Nutzung des Internets Vermittlung von kompetenter und kritischer Nutzung des Internets und neuer Medien verschiedene Schwerpunktthemen wie Mediensucht, Cybermobbing, Medienerziehung, soziale Netzwerke, Smartphones; Informationen im Internet und Materialien für Nutzer, Eltern und Lehrer; auch Schulungen, Auflistung von Internetportalen und Anlaufstellen; Bereiche für Lehrer und Eltern mit vielen Materialien, Anleitungen für die

		Medienerziehung, Auflistung verschiedener Beratungsstellen; Bereich für Kinder mit Computer-ABC, Lernmodulen, Kinderseiten
www.klick-tipps.net	Angebot von jugendschutz.net, gefördert von der Stiftung MedienKompetenz Forum Südwest und vom BMFSFJ	Geprüfte Links und Seiten für Kinder mit Spielen, Informationen und Kontaktdaten für Rat und Hilfe Seiten für Eltern mit Tipps für kindergeeignete Apps, Tools für Sicherheitseinstellungen und Material zum Download
www.lehrer-online.de	Team von pädagogischen Fachkräften, aufgebaut mit Mitteln des BMFB, pädagogisch beraten von der Stiftung Jugend + Bildung.	Internetservice für Lehrer mit Angebot an pädagogisch sinnvollen Internet-Tools und Unterrichtseinheiten Umfangreiche Informationen über Medienkompetenz und sichere Mediennutzung
www.mediaculture-online.de	Internetportal des Landes Baden-Württemberg Portal zur schulischen und außerschulischen Medienbildung	Kreative Unterrichtsmaterialien Umfangreiche Informationen für Pädagogen, u. a. zu den Themen Medienbildung und -didaktik, Jugendmedienschutz und technisches und inhaltliches Hintergrundwissen zum Thema Medien
www.medien-kindersicher.de	Angebot von Medienanstalten verschiedener Bundesländer und Klicksafe	Portal für technischen Jugendmedienschutz Vorstellung verschiedener technischer Schutzlösungen für Geräte, Dienste und Apps; Assistent zum Generieren von maßgeschneiderten Schutzlösungen je nach Alter und genützten Geräten
www.onlinesucht-ambulanz.de	Projekte OASIS und OMPRIS – gefördert vom Bundesministerium für Gesundheit (BMG) in Zusammenarbeit mit dem LWL-Universitätsklinikum Bochum und dem Landschaftsverband Westfalen-Lippe	OASIS Online-Ambulanz-Service zur Diagnostik und Beratung von Internetsüchtigen sowie deren Angehörigen in ganz Deutschland Ausführliche Untersuchung und Diagnosestellung unter Einsatz von psychologischen Fragebögen und einer Webcam-basierten Online-Sprechstunde und Beratung über Behandlungsmöglichkeiten vor

		Ort sowie die Veränderungs- und Therapiemotivation OMPRIS Online-basiertes Motivationsprogramm zur Reduktion des problematischen Medienkonsums und Förderung der Behandlungsmotivation bei Menschen mit Computerspielabhängigkeit und Internetsucht in mindestens 8 Einzelgesprächen über einen Zeitraum von 4 Wochen
www.schau-hin.info	Medienpädagogische Initiative des BMFSFJ, Das Erste, ZDF und AOK sowie mehr als 60 Organisationen und Initiativen als Kooperationspartnern	Verschiedene Schwerpunktthemen wie Ratgeber für Eltern und Erzieher u. a. mit Tipps zu Medienzeiten und -alter, Medienschutz und Sicherheitseinstellungen, Medienregeln, gemeinsame Erfahrungen in der Familie, Fragen zur Computersucht, Empfehlungen und Informationen zu Apps und Spielen, Ratgeber für Soziale Netzwerke, Fernsehen und Internet, Adressen von Beratungsstellen, Internetadressen von Beratungsforen; Mediencoaches für direkte Fragen per Mail; Materialen und Mediathek
www.seitenstark.de	Zusammenschluss von rund 60 Webseiten von Bundes-, Landes- und kommunale Behörden, Vereinen, Verbänden, Kirchen oder Unternehmen aus der freien Wirtschaft für Kinder. Gefördert vom BMFSFJ Teilprojekt des gemeinnützigen Vereins Seitenstark	Netzwerk von Internetseiten für Kinder mit hohen Ansprüchen an die Qualität und den Kinder- und Jugendmedienschutz der Webseiten Vielseitige Lern- und Mitmachangebote für die Kinder; Materialien für Eltern und Lehrkräfte
www.spielbar.de	Bundeszentrale für politische Bildung	Spielebeurteilungen Ratgeber zum pädagogischen Umgang mit Computerspielen Berichte und Hintergrundinformationen zum Thema Jugend und Medien

www.spieleratgeber-nrw.de	ComputerProject Köln e. V., Verein für Medien, Bildung und Kultur, Projekt der Fachstelle für Medienkultur NRW	u. a. umfangreiche pädagogische Beurteilung von Spielen und pädagogische Tipps zum Umgang mit Computerspielen
www.stiftung-medienundonlinesucht.de	Stiftung Medien- und Online-Sucht (mit verschiedenen Partnern) in Niedersachsen	Fortbildungen für Eltern und Pädagogen, Hotline und Erstberatung

18 Epilog: Neue Kompetenzen für das digitale Zeitalter!

Bereits 1986 beklagte Neil Postman »Das Verschwinden der Kindheit«. Seitdem häufen sich die warnenden Stimmen, dass die Technik unsere Kinder verändere und betrüge, denn wir sind damit beschäftigt, die »Bedienung von Geräten zu meistern. Aber der Mensch, der Knöpfe drückt, setzt nur Vorhandenes in Gang. Kinder brauchen mehr als den Zauber des Knopfdrucks. Sie brauchen das Gefühl, die Welt mitgestalten zu können« (Jörg 1987, S. 9).

So nachvollziehbar und sympathisch diese Haltung auch sein mag, aus heutiger Sicht wirkt sie realitätsfremd und überholt. Denn die digitalen Anwendungsmöglichkeiten sind vielfältig, hilfreich, in vielen Bereichen notwendig und aus unserem Alltag nicht mehr wegzudenken. Allerdings weisen sie auch Gefahren und Risiken auf. Diese Aspekte hat Manfred Spitzer (2012) hervorgehoben, der von »digitaler Demenz« spricht, die unsere Kinder um den Verstand bringt und das »soziale Gehirn« verkümmern lasse. Auf jeden Fall haben die neuen Medien das Beziehungsmanagement und -geschehen von Kindern und Jugendlichen grundlegend revolutioniert. Chatten, E-Mails, Community-Plattformen vermitteln das Gefühl, dabei zu sein, dazuzugehören und erleichtern es, lockere soziale Kontakte zu Klassenkameraden, Freunden und an gleichen Themen Interessierten zu finden und aufrechtzuerhalten. Diese Form der Globalisierung und Vernetzung hat jedoch auch ihren Preis. Sie verschlingt Zeit auf Kosten anderer Aktivitäten und Begegnungen (Lehmkuhl et al. 2014).

Wir haben versucht, eine möglichst unvoreingenommene und unverzerrte Darstellung der aktuellen empirischen Daten und Literatur zusammenzutragen. Die hieraus abzuleitenden Perspektiven und Herausforderungen verlangen allerdings eine kritische Gewichtung und Beurteilung. Jedoch sind wir der Meinung, dass dies nur auf der Grundlage und Kenntnis der vorliegenden wissenschaftlichen Daten geschehen sollte. Dies gilt umso mehr, weil es zunehmend darauf ankommt, Informationen in der Presse zur Medienpräsenz und ihren Folgen kritisch auf ihre Relevanz hin zu überprüfen.

Wenn z. B. von Experten wie Jean Twenge (2018) behauptet wird, dass die heutige Jugend immer depressiver, einsamer und unglücklicher sei und hierfür die Handys und der Medienkonsum verantwortlich gemacht werden, dann stellt dies eine grob vereinfachte und fragwürdige Behauptung dar. Wie gezeigt, lassen sich einfache kausale Zusammenhänge zwischen Verhalten und Medienkonsum einerseits nur sehr begrenzt belegen, und andererseits zeigen groß angelegte Jugendstudien, dass diese Altersgruppe mit ihrem Alltag eher zufrieden ist und nur wenige sich unglücklich fühlen (Calmbach et al. 2020). Darüber hinaus wurde deutlich, dass die Mehrzahl der Jugendlichen heute sich durchaus problembewusst und kritisch den Medien gegenüber verhält.

In verschiedenen Studien lässt sich ein sehr differenziertes Bild über die Aktivitäten, Pläne und Interessen der heutigen jungen Generation nachvollziehen. Sie meldet sich zu Wort, steht für ökologische Werte und soziale Gerechtigkeit ein. Der Funktion des Medienkonsums und der sozialen Netzwerke wird durchaus mit Skepsis begegnet. Und gut ein Drittel von ihnen wünscht sich, dass man in Zukunft weniger online ist (Albert et al. 2019). Hurrelmann und Albrecht (2020) charakterisieren den Medienkonsum der Generation Greta wie folgt: »Die große Mehrheit der Jugendlichen allerdings kommt mit den digitalen Herausforderungen gut zurecht. Die meisten können virtuos mit digitalen Geräten und Angeboten umgehen, intuitiv und unbefangen. Diesen jungen Leuten ist es gelungen, die Risiken einer Überdosis von digitalen Impulsen abzuwehren. Entgegen den Empfehlungen mancher Psychologen und Psychiatern ist das nicht durch einen Bann, durch ein striktes Verbot der Nutzung von Smartphone und Laptop im Elternhaus gelungen, sondern im Gegenteil durch das Erlernen und Einüben eines kompetenten Umgangs mit Geräten, Plattformen und Spielen. Ihre Eltern haben ihnen geholfen, zu lernen, sich selbst Grenzen zu setzen, Auszeiten zu nehmen, die Dosis des Konsums zu regulieren. Sie schaffen es auch, trotz der ungeheuren psychischen Verlockungen der virtuellen Welt ihre Kontakte in der realen Welt nicht zu vernachlässigen« (S. 111).

In einem Evidenzpapier der gemeinsamen Suchtkommission der kinder- und jugendpsychiatrischen Fachgesellschaften und Verbände zu medienbezogenen Störungen im Kindes- und Jugendalter (Paschke et al. 2020) wird von einer durchschnittlichen Prävalenz der Internetspielstörung von 4,7 % ausgegangen. Damit zählt sie zu den häufigsten kinder- und jugendpsychiatrischen Phänomenen. Die Autoren rücken Präventionsmaßnahmen in den Fokus und regen intensivere Forschungsansätze für klinisch-epidemiologische, diagnostische und therapeutische Fragen an. Wie in den früheren Kapiteln dargestellt, müssen Entwicklungsalter sowie Risikopopulationen, geschlechtsspezifische Ausrichtungen und transkulturelle Aspekte geklärt werden. Dabei käme es nicht darauf an, Freizeitmedien zu verteufeln und ganze Gruppen von Jugendlichen zu pathologisieren: »Vielmehr geht es darum, einerseits Kinder und Jugendliche zu kompetenten Userinnen und Usern zu erziehen, die die positiven Errungenschaften der digitalen Welt optimal nutzen können. Andererseits geht es darum, Betroffene bestmöglich und frühzeitig zu erkennen, Risiken bewusst zu machen, mögliche Risikofaktoren zu identifizieren, um diejenigen zu erreichen, deren Nutzung mit Leid und dramatischen negativen Konsequenzen einhergeht – trifft es doch eine neurobiologisch, psychologisch und sozial besonders vulnerable Altersgruppe mit einer Vielzahl von zu bewältigenden Entwicklungsaufgaben und weichenstellenden Anforderungen« (S. 313). Es ist leicht nachvollziehbar, dass bei einer so komplexen, für den Alltag hochrelevanten und fragilen Thematik eine starke Polarisierung vorhanden ist, die sich in der öffentlichen Berichterstattung widerspiegelt (Porsch & Pieschl 2010).

Daher ist es dringend notwendig, bei der Auseinandersetzung mit dem Thema Medien den Blick nicht allein auf die Abhängigkeit und Sucht zu verengen. Es geht um Fragen, wie wir unser Leben gestalten wollen, der Selbstoptimierung und Enhancement-Kultur und die Rolle der neuen Medien mit ihren technischen Möglichkeiten der Selbstvermessung. Perfektionsansprüche und -druck werden durch Netzwerke der sozialen Kontrolle ständig angeheizt, und dies wiederum kann zu einer erhöhten Unsicherheit und psychischen Belastung mit Rückzug und vermehrtem Medienkonsum führen (Lehmkuhl 2018).

Diese Begleiteffekte und indirekten Auswirkungen neuer Medien auf unser Verhalten können unterschwellig den Alltag nachhaltig und allmählich verändern. Sherry Turkle (2015) befürchtet eine Verarmung direkter Kontakte und Gespräche und einen Verlust an Empathie füreinander: »*reclaiming conversation*«.

Wir kommen um eine kritische Reflexion der Medienmacht nicht herum, mit den Risiken und negativen Folgen ihrer exzessiven Nutzung. Sie schafft neue Möglichkeiten, verändert aber auch unsere soziale Welt und ihre Netzwerke. Das Versprechen der Netzwerke – so Stäheli (2021) – hat sich als Falle entpuppt und die Furcht hervorgerufen, »sich aus ihren Fängen nicht mehr entwinden zu können« (S. 7). Insofern braucht es auch Taktiken der »Entnetzung« (Zurstiege 2019) und eine immer wieder neu zu justierende Selbstverantwortung: »In nahezu allen Bereichen unseres Lebens, sei es in unserem Familienleben, im Freundeskreis, bei der Arbeit oder in der Freizeit, ist es richtig und wichtig, dass wir den wachsenden Einfluss der digitalen Medien auf unser Wohlbefinden bewusst reflektieren. Wir tun gut daran, uns von digitalen Alltagshelfern zu befreien, wo wir erkennen, dass sie uns mehr belasten als nutzen. Es ist gut, gelegentlich einen digitalen Fastentag einzulegen, um den Kopf wieder frei zu kriegen. In einer Zeit, in der Medien in einer wachsenden Zahl von Lebensbereichen unabweisbar einen immer höheren Stellenwert besitzen, ist es ohne jeden Zweifel geradezu unerlässlich, dass wir mehr Mündigkeit im Umgang mit diesen Medien entwickeln« (S. 236).

Es kommt darauf an, dass wir – um eine Forderung von Gerd Gigerenzer (2021) aufzugreifen – auch in der digitalen Welt die Kontrolle behalten, uns im Netz nicht verlieren und uns dem Datenstrom nicht ausliefern. Und es kann nicht oft genug betont und wiederholt werden: Mediennutzung muss von klein auf gelernt werden, sie bedarf der Anleitung von Erwachsenen. Sie ist weder Teufelszeug noch ein neues Allheilmittel. Ein kritischer Umgang ist notwendig, um sein Leben nicht von und durch die Medien bestimmen zu lassen. Der beste Schutz davor sind andere Freizeitangebote, Interessen, reale soziale Kontakte und Treffen, denn dann verliert die Attraktivität und Verführungskraft der digitalen Medien rasch ihren Zauber.

Literatur

Aalbers, G., McNally, R. J., Heeren, A., Wit, S. D., Fried, E. I. (2018). Social media and depression symptoms: a network perspective. Journal of Experimental Psychology. General 148: 1454–1462.

AAP American Academy of Pediatrics (2016a). Media and Young Minds. Pediatrics, 138 (5): e20162591.

AAP American Academy of Pediatrics (2016b). Familiy Media Use Plan. Abrufbar unter https://patiented.solutions.aap.org/handout.aspx?gbosid=315236 (abgerufen am 18. 10. 2021).

Aarseth, E., Bean, A. M., Boonen, H., Colder Carras, M., Coulson, M., Das, D. et al. (2017). Scholars' open debate paper on the World Health Organization ICD-11 Gaming Disorder proposal. Journal of behavioral addictions 6(3): 267–270.

Achab, S., Nicolier, M., Mauny, F., Monnin, J., Trojak, B., Vandel, P. et al. (2011). Massively multilayer online role-playing games: comparing characteristics of addict vs non-addict online recruited gamers in a french adult population. BMC Psychiatry 11: 144.

Achterberg, M., van Duijvenvoorde, A. C., Bakermans-Kranenburg, M. J., Crone, E. A. (2016). Control your anger! the neural basis of aggression regulation in response to negative social feedback. Social cognitive and affective neuroscience 11: 712–720.

Achterberg, M., van Duijvenvoorde, A. C., van der Meulen, M., Euser, S., Bakermans-Kranenburg, M. J., Crone, E. A. (2017). The neural and behavioral correlates of social evaluation in childhood. Developmental Cognitive Neuroscience, 24, 107–117.

Adams, E. (2014). Fundamentals of Game Design, 3rd Edn. Indianapolis, IN: New Riders Publishing.

Adelantado-Renau, M., Moliner-Urdiales, D., Cavero-Redondo, I., Beltran-Valls, M. R., Martínez-Vizcaíno, V., Álvarez-Bueno, C. (2019). Association Between Screen Media Use and Academic Performance Among Children and Adolescents: A Systematic Review and Meta-analysis. JAMA Pediatrics 173(11): 1058–1067.

Affde (2021). Wie viele Menschen nutzen YouTube im Jahr 2021? (Neue Daten, 22. 07. 2021). Abrufbar unter https://www.affde.com/de/youtube-users.html (abgerufen am 01. 02. 2022).

Alavi, S. S., Ferdosi, M., Jannatifard, F., Eslami, M., Alaghemandan, H., Setare, M. (2012). Behavioral Addiction versus Substance Addiction: Correspondence of Psychiatric and Psychological Views. International journal of preventive medicine 3(4): 290–294.

Albert, M., Hurrelmann, K., Quenzel, G. (2019). Jugend 2019. Eine Generation meldet sich zu Wort. 18. Shell-Jugendstudie. Weinheim: Beltz.

Albrecht, S. & Revermann, C. (2016). Digitale Medien in der Bildung. Endbericht zum TA-Projekt, Arbeitsbericht Nr. 171. Berlin: Büro für Technikfolgen-Abschätzung beim Deutschen Bundestag. Abrufbar unter https://edocs.tib.eu/files/e01fn19/1676381937.pdf (abgerufen am 25. 01. 2022).

Alexy, E. M., Burgess, A. W., Prentky, R. A. (2009). Pornography Use as a Risk Marker for an Aggressive Pattern of Behavior Among Sexually Reactive Children and Adolescents. Journal of the American Psychiatric Nurses Association 14(6): 442–453.

Alhajji, M., Bass, S., Dai, T. (2019). Cyberbullying, Mental Health, and Violence in Adolescents and Associations With Sex and Race: Data From the 2015 Youth Risk Behavior Survey. Global pediatric health 6: 2333794X19868887.

Álvarez-García, D., Barreiro, A., Núñez, J. (2017). Cyberaggression among Adolescents: Prevalence and Gender Differences. Comunicar 25 (50), 89–97.

Álvarez-García, D., Núñez, J., Garcia, T., Barreiro, A. (2018). Individual, Family, and Community Predictors of Cyber-aggression among Adolescents. The European Journal of Psychology Applied to Legal Context 10(2): 79–88.
Álvarez-García, D., Pérez, J. C. N., González, A. D., Pérez, C. R. (2015). Risk factors associated with cybervictimization in adolescence. International Journal of Clinical and Health Psychology 15(3): 226–235.
Anderson, C. A. & Bushman, B. (2001). Effects of Violent Video Games on Aggressive Behavior, Aggressive Cognition, Aggressive Affect, Physiological Arousal, and Prosocial Behavior: A Meta-Analytic Review of the Scientific Literature. Psychological science 12: 353–359.
Anderson, C. A., Shibuya, A., Ihori, N., Swing, E. L., Bushman, B. J., Sakamoto, A. et al. (2010). Violent video game effects on aggression, empathy, and prosocial behavior in eastern and western countries: a meta-analytic review. Psychological bulletin 136(2): 151–173.
Anderson, C. A., Suzuki, K., Swing, E. L., Groves, C. L., Gentile, D. A., Prot, S. et al. (2017). Media Violence and Other Aggression Risk Factors in Seven Nations. Personality & social psychology bulletin 43(7): 986–998.
Anderson, D. R. & Pempek, T. A. (2005). Television and very young children. American Behavioral Scientist 48: 505–522.
Anderson, D. R. & Subrahmanyam, K. (2017). Digital Screen Media and Cognitive Development on behalf of the Cognitive Impacts of Digital Media Workgroup. Pediatrics 140(2): 57–61.
Anderson, J. L. & Barnett, M. (2013). Learning physics with digital game simulations in middle school science. Journal of Science Education Technology 22: 914–926.
Anderson, M., Bucks, R. S., Bayliss, D. M., Sala, S. D. (2011). The effects of age on dual-task performance in cildren. Memory and Cognition 39: 1241–1252.
Anderson, M. & Jiang, J. (2018a). Teens, Social Media & Technology 2018. PEW Research Center, May 2018. Online abrufbar unter https://www.pewinternet.org/wp-content/uploads/sites/9/2018/05/PI_2018.05.31_TeensTech_FINAL.pdf
Anderson, M. & Jiang, J. (2018b). Teens' social media habits and experiences. PEW Research Center Nov. 2018. Online abrufbar unter https://www.pewresearch.org/internet/wp-content/uploads/sites/9/2018/11/PI_2018.11.28_teens-social-media_FINAL4.pdf
Anderson, V. A., Anderson, P., Northam, E., Jacobs, R., Mikiewicz, O. (2002). Relationships between cognitive and behavioral measures of executive function in children with brain disease. Child Neuropsychology 8: 231–240
Andrie, E. K., Sakou, I. I., Tzavela, E. C., Richardson, C., Tsitsika, A. K. (2021). Adolescents' Online Pornography Exposure and Its Relationship to Sociodemographic and Psychopathological Correlates: A Cross-Sectional Study in Six European Countries. Children (Basel) 8(10): 925.
Ang, C., Zaphiris, P., Mahmood, S. (2007). A model of cognitive loads in massively multiplayer online role-playing games. Interacting with Computers 19: 167–179.
Antons, S. & Brand, M. (2019). Das I-PACE Modell zur Beschreibung der Entstehung und Aufrechterhaltung von internetbezogenen Störungen und anderen Verhaltenssüchten. Suchttherapie 20: 185–191.
Antrop, I., Buysse, A., Roeyers, H., van Oost, P. (2002). Stimulation seeking and hyperactive behaviour in children with ADHD: A re-analysis. Perceptual and Motor Skills 95: 71–90.
APA American Psychiatric Association, DSM-5 Task Force (2013). Diagnostic and statistical manual of mental disorders: DSM-5™ (5th ed.). American Psychiatric Publishing, Inc. Abrufbar unter http://repository.poltekkes-kaltim.ac.id/657/1/Diagnostic%20and%20statistical%20manual%20of%20mental%20disorders%20_%20DSM-5 %20%28%20PDFDrive.com%20 %29.pdf (abgerufen am 31. 01. 2022).
APA American Psychological Association (2020). APA RESOLUTION on Violent Video Games. Abrufbar unter https://www.apa.org/about/policy/resolution-violent-video-games.pdf (abgerufen am 14. 12. 2021).

Australian Government – Attorney-General`s Department (2010). Literature review on the impact of playing violent video games on aggression. Commonwealth of Australia 2010. Abrufbar unter https://www.classification.gov.au/sites/default/files/2019-10/literature-review-on-the-impact-of-playing-violent-video-games-on-aggression.pdf (abgerufen am 14. 12. 2021).

Australian Government of Mental Health (2021). Physical activity and exercise guidelines for all Australians. Abrufbar unter https://www.health.gov.au/health-topics/physical-activity-and-exercise/physical-activity-and-exercise-guidelines-for-all-australians?utm_source=health.gov.au&utm_medium=callout-auto-custom&utm_campaign=digital_transformation (abgerufen am 18. 10. 21).

Azizi, E., Abel, L. A., Stainer, M. J. (2017). The influence of action video game playing on eye movement behaviour during visual search in abstract, ingame and natural scenes. Attention, Perception, & Psychophysics 79, 484–497.

Bach, F., Léna, P., Tisseron, S. (2013). L'enfant et les écrans: un avis de l'Académie des Sciences. Institut de France, Académie des Sciences. Paris: Le Pommier.

Badinand-Hubert, N., Bureau, M., Hirsch, E., Masnou, P., Nahum, L., Parain, D., Naquet, R. (1998). Epilepsies and video games: results of a multicentric study. Electroencephalography and Clinical Neurophysiology 107(6): 422–427.

Baethge, A. & Rigotti, T. (2010). Arbeitsunterbrechungen und Multitasking. Dortmund, Berlin, Dresden: Bundesanstalt für Arbeitsschutz und Arbeitsmedizin.

Baker, S. (2010). Das müssen wir wissen. FAZ 06. Februar 2010, S. 31.

Balleine, B. & Killcross, S. (2006). Parallel incentive processing: an integrated view of amygdala function. Trends in Neurosciences 29/5: 272–279.

Barkley, R. A. (1998). Attention-deficit hyperactivity disorder: a handbook for diagnosis and treatment. 2nd ed. New York: Guilford Press.

Barr, R., Lauricella, A., Zack, E., Calvert, S. L. (2010). Infant and early childhood exposure to adult-directed and child-directed television programming: relations with cognitive skills at age four. Mer-rill-Palmer Quarterly 56: 21–48.

Baumgartner, S. E., Weeda, W. D., van der Heijden, L. L., Huizinga, M. (2014). The Relationship Between Media Multitasking and Executive Function in Early Adolescents. The Journal of Early Adolescence 34: 1120–1144.

Bavelier, D., Achtman, R. L., Mani, M., Föcker, J. (2012a). Neural bases of selective attention in action video game players. Vision Research 61: 132–143.

Bavelier, D. & Green, C. S. (2019). Enhancing attentional control: lessons from action video games. Neuron 104: 147–163.

Bavelier, D., Green, C. S., Pouget, A., Schrater, P. (2012b). Brain plasticity through the life span: learning to learn and action video games. Annual Review of Neuroscience 35: 391–416.

Baysak, E., Yertutanol, F. D. K., Dalgar, I., Candansayar, S. (2018). How Game Addiction Rates and Related Psychosocial Risk Factors Change Within 2-Years: A Follow-Up Study. Psychiatry investigation 15(10): 984–990.

Becker, L. (2022). Wenn die neue Lehrkraft eine Künstliche Intelligenz ist. FAZ 4. März 2022, S. 20.

Becker, M., Alzahabi, R. & Hopwood, C. (2013). Media multitasking is associated with symptoms of depression and social anxiety. Cyberpsychology, Behavior, and Social Networking 16: 132–133.

Beauchamp, G. & Hillier, E. (2014). An Evaluation of iPad Implementation Across a Network of Primary Schools in Cardiff. School of Education-Cardiff Metropolitan University. Abrufbar unter https://www.cardiffmet.ac.uk/education/research/Documents/iPadImplementation2014.pdf (abgerufen am 29. 11. 2021).

Beitzinger, F., Leest, U., Schneider, C. (2020). Cyberlife III – Spannungsfeld zwischen Faszination und Gefahr – Cybermobbing bei Schülerinnen und Schülern. Karlsruhe: Bündnis gegen

Cybermobbing e. V. Abrufbar unter https://www.tk.de/resource/blob/2095298/e576a0e34a8731c50c60d9edbb661ca7/studie-cybermobbing-2020-data.pdf (abgerufen am 31. 01. 2022).

Bell, V., Bishop, D. V., Przybylski, A. K. (2015). The debate over digital technology and young people. BMJ: British Medical Journal 351: h3064.

Bender, P. K., Kim, E. L., Gentile, D. A. (2020). Gaming Disorder in Children and Adolescents: Risk Factors and Preventive Approaches. Current addiction reports 7: 553–560.

Bergen, L., Grimes, T., Potter, D. (2005). How attention partitions itself during simultaneous message presentations. Human Communication Research 31(3): 311–336.

Best, J. R. & Miller, P. H. (2010). A developmental perspective on executive function. Child Development 81: 1641–1660.

Best Start (2014). Have a Ball Together. http://haveaballtogether.ca/ (abgerufen 06. 10. 2021).

Beurrier, C. & Malenka, R. C. (2002). Enhanced inhibition of synaptic transmission by dopamine in the nucleus accumbens during behavioral sensitization to cocaine. Journal of neuroscience 22(14): 5817–5822.

Beyer, N. (2020). Das Geheimnis des Flow. Spiegel Online vom 07. 06. 2020. Abrufbar unter https://www.spiegel.de/netzwelt/games/flow-in-videospielen-wenn-alles-fliesst-a-89135cf0-b7e2-4e5b-8299-2a75cba8c0e1 (abgerufen am 16. 12. 2021).

Bickart, K. C., Wright, C. I., Dautoff, R. J., Dickerson, B. C., Barrett, L. F. (2011). Amygdala volume and social network size in humans. Nature neuroscience 14: 163–164.

Bilke-Hentsch, O., Gouzoulis-Mayfrank, E., Klein, M. (2017). Sucht: Risiken – Formen – Interventionen: Interdisziplinäre Ansätze von der Prävention zur Therapie. Stuttgart: Kohlhammer.

Bioulac, S., Lallemand, S., Fabrigoule, C., Thoumy, A. L., Philip, P., Bouvard, M. P. (2014). Video game performances are preserved in ADHD children compared with controls. Journal of attention disorders 18(6): 542–550.

Bitkom – Bundesverband Informationswirtschaft, Telekommunikation und neue Medien e. V. (2014). Jung und vernetzt – Kinder und Jugendliche in der digitalen Gesellschaft. Abrufbar unter https://www.bitkom.org/sites/default/files/file/import/BITKOM-Studie-Jung-und-vernetzt-2014.pdf (abgerufen am 06. 12. 2021).

Bitkom – Bundesverband Informationswirtschaft, Telekommunikation und neue Medien e. V. (2019). A. Berg (Bitkom-Präsident): Kinder und Jugendliche in der Digitalen Welt. Abrufbar unter https://www.bitkom.org/sites/default/files/2019-05/bitkom_pk-charts_kinder_und_jugendliche_2019.pdf (abgerufen am 10. 01. 2022).

Blakemore, S. J. & Mills, K. L. (2014). Is adolescence a sensitive period for sociocultural processing? Annual Review of Psychology 65: 187–207.

Blasi, M. D., Giardina, A., Giordano, C., Lo Coco, G., Tosto, C., Billieux, J., Schimmenti, A. (2019). Problematic video game use as an emotional coping strategy: Evidence from a sample of MMORPG gamers. Journal of Behavioral Addictions 8(1): 25–34.

Bleakley, A., Hennessy, M., Fishbein, M., Jordan, A. (2011). Using the Integrative Model to explain how exposure to sexual media content influences adolescent sexual behavior. Health Education & Behavior 38(5): 530–540.

Block, J. J. (2008). Issues for DSM-V: Internet addiction. American Journal of Psychiatry 165: 306–307.

Blomfield Neira, C. J. & Barber, B. L. (2014). Social networking site use: Linked to adolescents' social self-concept, self-esteem, and depressed mood. Australian Journal of Psychology 66: 56–64.

Blum, K., Braverman, E. R., Holder, J. M., Lubar, J. F., Monastra, V. J., Miller, D. et al. (2000). Reward deficiency syndrome: a biogenetic model for the diagnosis and treatment of impulsive, addictive and compulsive behaviors. Journal of Psychoactive Drugs 32: 1–112.

Blum, K., Cull, J. G., Braverman, E. R., Comings, D. E. (1996). Reward deficiency syndrome. The American Scientist 84: 132–145.

BMFSFJ (2018). Übereinkommen über die Rechte des Kindes VN-Kinderrechtskonvention im Wortlaut mit Materialien (6. Auflage). Berlin, Bundesministerium für Familie, Senioren, Frauen und Jugend: Referat Öffentlichkeitsarbeit. Abrufbar unter https://www.bmfsfj.de/resource/blob/93140/78b9572c1bffdda3345d8d393acbbfe8/uebereinkommen-ueber-die-rechte-des-kindes-data.pdf (abgerufen am 10. 01. 2022).

BMFSFJ (2021). Zweites Gesetz zur Änderung des Jugendschutzgesetzes. Berlin: Bundesministerium für Familie, Senioren, Frauen und Jugend. Abrufbar unter https://www.bmfsfj.de/bmfsfj/service/gesetze/zweites-gesetz-zur-aenderung-des-jugendschutzgesetzes-147956 (abgerufen am 11. 01. 2022).

Boari, D., Fraser, M., Stanton Fraser, D., Cater, K. (2012). Augmenting spatial skills with mobile de-vices. In: Proceedings of the ACM SIGCHI Conference on Human Factors in Computing Systems (CHI2012): Mobile Computing and Interaction. New York, NY: Association for Computing Machinery, 1611–1620.

Bock, U. (2008). Die Arbeit mit dem Talker in der Schule für Sprachbehinderte. In: Landesmedien-zentrum Baden-Württemberg (Hsrg.): Neue Medien und Sonderpädagogik. Eine Publikation der Medienoffensiven Schule II Baden-Württemberg für Unterricht und Praxis. Karlsruhe: LMZ, 78–83.

Bonanno, R. A. & Hymel, S. (2013). Cyber bullying and internalizing difficulties: above and beyond the impact of traditional forms of bullying. Journal of youth and adolescence 42(5): 685–697.

Borhany, T., Shahid, E., Siddique, W. A., Ali, H. (2018). Musculoskeletal problems in frequent computer and internet users. Journal of Family Medicine and Primary Care 7(2): 337–339.

Bos, W., Eickelmann, B., Gerick, J., Goldhammer, F., Schaumburg, H., Schwippert, K. et al. (2014). ICILS 2013. Computer- und informationsbezogene Kompetenzen von Schülerinnen und Schülern in der 8. Jahrgangsstufe im internationalen Vergleich. Münster [u. a.]: Waxmann.

Braams, B. R., van Duijvenvoorde, A. C., Peper, J. S., Crone, E. A. (2015). Longitudinal changes in adolescent risk-taking: a comprehensive study of neural responses to rewards, pubertal develop-ment, and risk-taking behavior. Journal of Neuroscience 35: 7226–7238.

Brand, M., Young, K. S., Laier, C., Wölfling, K., Potenza, M. N. (2016). Integrating psychological and neurobiological considerations regarding the development and maintenance of specific Internet-use disorders: An Interaction of Person-Affect-Cognition-Execution (I-PACE) model. Neuroscience and biobehavioral reviews 71: 252–266.

Brand, S. & Kirov, R. (2011). Sleep and its importance in adolescence and in common adolescent somatic and psychiatric conditions. International Journal of General Medicine 4: 425–442.

Brighi, A., Menin, D., Skrzypiec, G., Guarini, A. (2019). Young, Bullying, and Connected. Common Pathways to Cyberbullying and Problematic Internet Use in Adolescence. Frontiers in psychology 10: 1467.

Brooks, S. & Longstreet, P. (2015). Social networking's peril: cognitive absorption, social networking usage, and depression. Cyberpsychology 9: 21–39.

Brown, J. D., Halpern, C. T. & L'Engle, K. L. (2005). Mass media as a sexual super peer for early maturing girls. Journal of Adolescent Health 36(5): 420–427.

Brown, T. E. (1999). Does ADHD diagnosis require impulsivity-hyperactivity? A response to Gordon u. Barkley. ADHD Report 7: 1–7.

Brüggen, N., Dreyer, S., Gebel, C., Lauber, A., Müller, R., Stecher, S. (2019). Gefährdungsatlas. Digitales Aufwachsen. Vom Kind aus denken. Zukunftssicher handeln. Bonn: Bundesprüfstelle für jugendgefährdende Medien.

Brünken, R. & Seufert, T. (2009). Wissenserwerb mit digitalen Medien. In: L. J. Issing & P. Klimsa (Hrsg.): Online-Lernen. Handbuch für Wissenschaft und Praxis. München: Oldenburg Verlag, 105–114.

Bühner, M., König, C., Pick, M., Krumm, S. (2006). Working memory dimensions as differential predictors of the speed and error aspect of multitasking performance. Human Performance 19: 253–275.

Bundesministerium für Bildung und Forschung (2020). Digitalpakt Schule. Eine Viertelmilliarde Euro für Schulen bereits bewilligt. Abrufbar unter https://www.bmbf.de/bmbf/shareddocs/kurzmeldungen/de/eine-viertelmilliarde-euro-fuer-schulen-bereits-bewilligt.html (abgerufen am 25. 01. 2022).

Bundeszentrale für gesundheitliche Aufklärung (2019). Erste Ergebnisse der neuen Befragungswelle BZgA-Studie »Jugendsexualität«. Köln: Bundeszentrale für gesundheitliche Aufklärung. Abrufbar unter https://www.bzga.de/aktuelles/2020-12-03-erste-ergebnisse-der-neuen-befragungswelle-bzga-studie-jugendsexualitaet/ (abgerufen am 10. 12. 2021).

Burgess, P. (2000). Strategy application disorder: the role of the frontal lobes in human multitasking. Psychological Research 63: 279–288.

Buser, T. & Peter, N. (2012). Multitasking. Experimental Economics 15: 641–655.

Bush, G., Luu, P., Posner, M. (2000). Cognitive and emotional influences in anterior cingulate cortex. Trends in Cognitive Sciences 4: 215–222.

Buxton, O. M., Chang, A. M., Spilsbury, J. C., Bos, T., Emsellem, H., Knutson, K. L. (2015). Sleep in the modern family: protective family routines for child and adolescent sleep. Sleep Health 1(1): 15–27.

Cacioppo, S., Frum, C., Asp, E., Weiss, R. M., Lewis, J. W., Cacioppo, J. T. (2013). A quantitative me-ta-analysis of functional imaging studies of social rejection. Scientific Reports 3:2027.

Caetano, S., Kaur, S., Brambilla, P., Nicoletti, M., Hatch, J. P., Sassi, R. B., Soares, J. C. (2006). Smaller cingulate volumes in unipolar depressed patients. Biological Psychiatry 59: 702–706.

Calancie, O., Ewing, L., Narducci, L., Horgan, S., Khalid-Khan, S. (2017). Exploring how social networking sites impact youth with anxiety: A qualitative study of Facebook stressors among adolescents with an anxiety disorder diagnosis. Cyberpsychology: Journal of Psychosocial Research on Cyberspace 11(4): Article 2.

Calmbach, M., Flaig, W., Edwards, J., Möller-Slawinski, H., Borchard, I., Schleer, C. (2020). SINUS-Jugendstudie 2020. Lebenswelten von Jugendlichen im Alter von 14 bis 17 Jahren in Deutschland. Bonn: Bundeszentrale für Politische Bildung.

Canadian Paediatric Society, Digital Health Task Force (2017). Screen time and young children: Promoting health and development in a digital world. Paediatrics & Child Health 22(8) 461–468.

Canan, F., Yildirim, O., Sinani, G., Ozturk, O., Ustunel, T. Y. (2013). Internet addiction and sleep disturbance symptoms among turkish high school students. Sleep and Biological Rhythms 11: 210–213.

Cao, F. L., Su, L. Y., Gao, X. P. et al. (2007). Control study of group psychotherapy on middle school students with Internet overuse. Chinese Mental Health Journal 21(5): 346–349.

Caplan, S. E. (2003). Preference for online social interaction: a theory of problematic Internet use and psychosocial well-being. Communication Research 30: 625–648.

Caplan, S. E. (2007). Relations among loneliness, social anxiety, and problematic Internet use Cyberpsychology & Behavior 10(2): 234–242.

Carr, N. (Hrsg.) (2010). Wer bin ich, wenn ich online bin ... und was macht mein Gehirn so lange. München: Blessing.

Carrier, L. M., Cheever, N. A., Rosen, L. D., Benitez, S., Chang, J. (2009). Multitasking across generations: Multitasking choices and difficulty ratings in three generations of Americans. Computers in Human Behavior 25: 483–489.

Carrier, L. M., Rosen, L. D., Cheever, N. A., Lim, A. F. (2015). Causes, effects, and practicalities of everyday multitasking. Developmental Review 35: 64–78.

Carson, V., Hunter, S., Kuzik, N., Gray, C. E., Poitras, V. J., Chaput, J.-P. et al. (2016). Systematic review of sedentary behaviour and health indicators in school-aged children and youth: an update. Applied Physiology, Nutrition, and Metabolism 41: 240–265.

Cassidy, W., Jackson, M., Brown, K. (2009). Sticks and Stones Can Break My Bones, But How Can Pixels Hurt Me?: Students' Experiences with Cyber-Bullying. School Psychology International 30: 383–402.

Castelli, D. M., Hillman, C. H., Buck, S. M., Erwin, H. E. (2007). Physical fitness and academic achievement in third-and fifth-grade students. Journal of Sport and Exercise Psychology 29(2): 239–252.

Cataldo, I., Lepri, B., Neoh, M. J. Y., Esposito, G. (2021). Social Media Usage and Development of Psychiatric Disorders in Childhood and Adolescence: A Review. Frontiers in Psychiatr 11: 508595.

Çelebioğlu, A., Aytekin, A., Küçükoğlu, S., Ayran, G. (2020). The effect of Internet addiction on sleep quality in adolescents. Journal of child and adolescent psychiatric nursing 33: 221–228.

Centers for Disease Control and Prevention (2016). Youth Risk Behavior Surveillance – United States, 2015. Morbidity and Mortality Weekly Report, Vol. 65. Atlanta, GA: Centers for Disease Control and Prevention.

Cepeda, N. J., Kramer, A. F., Gonzalez de Sather, C. M. (2001). Changes in executive control across the life span: Examination of task-switching performance. Developmental Psychology 37: 715–730.

Chang, A. M., Aeschbach, D., Duffy, J. F., Czeisler, C. A. (2015). Evening use of light-emitting eReaders negatively affects sleep, circadian timing, and next-morning alertness. Proceedings of the National Academy of Sciences of the United States of America 112(4): 1232–1237.

Cho, Y., Ryu, S. H., Lee, B. R., Kim, K. H., Lee, E., Choi, J. (2015). Effects of artificial light at night on human health: a literature review of observational and experimental studies applied to exposure assessment. Chronobiology International 32(9): 1294–1310.

Choi, K., Son, H., Park, M., Han, J., Kim, K., Lee, B., Gwak, H. (2009). Internet overuse and excessive daytime sleepiness in adolescents. Psychiatry and Clinical Neurosciences 63: 455–462.

Christakis, D. A., Zimmerman, F. J., DiGiuseppe, D. L., McCarty, C. A. (2004). Early television exposure and subsequent attentional problems in children. Pediatrics 113, 708–713.

Christakis, N. A. & Fowler, J. J. (2010). Connected! Die Macht sozialer Netzwerke und warum Glück ansteckend ist. Frankfurt a. M.: Fischer.

Clark, C., Prior, M., Kinsella, G. (2002). The relationship between executive function abilities, adaptive behaviour, and academic achievement in children with externalising behaviour problems. Journal of Child Psychology and Psychiatry 43: 785–796.

Clayson, D. E. & Haley, D. A. (2012). An introduction to multitasking and texting: Prevalence and impact on grades and GPA in marketing classes. Journal of Marketing Education 35 (1): 26–40.

Cooper, A. (1998). Sexuality and the Internet: Surfing into the New Millennium. CyberPsychology & Behavior 1: 187–193.

Cohen, J. (1988). Statistical power analysis for the behavioral sciences. 2. Aufl. Hillsdale, NJ: Routledge.

Comings, D. E. & Blum, K. (2000). Reward deficiency syndrome genetic aspects of behavioural disorders. Progress in Brain Research 126: 325–341.

Costigan, S. A., Barnett, L. M., Plotnikoff, R., Lubans, D. R. (2013). The Health Indicators Associated With Screen-Based Sedentary Behavior Among Adolescent Girls: A Systematic Review. Journal of Adolescent Health 52: 382–392.

Courage, M. L., Bakhtiar, A., Fitzpatrick, C., Kenny, S., Brandeau, K. (2015). Growing up multitasking: The costs and benefits for cognitive development. Developmental Review 35: 5–41.

Coyne, S. M. & Stockdale, L. (2021). Growing Up with Grand Theft Auto: A 10-Year Study of Longitudinal Growth of Violent Video Game Play in Adolescents. Cyberpsychology, behavior and social networking 24(1): 11–16.

Crowley, S. J., Acebo, C., Carskadon, M. A. (2007). Sleep, circadian rhythms, and delayed phase in adolescence. Sleep Medicine 8: 602–612.

Crowley, S. J., Cain, S. W., Burns, A. C., Acebo, C., Carskadon, M. A. (2015). Increased sensitivity of the circadian system to light in early/mid-puberty. Journal of Clinical Endocrinology and Metabolism 100(11): 4067–4073.

CSEP (2017). Canadian 24-hour movement guidelines: An Integration of Physical Activity, Sedentary Behaviour, and Sleep. Abrufbar unter https://csepguidelines.ca/ (abgerufen am 18. 10. 21).

Cuijpers, P., Marks, I. M., van Straten, A., Cavanagh, K., Gega, L., Andersson, G. (2009). Computer-aided psychotherapy for anxiety disorders: a meta-analytic review. Journal of Behavioral and Cognitive Therapy 38(2): 66–82.

Curcio, G., Ferrara, M., De Gennaro, L. (2006). Sleep loss, learning capacity and academic performance. Sleep Medicine Reviews 10(5): 323–337.

Dahl, D. & Bergmark, K. H. (2020). Persistence in Problematic Internet Use – A Systematic Review and Meta-Analysis. Frontiers in sociology 5: 30.

David, P., Kim, J.-H., Brickman, J. S., Ran, W., Curtis, C. M. (2015). Mobile phone distraction while studying. New Media & Society 17: 1661–1679.

Dempsey, A. E., O'Brien, K. D., Tiamiyu, M. F., Elhai, J. D. (2019). Fear of missing out (FoMO) and rumination mediate relations between social anxiety and problematic Facebook use. Addictive Behaviors Reports 9: 100150.

Den Hamer, A. H. & Konijn, E. A. (2015). Adolescents' media exposure may increase their cyberbul-lying behavior: a longitudinal study. Journal of Adolescent Health 56: 203–208.

DePaolis, K. & Williford, A. (2015). The nature and prevalence of cyber victimization among elementary school children. Child & Youth Care Forum 44(3): 377–393.

Deutscher Bundestag (2018). Chancen und Risiken digitaler Medien in der Schule. Abrufbar unter https://www.bundestag.de/resource/blob/589210/03a2dfe453119fd2660701d2586f4c9b/wd-8-130-18-pdf-data.pdf (abgerufen am 02. 11. 2021).

De Vries, H. T., Nakamae, T., Fukui, K., Denys, D., Narumoto, J. (2018). Problematic internet use and psychiatric co-morbidity in a population of Japanese adult psychiatric patients. BMC psychiatry 18(1): 9.

Dewald, J. F., Meijer, A. M., Oort, F. J., Kerkhof, G. A., Bögels, S. M. (2010). The influence of sleep quality, sleep duration and sleepiness on school performance in children and adolescents: A meta-analytic review. Sleep Medicine Reviews 14: 179–189.

DHS (Deutsche Hauptstelle für Suchtfragen) & Fachverband Medienabhängigkeit (2020). »Problematisches Computerspielen und Computerspielstörung (Gaming Disorder)«, Ergebnisse der gemeinsamen Arbeitsgruppe. Verabschiedet am 05. 05. 2020. Abrufbar unter https://www.fv-medienabhaengigkeit.de/fileadmin/images/Dateien/Publikationen/Ergebnispapier_AG_Problematisches_Computerspielen_und_Gaming_Disorder.pdf (abgerufen am 11. 01. 2022).

Dibbets, P. & Jolles, J. (2006). The switch task for children: measuring mental flexibility in young children. Cognitive Development 21: 60–71.

Diliberti, M., Jackson, M., Correa, S., Padgett, Z. (2019). Crime, Violence, Discipline, and Safety in US Public Schools: Findings from the School Survey on Crime and Safety: 2017–18. NCES 2019-061. Washington, DC: NCES, IES, U. S. Department of Education. Abrufbar unter https://files.eric.ed.gov/fulltext/ED596638.pdf (abgerufen am 13. 12. 2021).

Dillon, A. & Gabbard, R. (1998). Hypermedia as an educational technology: a review of the quantitative research literature on learner comprehension, control and style. Review of Educational Research 68: 322–349.

DIVSI Deutsches Institut für Vertrauen und Sicherheit im Internet (2014). DIVSI U25-Studie: Kinder, Jugendliche und junge Erwachsene in der digitalen Welt. Abrufbar unter https://www.divsi.de/publikationen/studien/divsi-u25-studie-kinder-jugendliche-und-junge-e/7-was-jungen-menschen-in-der-online-kommunikati/7-1-vom-mythos-der-freundschafts inflation/index.html (abgerufen am 06. 12. 2021).

DIVSI Deutsches Institut für Vertrauen und Sicherheit im Internet (2018). DIVSI U25-Studie: Euphorie war gestern. Abrufbar unter https://www.divsi.de/wp-content/uploads/2018/11/DIVSI-U25-Studie-euphorie.pdf (abgerufen am 06. 12. 2021).

DKHW Deutsches Kinderhilfswerk (2021). Repräsentative Umfrage zum Kinder- und Jugendmedienschutz: Bevölkerung in Deutschland für mehr Schutz und Orientierung. Repräsentative Umfrage des Politik- und Sozialforschungsinstituts Forsa. Abrufbar unter https://www.dkhw.de/presse/schlagzeilen-archiv/schlagzeilen-details/repraesentative-umfrage-zum-kinder-und-jugendmedienschutz-bevoelkerung-in-deutschland-fuer-mehr-schut/ (abgerufen am 10. 01. 2022).

Dockrell, J. E. & Shield, B. M. (2012). The impact of sound-field systems of learning and attention in elementary school classrooms. Journal of Speech, Language, and Hearing Research 55: 1163–1176.

Dong, G. & Potenza, M. N. (2015). Behavioural and brain responses related to Internet search and memory. European Journal of Neuroscience 42(8): 2546–2554.

Donskoy, I. & Loghmanee, D. (2018). Insomnia in Adolescence. Medical Sciences 6(3): 72.

Douglas, V. I. & Parry, P. A. (1994). Effects of reward and nonreward on frustration and attention in attention deficit disorder. Journal of Abnormal Child Psychology 22: 281–302.

DPA (2021). Abends mit Smartphone und Co. schadet dem Kinderschlaf. Zeit Online vom 7. 10. 2021. Abrufbar unter https://www.zeit.de/news/2021-10/07/abends-mit-smartphone-und-co-schadet-dem-kinderschlaf (abgerufen am 26. 01. 2022).

Dreher, J. & Grafman, J. (2003). Dissociating the roles of the Rostral Anterior Cingulate and the Lateral Prefrontal Cortices in performing two tasks simultaneously or successively. Cerebral Cortex 13(4): 329–339.

Drogenbeauftragte der Bundesregierung beim Bundesministerium für Gesundheit (2019). Drogen- und Suchtbericht. Berlin, Bundesministerium für Gesundheit. Abrufbar unter https://www.bundesgesundheitsministerium.de/fileadmin/Dateien/5_Publikationen/Drogen_und_Sucht/Berichte/Broschuere/Drogen-_und_Suchtbericht_2019_barr.pdf (abgerufen am 21. 12. 2021).

Drummond, A. & Sauer, J. D. (2014). Video-Games Do Not Negatively Impact Adolescent Academic Performance in Science, Mathematics or Reading. PLoS ONE 9(4): e87943.

Du, Y. S., Jiang, W., Vance, A. (2010). Longer term effect of randomized, controlled group cognitive beha-vioural therapy for Internet addiction in adolescent students in Shanghai. Australian & New Zealand Journal of Psychiatry 44: 129–134.

Dumont, H. & Stanat, P. (2020). Wachsende Ungleichheit. FAZ 30. April 2020., S. 7.

DuPaul, G. J., McGoey, K. E., Eckert, T. L., VanBrakle, J. (2000). Preschool children with attention-deficit/hyperactivity disorder: impairments in behavioral, social, and school functioning. Journal of the American Academy of Child and Adolescent Psychiatry 40(5): 508–515.

Dwulit, A. A. & Rzymski, P. (2019). The Potential Associations of Pornography Use with Sexual Dysfunctions: An Integrative Literature Review of Observational Studies. Journal of Clinical Medicine 8(7): 914.

Eberhardt, O. & Bauer, B. (2008). Software für die Schule für Geistigbehinderte. In: Landesmedien-zentrum Baden-Württemberg (Hsrg.): Neue Medien und Sonderpädagogik. Eine Publikation der Medienoffensiven Schule II Baden-Württemberg für Unterricht und Praxis. Karlsruhe: LMZ, 72–74.

Ebner, C. & Gegenfurtner, A. (2019). Learning and Satisfaction in Webinar, Online, and Face-to-Face Instruction: A Meta-Analysis. Frontiers in Education 4: 92. Abrufbar unter https://www.frontiersin.org/articles/10.3389/feduc.2019.00092/full (abgerufen am 29. 11. 2021).

Ehrenreich, S. E. & Underwood, M. K. (2016). Adolescents' internalizing symptoms as predictors of the content of their Facebook communication and responses received from peers. Translational Issues in Psychological Science 2: 227.

Elliott, S. (2017). Computers and the Future of Skill Demand. Educational Research and Innovation. Paris: OECD Publishing.

Endocrine today (2006). Children's health widely affected by TV, computers, video games. 01. 05. 2006. Abrufbar unter https://www.healio.com/news/endocrinology/20120325/children-s-health-widely-affected-by-tv-computers-video-games (abgerufen am 26. 01. 2022).

Erevik, E. K., Torsheim, T., Andreassen, C. S., Krossbakken, E., Vedaa, Ø., Pallesen, S. (2019). The associations between low-level gaming, high-level gaming and problematic alcohol use. Addictive behaviors reports 10: 100186.

Exelmans, L. & Van den Bulck, J. (2016). »Glued to the tube«: the interplay between self-control, evening television viewing, and bedtime procrastination. International Communication Association, Fukuoka, Japan, 9. 6.–13. 6. 2016.

Fagan, P. F. (2009). The effects of pornography on individuals, marriage, family and community. Semantic Scholar, ID: 147386139. Abrufbar unter https://www.semanticscholar.org/paper/THE-EFFECTS-OF-PORNOGRAPHY-ON-INDIVIDUALS%2C-FAMILY-Fagan/e91564b3a36cd084d094fcfdc1a8beaab69a1d96#citing-papers (abgerufen am 10. 12. 2021).

Fam, J. Y. (2018). Prevalence of internet gaming disorder in adolescents: A meta-analysis across three decades. Scandinavian journal of psychology 59(5): 524–531.

Faraone, S. V. & Biederman, J. (1998). Neurobiology of attention-deficit hyperactivity disorder. Biological psychiatry 44(10): 951–958.

Farré, J. M., Montejo, A. L., Agulló, M., Granero, R., Chiclana Actis, C., Villena, A. et al. (2019). Pornography Use in Adolescents and Its Clinical Implications. Journal of clinical medicine 9(11): 3625.

Faught, E. L., Gleddie, D., Storey, K. E., Davison, C. M., Veugelers. P. J. (2017). Healthy lifestyle behaviours are positively and independently associated with academic achievement: an analysis of self-reported data from a nationally representative sample of Canadian early adolescents. PLoS One 12(7): e0181938.

Feng, J., Spence, I., Pratt, J. (2007). Playing an action video game reduces gender differences in spatial cognition. Psychological Science 18: 850–855.

Ferguson, C. J. (2015). Do Angry Birds Make for Angry Children? A Meta-Analysis of Video Game Influences on Children's and Adolescents' Aggression, Mental Health, Prosocial Behavior, and Academic Performance. Perspectives on psychological science: a journal of the Association for Psychological Science 10(5): 646–666.

Ferguson, C. & Donnellan, M. (2014). Is the association between children's baby video viewing and poor language development robust? A reanalysis of Zimmerman, Christakis, and Meltzoff (2007). Developmental Psychology 50(1) 129–137.

Ferguson, C. J. & Kilburn, J. (2010). Much ado about nothing: The misestimation and overinterpretation of violent video game effects in Eastern and Western nations: Comment on Anderson et al. (2010). Psychological Bulletin 136(2) 174–178.

Festl, R. & Langmeyer, A. N. (2018). Die Bedeutung der elterlichen Interneterziehung für die Internetnutzung von Vor-, Grund- und Sekundarschulkindern. Praxis der Kinderpsychologie und Kinderpsychiatrie 67: 154–180.

Festl, R. & Quandt, T. (2016). The Role of Online Communication in Long-Term Cyberbullying Involvement Among Girls and Boys. Journal of youth and adolescence 45(9): 1931–1945.

Fisch, S. M. & Truglio, R. T. (2014). G is for growing: Thirty years of research on children and Sesame Street. London: Routledge.

Fischer, R. & Plessow, F. (2015). Efficient multitasking: parallel versus serial processing of multiple tasks. Frontiers in Psychology 6: 1366.

Fleischhauer, M., Enge, S., Brocke, B., Ullrich, J., Strobel, A., Strobel, A. (2010). Same or different? Clarifying the relationship of need for cognition to personality and intelligence. Personality and Social Psychology Bulletin 36: 82–96.

Foehr, U. G. (2006). Media multitasking among American youth: Prevalence, predictors and pairings. Menlo Park, CA: Henry J Kaiser Family Foundation. Abrufbar unter https://www.kff.org/wp-content/uploads/2013/01/7592.pdf (abgerufen am 11. 10. 2021).

Forsa Politik- und Sozialforschung GmbH (2020). Game- und Social-Media-Konsum im Kindes- und Jugendalter – Wiederholungsbefragung vor dem Hintergrund der Corona-Krise (Längsschnittuntersuchung). Ergebnisse einer Eltern-Kind-Befragung mit forsa.omninet. Online abrufbar unter https://www.dak.de/dak/download/forsa-ergebnisse-2296320.pdf (22. 02. 2021).

Forum Prävention (2021). 10 Tipps für Eltern. Bozen, Stiftung Forum Prävention ONLUS. Abrufbar unter https://www.eltern-medienfit.bz/de/10-tipps-1171.html (abgerufen am 15. 02. 2022).

Foster, E. M. & Watkins, S. (2010). The value of reanalysis: TV viewing and attention problems. Child Development 81: 368–375.

Franckle, R. L., Falbe, J., Gortmaker, S., Ganter, C., Taveras, E. M., Land, T., Davison, K. K. (2015). Insufficient sleep among elementary and middle school students is linked with elevated soda consumption and other unhealthy dietary behaviors. Preventive medicine 74: 36–41.

Franklin, T. R., Acton, P. D., Maldjian, J. A., Gray, J. D., Croft, J. R., Dackis, C. A., et al. (2002). Childress A: Decreased gray matter concentration in the insular, orbitofrontal, cingulate, and temporal cortices of cocaine patients. Biological Psychiatry 51: 134–142.

Freitag, J. (2021). Killen in Kindergarten-Kulisse. Der Tagesspiegel 18. Oktober 2021, S. 20.

Fried, C. (2008). In-class laptop use and its effects on student learning. Computers & Education 50(3): 906–914.

Frison, E. & Eggermont, S. (2016). Exploring the relationships between different types of Facebook use, perceived online social support, and adolescents' depressed mood. Social Science Computer Review 34: 153–171.

Frölich, J. & Lehmkuhl, G. (2006). Epidemiologie und pathogenetische Aspekte von Substanzmissbrauch und -abhängigkeit bei ADHS. Sucht 6: 367–375.

Frölich, J., Lehmkuhl, G., Döpfner, M. (2009). Computerspiele im Kindes- und Jugendalter unter besonderer Betrachtung von Suchtverhalten, ADHS und Aggressivität. Zeitschrift für Kinder- und Jugendpsychiatrie und Psychotherapie 37: 393–404.

FSF Freiwillige Selbstkontrolle Fernsehen (2022). Jugendmedienschutz. Berlin: Freiwillige Selbstkontrolle Fernsehen e. V. Abrufbar unter https://fsf.de/lexikon/jugendmedienschutz/ (abgerufen am 11. 01. 2022).

Füller, C. & Spiewak, M. (2020). Homeschooling: Hausaufgabe. Millionen Kinder lernen dieser Tage zu Hause. Die Zeit Nr. 17, S. 27.

Fußler, C. (2017). Handy statt Bilderbuch. FAZ 4. Juni 2017, S. 62.

Fylan, F., Harding, G. F., Edson, A. S., Webb, R. M. (1999). Mechanisms of video game epilepsy. Epilepsia 40: 28–30.

Gardner, E. L. (2005). Brain reward mechanisms. In: J. H. Lowinson, P. Ruiz, R. B. Millman, J. G. Langrod (Hrsg.s). Substance Abuse: A Comprehensive Textbook. 4th edn. Philadelphia: Lippincott Williams & Wilkins, 48–97.

Garrison, M. M., Liekweg, K., Christakis, D. A. (2011). Media use and child sleep: the impact of content, timing, and environment. Pediatrics 128(1): 29–35.

Geisel, O., Lipinski, A., Kaess, M. (2021). Nichtsubstanzgebundene Abhängigkeiten im Kindes- und Jugendalter. Internet, Computerspiele und Soziale Medien. Deutsches Ärzteblatt International 118: 14–22.

Gentile, D. A., Choo, H., Liau, A., Sim, T., Dongdong, L., Fung, D., Khoo, A. (2011) Pathological video game use among youths: A two-year longitudinal study. Pediatrics 127: e319–e329.

Gentile, D. A., Swing, E. L., Lim, C. G., Khoo, A. (2012). Video game playing, attention problems, and impulsiveness: evidence of bidirectional causality. Psychology of Popular Media 1: 62–70.

Gigerenzer, G. (2021). Klick. Wie wir in einer digitalen Welt die Kontrolle behalten und die richtigen Entscheidungen treffen. München: Bertelsmann.

Giumetti, G. W. & Kowalski, R. M. (2016). Cyberbullying matters: Examining the incremental impact of cyberbullying on outcomes over and above traditional bullying in North America. In: R. Navarro, S. Yubero, E. Larrañaga (Hrsg.): Cyberbullying across the globe: Gender, family, and mental health (117–130).

Glüer, M. & Lohaus, A. (2018). Elterliche und kindliche Einschätzung von elterlichen Medienerziehungsstrategien und deren Zusammenhang mit der kindlichen Internetnutzungskompetenz. Praxis der Kinderpsychologie und Kinderpsychiatrie 67: 181–203.

Goddings, A. L., Mills, K. L., Clasen, L. S., Giedd, J. N., Viner, R. M., Blakemore, S. J. (2014). The influence of puberty on subcortical brain development. Neuroimage 88: 242–251.

Goel, N., Basner, M., Rao, H., Dinges, D. F. (2013). Circadian rhythms, sleep deprivation, and human performance. Progress in Molecular Biology and Translational Science 119: 155–190.

Gonçalves de Oliveira, R. & Guedes, D. P. (2016). Physical Activity, Sedentary Behavior, Cardiorespiratory Fitness and Metabolic Syndrome in Adolescents: Systematic Review and Meta-Analysis of Observational Evidence. PLoS One 11(12): e0168503.

Gorman, T. E. & Green, S. (2016). Short-term mindfulness intervention reduces the negative attentional effects associated with heavy media multitasking. Scientific Reports 6: 24542.

Gottschalk, F. (2019). Impacts of technology use on children: exploring literature on the brain, cognition and well-being. OECD Education Working Paper No. 195. Abrufbar unter https://www.oecd.org/officialdocuments/publicdisplaydocumentpdf/?cote=EDU/WKP%282019 %293&docLanguage=En (abgerufen am 15. 10. 2021).

Granic, I., Lobel, A., Engels, R. C. (2014). The benefits of playing video games. American Psychologist 69(1): 66–78.

Green, C. S. & Bavelier, D. (2003). Action video game modifies visual selective attention. Nature 423(6939): 534–537.

Green, C. S. & Bavelier, D. (2012). Learning, Attentional Control, and Action Video Games. Current Biology 22(6), R197–R206.

Greenfield, P. M., Camaioni, L., Ercolani, P., Weiss, L., Lauber, B. A., Perucchini, P. (1994). Cognitive socialization by computer games in two cultures: inductive discovery or mastery of an iconic code? Journal of Applied Developmental Psychology 15: 59–85.

Gregory, A. M. & O'Connor, T. G. (2002). Sleep problems in childhood: a longitudinal study of developmental change and association with behavioral problems. Journal of the American Academy of Child & Adolescent Psychiatry 41(8): 964–971.

Griffith, S., Hanson, K., Rolon-Arroyo, B., Arnold, D. (2019). Promoting early achievement in low-income preschoolers in the United States with educational apps. Journal of Children and Media 13(3): 328–344.

Griffiths, M. (2000). Excessive Internet Use: Implications for Sexual Behavior. CyberPsychology & Behavior 3: 537–552.

Groppler, A. (2002). Experimentelle Untersuchung zur Wahrnehmung von Gewalt in Computerspielen. Zit. nach: Fritz J, Misek-Schneider K. Computerspiele aus der Perspektive von Kindern und Jugendlichen. In Fritz, J. (Hrsg.), Warum Computerspiele faszinieren (90ff). Weinheim und München: Juventa Verlag, 1995.

Grund, J. & Schulz, W. (2017). Der Einfluss von frühkindlichem Medienkonsum auf die Mediennutzung und psychische Auffälligkeiten im Jugendalter. Praxis der Kinderpsychologie und Kinderpsychiatrie 66: 558–575.

Grüsser, S. M. & Thalemann R. (2006). Computerspielsüchtig? Rat und Hilfe. Bern, Huber.

Grüsser, S. M., Thalemann, R., Albrecht, U., Thalemann, C. N. (2005). Exzessive Computernutzung im Kindesalter – Ergebnisse einer psychometrischen Erhebung. Wiener klinische Wochenschrift 117: 188–195.

Guan, S. S. & Subrahmanyam, K. (2009). Youth Internet use: risks and opportunities. Current Opinion in Psychiatry 22(4): 351–356.

Güroğlu, B., Haselager, G. J. T., van Lieshout, C. F. M., Takashima, A., Rijpkema, M., Fernández, G. (2008). Why are friends special? Implementing a social interaction simulation task to probe the neural correlates of friendship. NeuroImage 39: 903–910.

Ha, J. H., Kim, S. Y., Bae, S. C., Bae, S., Kim, H., Sim, M. et al. (2007). Depression and Internet addiction in adolescents. Psychopathology 40: 424–430.

Habermas, J. (2022). Ein neuer Strukturwandel der Öffentlichkeit und die deliberative Politik. Berlin: Suhrkamp.

Hadar, A., Hadas, I., Lazarovits, A., Alyagon, U., Eliraz, D., Zangen A. (2017) Answering the missed call: initial exploration of cognitive and electrophysiological changes associated with smartphone use and abuse. PLoS One 12: e0180094.

Hänssler, W. (2020). Glück aus der Überraschungskiste. Süddeutsche Zeitung 9. Oktober 2020, S. 13.

Hahn, A., Jerusalem, M., Meixner-Dahle, S. (2014). Fragebogen zur Internetsucht (ISS-20r) und Normwerte. Abrufbar unter URL http://andre-hahn.de/downloads/pub/2014/2014_ISS20-Internetsuchtskala.pdf (abgerufen am 14. 01. 2022).

Haier, R. J., Karama, S., Leyba, L., Jung, R. E. (2009). MRI assessment of cortical thickness and func-tional activity changes in adolescent girls following three months of practice on a visual-spatial task. BMC Research Notes 2: 174.

Hambrick, D., Oswald, F., Darowski, E., Rench, T., Brou, R. (2009). Predictors of multitasking performance in a synthetic work paradigm. Applied Cognitive Psychology 24: 1149–1167.

Hamm, M. P., Newton, A. S., Chisholm, A., Shulhan, J., Milne, A., Sundar, P. et al. (2015). Prevalence and Effect of Cyberbullying on Children and Young People: A Scoping Review of Social Media Studies. JAMA pediatrics 169(8): 770–777.

Han, D. H., Hwang, J. W., Renshaw, P. F. (2010). Bupropion sustained release treatment decreases craving for video games and cue-induced brain activity in patients with Internet video game addiction. Experimental and Clinical Psychopharmacology 18(4): 297–304.

Han, D. H., Lee, Y. S., Na, C., Ahn, J. Y., Chung, U. S., Daniels, M. A. et al. (2009). The effect of methylphenidate on Internet video game play in children with attention-deficit/hyperactivity disorder. Comprehensive psychiatry 50(3): 251–256.

Han, D. H., Lee, Y. S., Yang, K. C., Kim, E. Y., Lyoo, I. K., Renshaw, P. F. (2007). Dopamine genes and reward dependence in adolescents with excessive internet video game play. Journal of addiction medicine 1(3): 133–138.

Han, D. H. & Renshaw, P. F. (2012). Bupropion in the treatment of problematic online game play in patients with major depressive disorder. Journal of psychopharmacology / British Association for Psychopharmacology 26(5): 689–696.

Handelsblatt (2021). Quartalsbericht: Facebook profitiert von Coronakrise. Abrufbar unter https://www.handelsblatt.com/technik/it-internet/quartalsbilanz-facebook-profitiert-von-coronakrise/26854368.html?ticket=ST-3764068-B4cSdxV7vuaUmagUf01A-cas01.example.org (abgerufen am 06. 12. 2021).

Hartanto, A., Toh, W. X., Yang, H. (2016). Age matters: the effect of onset age of video game play on task-switching abilities. Attention, Perception, & Psychophysics. 78: 1125–1136.

Hasebrink, U., Lampert, C., Thiel, K. (2019). Online-Erfahrungen von 9- bis 17-Jährigen. Ergebnisse der EU Kids Online-Befragung in Deutschland 2019. 2. überarb. Auflage. Hamburg: Verlag Hans-Bredow-Institut. Online abrufbar unter https://www.hans-bredow-institut.de/uploads/media/default/cms/media/9rqoihm_EUKO_DE_191209.pdf (22. 02. 2021).

Hattie, J. (2013). Visible learning: A synthesis of over 800 meta-analyses relating to achievement. London: Routledge.

Häuptle, E. & Reinmann, G. (2006). Notebooks in der Hauptschule. Eine Einzelfallstudie zur Wirkung des Notebook-Einsatzes auf Unterricht, Lernen und Schule. Augsburg: Universität Augsburg, Philosophisch-Sozialwissenschaftliche Fakultät. Abrufbar unter https://d-nb.info/1077688083/34 (abgerufen am 03. 11. 2021).

Heinen, R. & Kerres, M. (2015). Individuelle Förderung mit digitalen Medien. Handlungsfelder für die systematische, lernförderliche Integration digitaler Medien in Schule und Unterricht. Gütersloh: Bertelsmann Stiftung.

Heinz, D. & Poerschke, D. (2012). Computerspielpädagogik im Zeitalter der Inklusion. In: I. Bosse (Hrsg.). Medienbildung im Zeitalter der Inklusion. Düsseldorf: lfm, 132–137.

Helgadóttir, F. D., Menzies, R., Onslow, M., Packman, A., O'Brien, S. (2009). Online CBT II: A Phase I Trial of a Standalone, Online CBT Treatment Program for Social Anxiety in Stuttering. Behaviour Change 26: 254–70.

Hellfeldt, K., López-Romero, L., Andershed. H. (2019). Cyberbullying and Psychological Wellbeing in Young Adolescence: The Potential Protective Mediation Effects of Social Support from Family, Friends, and Teachers. International journal of environmental research and public health 17(1): 45.

Hembrooke, H. & Gay, G. (2003). The laptop and the lecture: the effects of multitasking in learning enviroments. Journal of Computing in Higher Education 15(1): 46–64.

Herard, L. (2012). Brown v. Entertainment Merchants Association 131 S. Ct. 2729 (2011). 22 DePaul J. Art, Tech. & Intell. Prop. L. 515. Abrufbar unter https://via.library.depaul.edu/cgi/viewcontent.cgi?referer=&httpsredir=1&article=1075&context=jatip (abgerufen am 14. 12. 2021).

Herrmann, S. (2020). Virtuelles Gemetzel. Süddeutsche Zeitung 13. März 2020, S. 16.

Heßling, A. & Bode, H. (2017a). Sexual- und Verhütungsverhalten Jugendlicher im Wandel. Bundesgesundheitsblatt 60: 937–947.

Heßling, A. & Bode, H. (2017b). Ausgewählte Ergebnisse der Studien zur Jugendsexualität der Bundeszentrale für gesundheitliche Aufklärung. Bundesgesundheitsblatt – Gesundheitsforschung, Gesundheitsschutz, Ausgabe 9/2017, Leitthema.

Hilgard, J., Engelhardt, C. R., Rouder, J. N. (2017). Overstated evidence for short-term effects of violent games on affect and behavior: A reanalysis of Anderson et al. (2010). Psychological Bulletin, 143, 757–774.

Hill, J. O., Catenacci, V., Wyatt, H. R. (2005). Obesity: Overview of an epidemic. Psychiatric Clinics of North America 28: 1–23.

Hinduja, S., Patchin, J. W. (2010). Bullying, cyberbullying, and suicide. Archives of suicide research: official journal of the International Academy for Suicide Research 14(3):206–221.

Hinshaw, S. P. (2002). Is ADHS an impairing condition on childhood and adolescence? In: P. S. Jensen, J. R. Cooper (Hrsg.). Attention-deficit/hyperactivity disorder: state of the sciences/best practices. Kingston (NJ): Civic Research Institute, 5-1–5-21.

Ho, R. C., Zhang, M. W., Tsang, T. Y., Toh, A. H., Pan, F., Lu, Y. et al. (2014). The association between internet addiction and psychiatric co-morbidity: a meta-analysis. BMC Psychiatry 14: 183.

Höhne, V. (2021). Der Jugendschutz wird moderner – ein bisschen. Spiegel Politik vom 05. 03. 2021. Abrufbar unter https://www.spiegel.de/politik/deutschland/der-jugendschutz-wird-moderner-ein-bisschen-a-a9c3a00b-169c-4e7e-8267-02eace156721 (abgerufen am 11. 01. 2022).

Holtgrewe, U., Lindorfer, M., Siller, C., Vana, I. (2020). Lernen im Ausnahmezustand – Chancen und Risiken. Erste Ergebnisse der Schüler_innenbefragung. Wien: ZSI – Zentrum für Soziale Innovation GmbH. Abrufbar unter https://www.zsi.at/object/news/5574/attach/Erste_Ergebnisse_Lernen_im_Ausnahmezustand_Schueler_innenbefragung.pdf (abgerufen am 30. 11. 2021).

Hong, J. S., Kim, D. H., Thornberg, R., Kang, J. H., Morgan, J. T. (2018). Correlates of direct and indirect forms of cyberbullying victimization involving South Korean adolescents: an ecological perspective. Computers in Human Behavior 87: 327–336.

Höppner, C. (2007). Kunstfreiheit für Gewalt? – Computerspiele als zu förderndes Kulturgut? In: O. Zimmermann & T. Geißler (Hrsg.) Streitfall Computerspiele: Computerspiele zwischen kultureller Bildung, Kunstfreiheit und Jugendschutz, 20–21.

Horn, M. B. & Staker, H. (2011). The rise of K-12 blended learning. Innosight Institute. Online abrufbar unter https://www.christenseninstitute.org/wp-content/uploads/2013/04/The-rise-of-K-12-blended-learning.pdf (abgerufen am 05. 11. 2021).

Hosser, D. & Beckurts, D. (2005). Empathie und Delinquenz. Hannover: Kriminologisches Forschungsinstitut Niedersachsen e. V. Abrufbar unter https://kfn.de/wp-content/uploads/Forschungsberichte/FB_96.pdf (abgerufen am 13. 12. 2021).

Huang, X. Q., Li, M. C., Tao, R. (2010). Treatment of Internet addiction. Current Psychiatry Reports 12: 462–470.

Hurrelmann, K. & Albrecht, E. (2020). Generation Greta. Was sie denkt, wie sie fühlt und warum das Klima erst der Anfang ist. Weinheim: Beltz.

Hussain, Z. & Griffiths, M. D. (2018). Problematic social networking site use and comorbid psychiatric disorders: a systematic review of recent large-scale studies. Frontiers in Psychiatry 9: 686.

Hüther, G. (2020). Die Corona-Maßnahmen sind ein bitteres Geschenk für unsere Kinder. Neue Züricher Zeitung 21. Dezember 2020, S. 16.

Hutchinson, C. V., Barrett, D. J. K., Nitka, A., Raynes, K. (2016). Action video game training reduces the simon effect. Psychonomic Bulletin & Review 23: 587–592.

Hutchison, A. & Reinking, D. (2011). Teachers' perceptions of integrating information and communication technologies into literacy instruction: A national survey in the United States. Reading Research Quarterly 46(4): 312–333.

Huttenlocher, P. R. (1990). Morphometric study of human cerebral cortex development. Neuropsy-chologia 28: 517–527.

Hyun, G. J., Han, D. H., Lee, Y. S., Kang, K. D., Yoo, S. K., Chung, U. S., Renshaw, P. F. (2015). Risk factors associated with online game addiction: A hierarchical model. Computers in Human Behavior 48: 706–713.

IFS Institut für Schulentwicklungsforschung (2022). IFS-Schulpanelstudie. TU Dortmund. Abrufbar unter https://ifs.ep.tu-dortmund.de/forschung/ifs-schulpanelstudie/ (abgerufen am 29. 05. 2022).

Ioannidis, K., Hook, R., Goudriaan, A. E., Vlies, S., Fineberg, N. A., Grant, J. E., Chamberlain, S. R. (2019). Cognitive deficits in problematic internet use: meta-analysis of 40 studies. The British Journal of Psychiatry 215: 639–646.

Iqbal, S. & Horvitz, E. (2007). Disruption and Recovery of Computing Tasks: Field Study, Analysis, and Directions. In CHI '07: Proceedings of the SIGCHI Conference Human Factors in Computing Systems, Conference Paper, 677–686. San Jose, California, USA, April 28–May 02, 2007.

Jadin, T. (2013). Multimedia und Gedächtnis. Kognitionspsychologische Sicht auf das Lernen mit Technologien. In: M. Ebner (Hrsg.), S. Schön (Hrsg.): L3T. Lehrbuch für Lernen und Lehren mit Technologien. 2. Auflage. peDOCS, DIPF | Leibniz-Institut für Bildungsforschung und Bildungsinformation. Abrufbar unter https://www.pedocs.de/volltexte/2013/8346/pdf/L3T_2013_Jadin_Multimedia_und_Gedaechtnis.pdf (abgerufen am 03. 11. 2021).

Jelicic, H., Bobek, D. L., Phelps, E., Lerner, R. M., Lerner, J. V. (2007). Using positive youth development to predict contribution and risk behaviors in early adolescence: Findings from the first two waves of the 4-H Study of Positive Youth Development. International Journal of Behavioral Development 31(3): 263–273.

Jeong, H., Yim, H. W., Lee, S. Y., Lee, H. K., Potenza, M. N., Lee, H. (2021). Factors associated with severity, incidence or persistence of internet gaming disorder in children and adolescents: a 2-year longitudinal study. Addiction 116(7): 1828–1838.

Jeong, J. E., Rhee, J. K., Kim, T. M., Kwak, S. M., Bang, S. H., Cho, H. et al. (2017). The association between the nicotinic acetylcholine receptor α4 subunit gene (CHRNA4) rs1044396 and Internet gaming disorder in Korean male adults. PLoS One 12(12): e0188358.

Jeong, S. H. & Fishbein, M. (2007). Predictors of multitasking with media: Media factors and audience factors. Media Psychology 10: 364–384.

Jeong, S. H. & Hwang, Y. (2012). Does multitasking increase or decrease persuasion? Effects of multitasking on comprehension and counterarguing. Journal of Communication 62: 571–587.

Jörg, S. (1987). Per Knopfdruck durch die Kindheit. Die Technik betrügt unsere Kinder. Weinheim: Quadriga.

Judd, T. & Kennedy, G. (2001). Measurement and evidence of computer-based task switching and multitasking by ›Net Generations‹ students. Computers & Education 65: 625–631.

Jugendschutz.net (2020). Bericht 2020: Jugendschutz im Internet – Risiken und Handlungsbedarf (verantwortlich: S. Glaser). Mainz: Jugendschutz.net. Abrufbar unter: https://www.jugendschutz.net/fileadmin/daten/publikationen/jahresberichte/jahresbericht_2020.pdf (abgerufen am 06. 12. 2021).

Junco, R. (2012). In-class multitasking and academic performance. Computers in Human Behavior 28: 2236–2243.

Junco, R. & Cotten, S. (2011). Perceived academic effects of instant messaging use. Computers & Education 56 (2): 370–378.

Juvonen, J. & Graham, S. (2014). Bullying in schools: the power of bullies and the plight of victims. Annual review of psychology 65: 159–185.

Juvonen, J. & Gross, E. F. (2008). Extending the school grounds? – Bullying experiences in cyberspace. Journal of School Health 78: 496–505.

Kaess, M., Parzer, P., Brunner, R., Koenig, J., Durkee, T., Carli, V. et al. (2016). Pathological Internet Use Is on the Rise Among European Adolescents. The Journal of adolescent health: official publication of the Society for Adolescent Medicine 59(2): 236–239.

Khan, S., Gagné, M., Yang, L., Shapka, J. (2016). Exploring the relationship between adolescents' self-concept and their offline and online social worlds. Computers in Human Behavior 55: 940–945.

Kalman, Y. M. & Rafaeli, S. (2011). Online pauses and silence: Chronemic expectancy violations in written computer-mediated communication. Communication Research 38: 54–69.

Kammerl, R. & Wartberg, L. (2018). Problematische Internetnutzung im Jugendalter und Medienerziehung in der Familie. Praxis der Kinderpsychologie und Kinderpsychiatrie 67: 134–153.

Kanai, R., Bahrami, B., Roylance, R., Rees, G. (2012). Online social network size is reflected in human brain structure. Proceedings of the Royal Society B: Biological Sciences 279: 1327–1334.

Kardefelt-Winther, D. (2014). Meeting the unique challenges of assessing internet gaming disorder. Addiction (Abingdon, England) 109(9): 1568–1570.

Katz, I., Lemish, D., Cohen, R., Arden, A. (2019). When parents are inconsistent: Parenting style and adolescents' involvement in cyberbullying. Journal of adolescence 74: 1–12.

Kaufman-Scarborough, C. & Lindquist, J. D. (1999). Time management and polychronicity: Comparisons, contrasts, and insights for the workplace. Journal of Managerial Psychology 14 (3/4): 288–312.

Keles, B., McCrae, N., Grealish, A. (2020). A systematic review: The influence of social media on depression, anxiety and psychological distress in adolescents. International Journal of Adolescence and Youth 25(1): 79–93.

Khan, F., Limbana, T., Zahid, T., Eskander, N., Jahan, N. (2020). Traits, Trends, and Trajectory of Tween and Teen Cyberbullies. Cureus 12(8): e9738.

Kiefer, J. & Urbas, L. (2006). Multitasking-Heuristiken in dynamischer Mensch-Technik-Interaktion. In M. Grandt (Hrsg.): Cognitive Systems Engineering in der Fahrzeug- und Prozessführung. Bonn: Deutsche Gesellschaft für Luft- und Raumfahrt (DLRG-Bericht).

Kietglaiwansiri, T. & Chonchaiya, W. (2018). Pattern of video game use in children with attention-deficit-hyperactivity disorder and typical development. Pediatrics international: official journal of the Japan Pediatric Society 60(6): 523–528.

Kim, B. S., Chang, S. M., Park, J. E., Seong, S. J., Won, S. H., Cho, M. J. (2016). Prevalence, correlates, psychiatric comorbidities, and suicidality in a community population with problematic Internet use. Psychiatry research 244: 249–256.

Kim, J. U. (2008). The effect of a R/T group counselling program on the Internet addiction level and self-esteem of Internet addiction university students. International Journal of Reality Therapy 27: 4–12.

Kim, J. U., LaRose, R., Peng, W. (2009). Loneliness as the cause and the effect of problematic Internet use: the relationship between Internet use and psychological well-being. CyberPsychology & Behavior 12(4): 451–455.

Kim, S. Y., Kim, M. S., Park, B., Kim, J. H., Choi, H. G. (2018). Lack of sleep is associated with internet use for leisure. PLoS ONE 13: e0191713.

Kindermedienland Baden-Württemberg (o. D.). Medienzeiten: Warum, wie lange Ihr Kind mit dem Handy spielt, nicht die wichtigste Frage ist. Stuttgart, Staatsministerium Baden-Württemberg. Abrufbar unter https://www.kindermedienland-bw.de/de/startseite/beratung/schwerpunkte/medienzeiten#:~:text=Dr.,60 %20Minuten%20am%20 Tag%20 empfohlen (abgerufen am 15. 02. 2022).

King, D. L., Haagsma, M. C., Delfabbro, P. H., Gradisar, M., Griffiths, M. D. (2013). Toward a consensus definition of pathological video-gaming: a systematic review of psychometric assessment tools. Clinical Psychology Review 33: 331–342.

Kirkorian, H. L., Pempek, T. A., Murphy, L. A., Schmidt, M. E., Anderson, D. R. (2009). The impact of background television on parent-child interaction. Child Development 80, 1350–1359.

Klicksafe (o. D.). Kommunizieren. Abrufbar unter https://www.klicksafe.de/themen/kommunizieren/ (abgerufen am 11. 02. 2022).

Kliem, S., Krieg, Y., Baier, D. (2020). Allgemeine und spezifische Entwicklung von Cyber-Mobbing unter Jugendlichen. Ergebnisse aus repräsentativen Befragungen unter niedersächsischen Schülerinnen und Schülern. Kindheit und Entwicklung 29(2): 75–83.

Kneer, J., Glock, S., Beskes, S., Bente, G. (2012). Are digital games perceived as fun or danger? Supporting and suppressing different game-related concepts. Cyberpsychology, behavior and social networking 15(11): 604–609.

Koepp, M. J., Gunn, R. N., Lawrence, A. D., Cunningham, V. J., Dagher, A., Jones, T. et al. (1998). Evidence for striatal dopamine release during a video game. Nature 393(6682): 266–268.

Köhler, J. (2015). ICD-11: Position der Deutschen Rentenversicherung. Sucht 61(5): 324–325.

Kohut, T. & Štulhofer, A. (2018). Is pornography use a risk for adolescent well-being? An examination of temporal relationships in two independent panel samples. PLoS One 13(8): e0202048.

Kokka, I., Mourikis, I., Nicolaides, N. C., Darviri, C., Chrousos, G. P., Kanaka-Gantenbein, C., Bacopoulou, F. (2021). Exploring the Effects of Problematic Internet Use on Adolescent Sleep:

A Systematic Review. International Journal of Environmental Research and Public Health 18(2): 760.

Konijn, E. A., Veldhuis, J., Plaisier, X. S., Spekman, M., den Hamer, A. H. (2015). Adolescent De-velopment and Psychological Mechanisms in Interactive Media Use. In: S. Sundar (Hrsg.): The Handbook of Psychology of Communication Technology. Hoboken, NJ: Wiley-Blackwell, 332.

Kowalski, R. M., Giumetti, G. W., Schroeder, A. N. & Lattanner, M. R. (2014). Bullying in the digital age: a critical review and meta-analysis of cyberbullying research among youth. Psychological Bulle-tin 140, 1073–1137.

Kowalski, R. M. & Limber, S. P. (2007). Electronic bullying among middle school students. The Journal of adolescent health: official publication of the Society for Adolescent Medicine 41 (6 Suppl 1): 22–30.

Kowalski, R. M. & Limber, S. P. (2013). Psychological, physical, and academic correlates of cyberbullying and traditional bullying. The Journal of adolescent health: official publication of the Society for Adolescent Medicine 53(1 Suppl): 13–20.

Knoll, L. J., Magis-Weinberg, L., Speekenbrink, M., Blakemore, S. J. (2015). Social influence on risk perception during adolescence. Psychological Science 26: 583–592.

König, C., Bühner, M., Mürling, G. (2005). Working memory, fluid intelligence, and attention are predictors of multitasking performance, but polychronicity and extraversion are not. Human Performance 18(3): 243–266.

Kray, J., Eber, J., Karbach, J. (2008). Verbal self-instructions in task switching: A compensatory tool for action-control deficits in childhood and old age? Developmental Science 11: 223–236.

Krishnan, L., Kang, A., Sperling, G., Srinivasan, R. (2013). Neural strategies for selective attention distinguish fast-action video game players. Brain Topography 26: 83–97.

Kristensen, J. H., Pallesen, S., King, D. L., Hysing, M., Erevik, E. H. (2021). Problematic Gaming and Sleep: A Systematic Review and Meta-Analysis. Frontiers in Psychiatry 12: 675237.

Krohn, P. (2021). Influencer in eigener Sache. FAZ 2. Oktober 2021, S. C1.

Kross, E., Verduyn, P., Demiralp, E., Park, J., Lee, D. S., Lin, N. et al. (2013). Facebook use predicts declines in subjective well-being in young adults. PLoS ONE 8: e69841.

Kuhl, P. K., Tsao, F., Liu, H. (2003). Foreign-language experience in infancy: effects of short-term exposure and social interaction on phonetic learning. Proceedings of the National Academy of Sciences of the United States of America 100: 9096–9101.

Kühn, S., Kugler, D., Schmalen, K., Weichenberger, M., Witt, C., Gallinat, J. (2019). Does playing violent video games cause aggression? A longitudinal intervention study. Molecular Psychiatry 24(8): 1220–1234.

Kühn, S., Romanowski, A., Schilling, C., Lorenz, R., Mörsen, C., Seiferth, N. et al. (2011). The neural basis of video gaming. Translational Psychiatry 1: e53.

Kusmaryono, I., Jupriyanto, J., Kusumaningsih, W. (2021). A Systematic Literature Review on the Effectiveness of Distance Learning: Problems, Opportunities, Challenges, and Predictions. International Journal of Education14(1): 62–69.

Kwok, K., Ghrear, S., Li, V., Haddock, T., Coleman, P., Birch, S. A. J. (2016). Children Can Learn New Facts Equally Well From Interactive Media Versus Face to Face Instruction. Frontiers in Psychology 7: 1603.

Ladouceur, C. D., Peper, J. S., Crone, E. A., Dahl, R. E. (2012). White matter development in adoles-cence: the influence of puberty and implications for affective disorders. Developmental Cognitive Neuroscience 2: 36–54.

LaHoste, G. J., Swanson, J. M., Wigal, S. B., Glabe, C., Wigal, T., King, N., Kennedy, J. L. (1996). Dopamine D4 receptor gene polymorphism is associated with attention deficit hyperactivity disorder. Molecular Psychiatry 1(2): 121–124.

Laier, C. & Brand, M. (2014). Empirical evidence and theoretical considerations on factors contributing to cybersex addiction from a cognitive-behavioral view. Sexual Addiction & Compulsivity 21: 305–321.

Lam, L. T. (2014). Internet gaming addiction, problematic use of the internet, and sleep problems: A systematic review. Current Psychiatry Reports 16:444.

Lampert, C. (2020). Man kann die Kontrolle über die Bilder schnell verlieren. Süddeutsche Zeitung 23. Dezember 2020, S. 27.

Landesmedienzentrum Baden-Württemberg (2021). Formen von Cybermobbing (mod. nach Csef, H. 2019). Abrufbar unter https://www.lmz-bw.de/medien-und-bildung/jugendmedienschutz/cybermobbing/formen-von-cybermobbing/ (abgerufen am 13. 12. 2021).

Landhuis, C. E., Poulton, R., Welch, D., Hancox, R. J. (2007). Does childhood television viewing lead to attention problems in adolescence? Results from a prospective longitudinal study. Pediatrics 120(3): 532–537.

Lanier, J. (2010). Warum die Zukunft uns noch braucht. Berlin: Suhrkamp.

Lawrence, V., Houghton, S., Tannock, R., Douglas, G., Durkin, K., Whiting, K. (2002). ADHD outside the laboratory: boys' executive function performance on tasks in videogame play and on a visit to the zooJournal of abnormal child psychology 30(5): 447–462.

LeBourgeois, M. K., Hale, L., Chang, A. M., Akacem, L. D., Montgomery-Downs, H. E., Buxton, O. M. (2017). Digital media and sleep in childhood and adolescence. Pediatrics 140: 92–96.

Lee, E. Y., Spence, J. C., Carson, V. (2017). Television viewing, reading, physical activity and brain development among young South Korean children. Journal of Science and Medicine in Sport 20: 672–677.

Lee, J., Bae, S., Kim, B. N., Han, D. H. (2021). Impact of attention-deficit/hyperactivity disorder comorbidity on longitudinal course in Internet gaming disorder: a 3-year clinical cohort study. Journal of child psychology and psychiatry, and allied disciplines 62(9): 1110–1119.

Lee, Y. S., Han, D. H., Yang, K. C., Daniels, M. A., Na, C., Kee, B. S., Renshaw, P. F. (2008). Depression like characteristics of 5HTTLPR polymorphism and temperament in excessive internet users. Journal of affective disorders 109(1–2): 165–169.

Lehmkuhl, G. (2018). Selbstoptimierung – ein Thema für die Kinder- und Jugendpsychiatrie? Zeitschrift für Kinder- und Jugendpsychiatrie und Psychotherapie 46(2): 93–95.

Lehmkuhl, G., Alfer, D., Kürschner, Ch., Frölich, J. (2014). Virtuelle Welten und psychische Entwicklung. In: P. Wahl & U. Lehmkuhl (Hrsg.). Seelische Wirklichkeiten in virtuellen Welten, S. 34–59. Göttingen: Vandenhoeck & Ruprecht.

Leiva, L., Böhmer, M., Gehring, S., Krüger, A. (2012). Back to the app: the costs of mobile appication interruptions. In: Proceedings of the 14th International Conference on Human-Computer Interaction with Mobile Devices and Services–Mobile HCI, Vol. 12, San Francisco, CA, 291–294.

Lenhart, A., Arafeh, S., Smith, A., Macgill, A. R. (2008). Writing, technology and teens. Washington: Pew Internet & American Life Project. Abrufbar unter https://files.eric.ed.gov/fulltext/ED524313.pdf (abgerufen am 03. 11. 21).

Leo, K. & Lindenberg, K. (2021). Gaming Disorder: Diagnostik und Psychotherapie in der neuen ICD-11-Diagnose. Psychotherapeuten Journal 21(1): 6–13.

Leone, C. M. & Richards, H. (1989) Classwork and homework in early adolescence: The ecology of achievement. Journal of Youth and Adolescence 18(6): 531–548.

Leopoldina (2020). Wie Bildung in Krisenzeiten gelingen kann: Leopoldina veröffentlicht fünfte Ad-hoc-Stellungnahme zur Coronavirus-Pandemie. Pressemitteilung der Leopoldina, Nationale Akademie der Wissenschaften. Abrufbar unter https://www.leopoldina.org/presse-1/pressemitteilungen/pressemitteilung/press/2720/ (abgerufen am 13. 10. 2022).

Leutner, D. (2009). Adaptivität und Adaptierbarkeit beim Online-Lernen. In: L. J. Issing & P. Klimsa (Hrsg.): Online-Lernen. Handbuch für Wissenschaft und Praxis. München: Oldenburg Verlag, 115–123.

Levine, L. E., Waite, B. M., Bowman, L. L. (2007). Electronic media use, reading, and academic distractibility in college youth. CyberPsychology and Behavior 10: 560–566.
Levy, J. & Pashler, H. (2001). Is dual-task slowing instruction dependent? Journal of Experimental Psychology: Human Perception and Performance 27(4): 862–869.
Li, C., Cheng, G., Sha, T., Cheng, W., Yan, Y. (2020). The Relationships between Screen Use and Health Indicators among Infants, Toddlers, and Preschoolers: A Meta-Analysis and Systematic Review. International Journal of Environmental Research and Public Health 17(19): 7324.
Liang, D. W., Moreland, R., Argote, L. (1995). Group versus individual training and group performance: the mediating role of transactive memory. Personality and Social Psychology Bulletin 21:384–393.
Lieberman, A. & Schroeder, J. (2020). Two social lives: How differences between online and offline interaction influence social outcomes. Current Opinion in Psychology 31:16–21.
Lieberman, M. D. & Eisenberger, N. I. (2009). Neuroscience. Pains and pleasures of social life. Science 323: 890–891.
Lien, M., Ruthruff, C., Johnston, J. (2006). Attentional limitations in doing two tasks at once. Current Directions in Psychological Science 15(2): 89–93.
Lillard, A. S. & Erisir, A. (2011). Old dogs learning new tricks: Neuroplasticity beyond the juvenile period. Developmental Review 31: 207–239.
Liminski, J. (2020). Konsum von Pornos in verschiedenen Ländern. Die Tagespost 07. 03. 2020. Abrufbar unter https://www.die-tagespost.de/gesellschaft/familie/pornografie-ein-massenphaenomen-art-206009 (abgerufen am 26. 01. 2022).
Lin, L. (2009). Breadth-biased versus focused cognitive control in media multitasking behaviors. Proceedings of the National Academy of Sciences (PNAS), 106 (37), 15521–15522. Abrufbar unter http://www.pnas.org/content/106/37/15521.full (abgerufen am 08. 12. 2021)
Lin, P. H., Lee, Y. C., Chen, K. L., Hsieh, P. L., Yang, S. Y., Lin, Y. L. (2019). The relationship between sleep quality and internet addiction among female college students. Frontiers in Neuroscience 13: 1–9.
Litwiller, B. J., Brausch, A. M. (2013). Cyber bullying and physical bullying in adolescent suicide: the role of violent behavior and substance use. Journal of youth and adolescence 42(5): 675–684.
Liu, C. Y., Kuo, F. Y. (2007). A study of Internet addiction through the lens of the interpersonal theory. CyberPsychology and Behavior 10(6): 799–804.
Liu, L., Xue, G., Potenza, M. N., Zhang, J. T., Yao, Y. W., Xia, C. C. et al. (2017). Dissociable neural processes during risky decision-making in individuals with Internet-gaming disorder. NeuroImage. Clinical 14: 741–749.
Liu, M., Wu, L., Yao, S. (2016). Dose-response association of screen time-based sedentary behaviour in children and adolescents and depression: a meta-analysis of observational studies. British Journal of Sports Medicine 50(20): 1252–1258.
Livingstone, S., Davidson, J., Bryce, J. (2017). Children's Online Activities, Risks and Safety: A Literature Review by the UKCCIS Evidence Group, UK Council for Children Internet Safety, London.
Livingstone, S., Haddon, L., Görzig, A. (2011). Risks and Safety on the Internet: The Perspective of European Children: Full Findings. London: EU Kids Online, LSE. Abrufbar unter http://eprints.lse.ac.uk/33731/1/Risks%20and%20safety%20on%20the%20internet%28lsero%29.pdf (abgerufen am 31. 01. 2022).
Livingstone, S. & Smith, P. K. (2014) Annual research review: harms experienced by child users of online and mobile technologies: the nature, prevalence and management of sexual and aggressive risks in the digital age. Journal of Child Psychology and Psychiatry 55 (6): 635–654.
Lloyd, A. (2014). Social media, help or hindrance: what role does social media play in young people's mental health? Psychiatria Danubina 26(1): 340–346.

Loh, K. & Kanai, R. (2014). Higher media multi-tasking activity is associated with smaller gray-matter density in the Anterior Cingulate Cortex. Plos One, Publishes online 24 September 2014. Abrufbar unter http://journals.plos.org/plosone/article?id=10.1371/journal.pone.0106698 (abgerufen am 08. 12. 2021).

Lopez-Castroman, J. & Jaussent, I. (2020). Sleep Disturbances and Suicidal Behavior. Current Topics in Behavioral Neurosciences 46: 211–228.

Lorenz-Spreen, P., Mønsted, B. M., Hövel, P., Lehmann, S. (2019). Accelerating dynamics of collective attention. Nature Communications 10(1): 1759.

Lovato, N. & Gradisar, M. (2014). A meta-analysis and model of the relationship between sleep and depression in adolescents: recommendations for future research and clinical practice. Sleep Medicine Reviews 18(6): 521–529.

Lövdén, M., Bäckman, L., Lindenberger, U., Schaefer, S., Schmiedek, F. (2010). A theoretical framework for the study of adult cognitive plasticity. Psychological Bulletin 136: 659–676.

Lowe, N., Kirley, A., Hawi, Z., Sham, P., Wickham, H., Kratochvil, C. J. et al. (2004). Joint analysis of the DRD5 marker concludes associations with attention-deficit hyperactivity disorder confined to the predominantly inattentive and combined subtypes. American Journal of Human Genetics 74(2): 348–356.

Ludewig, U., Schlitter, T., Lorenz, R., Kleinkorres, R., Schaufelberger, R., Frey, A., McElvany, N. (2022). Die COVID-19 Pandemie und Lesekompetenz von Viertklässler*innen. Ergebnisse der IFS-Schulpanelstudie 2016–2021. TU Dortmund, IFS.

Lui, K. F. H., Wong, A. C.-N. (2012). Does media multitasking always hurt? A positive correlation between multitasking and multisensory integration. Psychonomic Bulletin & Review 19: 647–653.

Maclin, E. L., Mathewson, K. E., Low, K. A., Boot, W. R., Kramer, A. F., Fabiani, M., Gratton G. (2011). Learning to multitask: effects of video game practice on electrophysiological indices of attention and resource allocation. Psychophysiology 48: 1173–1183.

Maddison, R., Mhurchu, C. N., Jull, A., Jiang, Y., Prapavessis, H., Rodgers, A. (2007). Energy expended playing video console games: an opportunity to increase children's physical activity? Pediatric Exercise Science 19(3): 334–343.

Madigan, S., Browne, D., Racine, N., Mori, C., Tough, S. (2019). Association Between Screen Time and Children's Performance on a Developmental Screening Test. JAMA Pediatrics 173(3): 244–250.

Makowsky, A. (2017). Kinder und Handys. Die wollen doch nur spielen. Süddeutsche Zeitung 29./30. Juli 2017, S. 45.

Malinauskas, R. & Malinauskiene, V. (2019). A meta-analysis of psychological interventions for Internet/smartphone addiction among adolescents. Journal of behavioral addictions 8(4): 613–624.

Mancinelli, E., Bassi, G., Salcuni, S. (2019). Predisposing and Motivational Factors Related to Social Network Sites Use: Systematic Review. JMIR formative research 3(2): e12248.

Männikkö, N., Billieux, J., Kääriäinen, M. (2015). Problematic digital gaming behavior and its relation to the psychological, social and physical health of Finnish adolescents and young adults. Journal of behavioral addictions 4(4): 281–288.

Manuzza, S. & Klein, R. G. (2000). Longterm prognosis in attention-deficit/hyperactivity disorder. Child and Adolescent Psychiatric Clinics of North America 9(3): 711–726.

Marco, J. H. & Tormo-Irun, M. P. (2018). Cyber Victimization Is Associated With Eating Disorder Psychopathology in Adolescents. Frontiers in Psychology 9: 987.

Mark, G., Gudith, D., Klocke, U. (2008). The cost of interrupted work: More speed and stress. In Proceedings of the 2008 SIGCHI Conference on Human Factors in Computing Systems, April 5–10, 2008, Florence, Italy (pp. 107–110). New York: ACM.

Mark, G., Wang, Y., Niiya, M. (2014). Stress and multitasking in everyday college life: An empirical study of online activity. In Proceedings of the 2014 SIGCHI Conference on Human Factors in Computing Systems, April 26–May 1, 2014, Toronto, Canada (pp. 41–50). New York: ACM.

Marker, C., Gnambs, T., Appel, M. (2017). Active on Facebook and Failing at School? Meta-Analytic Findings on the Relationship Between Online Social Networking Activities and Academic Achievement. Educational Psychology Review 30: 651–677.

Marsh, J. (2014). Online and offline play. In: Burn, A. and C. Richards (Hrsg.). Children's Games in the New Media Age. Cambridge: Ashgate.

Marsh, S., Mhurchu, C. N., Maddison, R. (2013). The non-advertising effects of screen-based sedentary activities on acute eating behaviours in children, adolescents, and young adults. A systematic review. Appetite 71: 259–273.

Martín-Perpiñá, M. M., Viñas Poch, F., Malo Cerrato, S. (2019). Media multitasking impact in homework, executive function and academic performance in Spanish adolescents. Psicothema 31(1): 81–87.

Masi, L., Abadie, P., Herba, C., Emond, M., Gingras, M. P., Amor, L. B. (2021). Video Games in ADHD and Non-ADHD Children: Modalities of Use and Association With ADHD Symptoms. Frontiers in pediatrics 9: 632272.

Masten, C. L., Telzer, E. H., Fuligni, A. J., Lieberman, M. D., Eisenberger, N. I. (2012). Time spent with friends in adolescence relates to less neural sensitivity to later peer rejection. Social Cognitive and Affective Neuroscience 7: 106–114.

Mastenbroek, N. (2008). Der Einsatz von Neuen Medien in der Sonderschule. In: Landesmedienzentrum Baden-Württemberg (Hsrg.): Neue Medien und Sonderpädagogik. Eine Publikation der Medienoffensiven Schule II Baden-Württemberg für Unterricht und Praxis. Karlsruhe: LMZ, 11–14.

Mästle, T. (2008). Die Lernkiste – ein multimediales Werkzeug für den Unterricht an Schulen für Geistigbehinderte. In: Landesmedienzentrum Baden-Württemberg (Hsrg.): Neue Medien und Sonderpädagogik. Eine Publikation der Medienoffensiven Schule II Baden-Württemberg für Unterricht und Praxis. Karlsruhe: LMZ, 17–22.

Mathews, C. L., Morrell, H. E. R., Molle, J. E. (2019). Video game addiction, ADHD symptomatology, and video game reinforcement. American Journal of Drug and Alcohol Abuse 45(1): 67–76.

May, K. E. & Elder, A. D. (2018). Efficient, helpful, or distracting? A literature review of media multitasking in relation to academic performance. International Journal of Educational Technology in Higher Education 15: 13.

Mayer, R. E. & Moreno, R. (2003). Nine Ways to Reduce Cognitive Load in Multimedia Learning. Educational Psychologist 38 (1): 43–52.

McCall, H. C., Helgadóttir, F. D., Menzies, R. G., Hadjistavropoulos, H. D., Chen, F. S. (2019). Evaluating a Web-Based Social Anxiety Intervention Among Community Users: Analysis of Real-World Data. Journal of Medical Internet Research 21(1): e11566.

McKenna, K. Y. A., Greene, A. S., Gleason, M. E. J. (2002). Relationship formation on the Internet: what's the big attraction? Journal of Social Issues 58: 9–31.

McPake, J., Plowman, L., Stephen, C. (2013). Pre-school children creating and communication with digital technologies in the home. British Journal of Educational Technology 44: 421–431.

McQuillan, B. E. (2016). Ecological Factors Associated with Middle School Students' Experiences of Cyberbullying. UR Research, University of Rochester. Abrufbar unter https://urresearch.rochester.edu/institutionalPublicationPublicView.action?institutionalItemId=30567 (abgerufen am 14. 12. 2021).

Means, B., Toyama, Y., Murphy, R., Baki, M., Jones, K. (2009). Evaluation of Evidence-Based Practices in Online Learning: A Meta-Analysis and Review of Online Learning Studies. Washington, DC: US Department of Education.

Medeiros-Ward, N., Watson, J. M., Strayer, D. L. (2014). On supertaskers and the neural basis of efficient multitasking. Psychonomic Bulletin & Review 22: 876–883.

Meerkerk, G. J., Van Den Eijnden, R., Vermulst, A. A., Garretsen, H. F. L. (2009). The Compulsive Internet Use Scale (CIUS): Some Psychometric Properties. Cyberpsychology & Behavior 12(1): 1–6.

Melcher, M. (2013). Mindfulness vs. Smartphones. HuffPost 12. May 2013. Abrufbar unter: https://www.huffpost.com/entry/mindfulness-vs-smartphone_b_2856462 (07. 09. 2021).

Mesch, G. S. (2009). Social bonds and internet pornographic exposure among adolescents. Journal of adolescence 32(3): 601–618.

Meshi, D., Morawetz, C., Heekeren, H. R. (2013). Nucleus accumbens response to gains in reputation for the self relative to gains for others predicts social media use. Frontiers in Human Neuroscience 7: 439.

Meyer, G., Bachmann, M. (2005). Spielsucht – Ursachen und Therapien. Heidelberg: Springer, 2. Aufl.

Miesenberger, K., Bühler, C., Niesyto, H., Schluchter, J.-R., Bosse, I. (2012). Sieben Fragen zur inklusiven Medienbildung. In: I. Bosse (Hrsg.). Medienbildung im Zeitalter der Inklusion. Düsseldorf: lfm, 27–57.

Miller, J., Ulrich, R., Rolke, B. (2009). On the optimality of serial and parallel processing in the psychological refractory period paradigm: effects of the distribution of stimulus onset asynchronies. Cognitive Psychology 58: 273–310.

Miller, W. & Rollnick, S. (2004). Motivierende Gesprächsführung. Freiburg, Lambertus Verlag.

Millett, C. J., Fish, D. R., Thompson, P. J., Johnson, A. (1999). Seizures during video-game play and other common leisure pursuits in known epilepsy patients without visual sensitivity. Epilepsia 40: 59–64.

Mills, K. L., Dumontheil, I., Speekenbrink, M., Blakemore, S. J. (2015). Multitasking during social interactions in adolescence and early adulthood. Royal society open science 2(11): 150117.

Mills, K. L., Lalonde, F., Clasen, L. S., Giedd, J. N., Blakemore, S. J. (2014). Developmental changes in the structure of the social brain in late childhood and adolescence. Social Cognitive and Affective Neuroscience 9: 123–131.

Milzner, G. (2016). Digitale Hysterie. Weinheim: Beltz.

Ministry of Health, New Zealand (2017a). Sit Less, Move More, Sleep Well: Active play guidelines for under-fives. Wellington: Ministry of Health. Abrufbar unter https://www.health.govt.nz/system/files/documents/publications/active-play-guidelines-for-under-fives-may17.pdf (abgerufen am 18. 10. 2021).

Ministry of Health, New Zealand (2017b). Sit Less, Move More, Sleep Well: Physical Activity Guidelines for Children and Young People. Wellington: Ministry of Health. Abrufbar unter https://www.health.govt.nz/system/files/documents/pages/physical-activity-guidelines-for-children-and-young-people-may17.pdf (abgerufen am 18. 10. 2021).

Mishna, F., Khoury-Kassabri, M., Gadalla, T., Daciuk, J. (2012). Risk factors for involvement in cyber bullying: Victims, bullies and bully-victims. Children and Youth Services Review 34 (1): 63–70.

Misra, R. & McKean, M. (2000). College Students' Academic Stress and Its Relation to Their Anxiety, Time Management, and Leisure Satisfaction. American Journal of Health Studies 16: 41–51.

Misra, S. & Stokols, D. (2012). Psychological and health outcomes of perceived information overload. Environment and Behavior 44: 737–759.

Moll, B., & Thomasius, R. (2019). Kognitiv-verhaltenstherapeutisches Gruppenprogramm für Computer- oder Internetgebrauch. Das »Lebenslust statt Onlineflucht«-Programm. Göttingen: Hogrefe.

Monsell, S. (2003). Task switching. Trends in Cognitive Sciences 7: 134–140.

Morahan-Martin, J. & Schumacher, P. (2003). Loneliness and social uses of the Internet. Computers in Human Behavior 19: 659–671.
Moreno, R. & Mayer, R. E. (1999). Cognitive principles of multimedia learning: The role of modality and contiguity. Journal of Educational Psychology 91: 358–368.
Morrison, C. M. & Gore, H. (2010). The relationship between excessive Internet use and depression: a questionnaire-based study of 1,319 young people and adults. Psychopathology 43(2): 121–126.
mpfs Medienpädagogischer Forschungsverbund Südwest (1999). KIM-Studie 1999. Landesanstalt für Kommunikation (LFK). Abrufbar unter https://www.mpfs.de/fileadmin/files/Studien/KIM/1999/KIM_Studie_1999.pdf (abgerufen am 19. 02. 2021).
mpfs Medienpädagogischer Forschungsverbund Südwest (2011). JIM-Studie 2011. Landesanstalt für Kommunikation (LFK). Abrufbar unter https://www.mpfs.de/fileadmin/files/Studien/JIM/2011/JIM_Studie_2011.pdf (abgerufen am 17. 05. 2022).
mpfs Medienpädagogischer Forschungsverbund Südwest (2018). KIM-Studie 2018. Landesanstalt für Kommunikation (LFK). Abrufbar unter https://www.mpfs.de/fileadmin/files/Studien/KIM/2018/KIM-Studie_2018_web.pdf (abgerufen am 24. 01. 2022).
mpfs Medienpädagogischer Forschungsverbund Südwest (2020a). JIM-Studie 2020. Landesanstalt für Kommunikation (LFK). Abrufbar unter https://www.mpfs.de/fileadmin/files/Studien/JIM/2020/JIM-Studie-2020_Web_final.pdf (abgerufen am 19. 02. 2021)
mpfs Medienpädagogischer Forschungsverbund Südwest (2020b). KIM-Studie 2020. Landesanstalt für Kommunikation (LFK). Abrufbar unter https://www.mpfs.de/fileadmin/files/Studien/KIM/2020/KIM-Studie2020_WEB_final.pdf (abgerufen am 13. 07. 2021)
mpfs Medienpädagogischer Forschungsverbund Südwest (2021). JIM-Studie 2021. Landesanstalt für Kommunikation (LFK). Abrufbar unter https://www.mpfs.de/fileadmin/files/Studien/JIM/2021/JIM-Studie_2021_barrierefrei.pdf (abgerufen am 24. 01. 2022).
Mueller, P. A., Oppenheimer, D. M. (2014). The pen is mightier than the keyboard: advantages of longhand over laptop note taking. Psychological Science 25: 1159–1168.
Mulder, I., de Poot, H., Verwij, C., Janssen, R., Bijlsma, M. (2006). An information overload study: Using design methods for understanding. In Proceedings of the 18th Australia Conference on Computer-Human Interaction: Design: Activities, Artefacts and Environments. OZCHI '06 (pp. 245–252). New York: ACM.
Müller-Jung, J. (2019). Im Chatroom der Risiken. Sind Smartphones eine Gefahr für die Gehirne von Kindern und sollten sie für viele verboten werden, wie es Mediziner fordern. FAZ 2. 11. 2019., S. 15.
Müller, K. W. & Wölfling, K. (2017). AICA-SKI:IBS Strukturiertes klinisches Interview zu Internetbezogenen Störungen (Version 2017–1). Universitätsmedizin Mainz, Ambulanz für Spielsucht an der Klinik und Poliklinik für Psychosomatische Medizin und Psychotherapie. Abrufbar unter https://www.fv-medienabhaengigkeit.de/fileadmin/images/Dateien/AICA-SKI_IBS/Klinisches_Interview_AICA-SKI_IBS.pdf (abgerufen am 13. 01. 2022).
Müller, K. W. & Wölfling, K. (2022). AICA-SKI-INSyoung – Assessment of Internet and Computer game Addiction – Strukturiertes Klinisches Interview zu Internetnutzungsstörungen, Version für Jugendliche (10-16 Jahre). Ambulanz für Spielsucht der Klinik für Psychosomatische Medizin und Psychotherapie, Universitätsmedizin Mainz. Abrufbar unter: www.fv-medienabhaengigkeit.de.
Mullins, E. N., Miller, A. L., Cherian, S. S., Lumeng, J. C., Wright Jr., K. P., Kurth, S., LeBourgeois, M. K. (2017). Acute sleep restriction increases dietary intake in preschool-age children. Journal of Sleep Research 26: 48–54.
Muratoglu, G. & Steffens, K. (2019). Jugendliche im Netz: Leitfaden für einen achtsamen Umgang mit dem Internet. Universität zu Köln, Medienpädagogik und Mediendidaktik. Abrufbar unter https://www.hf.uni-koeln.de/data/eso35/File/Karl%20Steffens/Jugendliche%20im%20Netz(1).pdf (abgerufen am 10. 01. 2022).

Musetti, A., Cattivelli, R., Giacobbi, M., Zuglian, P., Ceccarini, M., Capelli, F. et al. (2016). Challenges in Internet Addiction Disorder: Is a Diagnosis Feasible or Not? Frontiers in Psychology 7: 842.

Musetti, A. & Corsano, P. (2018). The Internet Is Not a Tool: Reappraising the Model for Internet Addiction Disorder Based on the Constraints and Opportunities of the Digital Environment. Frontiers in Psychology 9: 558.

Mußmann, F., Hardwig, T., Riethmüller, M., Klötzer, S. (2021). Digitalisierung im Schulsystem 2021: Arbeitszeit, Arbeitsbedingungen, Rahmenbedingungen und Perspektiven von Lehrkräften in Deutschland. Göttingen: Kooperationsstelle Hochschulen und Gewerkschaften der Georg-August-Universität Göttingen.

Mythily, S., Qiu, S., Winslow, M. (2008). Prevalence and correlates of excessive Internet use among youth in Singapore. Annals of the Academy of Medicine, Singapore 31(1): 9–14.

Naeemi, S. & Tamam, E. (2017). The relationship between emotional dependence on facebook and psychological well-being in adolescents aged 13–16. Child indicators research 10: 1095–1106.

Nathanson, A. I., Aladé, F., Sharp, M. L., Rasmussen, E. E., Christy, K. (2014). The relation between television exposure and executive function among preschoolers. Developmental Psychology 50(5): 1497–1506.

Naveh-Benjamin, M., Craik, F., Guez, J., Krueger, S. (2000). Effects of divided attention on encoding and retrieval processes: Assessment of attentional costs and a componential analysis. Journal of Experimental Psychology: Learning, Memory, and Cognition 26(6): 1461–1482.

Negriff, S. (2019). Depressive symptoms predict characteristics of online social networks. Journal of Adolescent Health 65: 101–106.

Nelson, T. F., Cortmaker, S. L., Subramanian, S. V., Cheung, L., Wechsler, H. (2007). Disparities in overweight and obesity among US college students. American Journal of Health Behavior 31: 363–373.

Nesi, J. & Prinstein, M. J. (2015). Using social media for social comparison and feedback-seeking: gender and popularity moderate associations with depressive symptoms. Journal of Abnormal Child Psychology 43: 1427–1438.

Neumann, M. M. (2016). Young children's use of touch screen tablets for writing and reading at home: relationships with emergent literacy. Computers & Education 97: 61–68.

Nikkelen, S. W., Valkenburg, P. M., Huizinga, M., Bushman, B. J. (2014). Media use and ADHD-related behaviors in children and adolescents: A meta-analysis. Developmental psychology 50(9):2228–2241.

Nikken, P. & Schols, M. (2015). How and why parents guide the media use of young children. Journal of Child and Family Studies 24: 3423–3435.

Ni Mhurchu, C., Maddison, R., Jiang, Y., Jull, A., Prapavessis, H., Rodgers, A. (2008). Couch potatoes to jumping beans: a pilot study of the effect of active video games on physical activity in children. International Journal of Behavioral Nutrition and Physical Activity 5: 8.

Nowland, R., Necka, E. A., Cacioppo, J. T. (2017). Loneliness and social internet use: pathways to reconnection in a digital world? Perspectives on Psychological Science 13: 70–87.

Nursalam, N., Octavia, M., Tristiana, R. D., Efendi, F. (2019). Association between insomnia and social network site use in Indonesian adolescents. Nursing Forum 54: 149–156.

Obel, C., Henriksen, T. B., Dalsgaard, S., Linnet, K. M., Skajaa, E., Thomsen, P. H., Olsen, J. (2004). Does children's watching of television cause attention problems? Retesting the hypothesis in a Danish cohort. Pediatrics 114: 1372–1374.

Oberauer, K. & Kliegl, R. (2006). A formal model of capacity limits in working memory. Journal of Memory and Language 55: 601–626.

Oberlander, E., Oswald, F., Hambrick, Z., Jones, A. (2007). Individual difference variables as predictors of error during multitasking (NPRST-TN-07-09). Millington, TN: Navy Personnel Research, Studies, and Technology (NPRST/Pers-1).

Oberlechner, H. (2019). Net.Kids: Smartphone, Internet und Soziale Netzwerke. Keine Angst, aber Vorsicht. Handreichung zum Workshop »Gesund bleiben in einer digitalen Welt«. Abrufbar unter https://www.provinz.bz.it/bildung-sprache/didaktik-beratung/downloads/Smartphone_..._Nachmittag_Meran_13. 11. 2019_Handreichung.pdf (abgerufen am 07. 12. 2021).

Oberst, U., Wegmann, E., Stodt, B., Brand, M., Chamarro, A. (2017). Negative consequences from heavy social networking in adolescents: the mediating role of fear of missing out. Journal of Adolescence 55: 51–60.

OECD (2019). PISA 2018 Ergebnisse (Band I): Was Schülerinnen und Schüler wissen und können. PISA, wbv Media, Bielefeld.

Oei, A. C. & Patterson, M. D. (2013). Enhancing cognition with video games: a multiple game training study. PLoS One 8:e58546.

Oei, A. C. & Patterson, M. D. (2015). Enhancing perceptual and attentional skills requires common demands between the action video games and transfer tasks. Frontiers in Psychology 6: 113.

Ofcom (Independent regulator and competition authority for the UK communications industries) and GfK (2010). The role of media multi-tasking. The Consumer's Digital Day: A research report by Ofcom and GfK. 14. 10. 2010; Section 6. 49–65. Abrufbar unter https://www.ofcom.org.uk/__data/assets/pdf_file/0019/51913/consumers-digital-day.pdf (abgerufen am 08. 12. 2021).

Ofcom (2016). Digital day 2016. Overview of findings. Fig. 1.15. Abrufbar unter https://www.ofcom.org.uk/__data/assets/pdf_file/0017/94013/Childrens-Digital-Day-report-2016.pdf (abgerufen am 08. 12. 2021).

Ofcom (2019). Children and parents: Media use and attitudes report 2019. Abrufbar unter https://www.ofcom.org.uk/__data/assets/pdf_file/0023/190616/children-media-use-attitudes-2019-report.pdf (abgerufen am 08. 12. 2021).

Ophir, O., Nass, C., Wagner, A. (2009). Cognitive control in media-multitaskers. Proceedings of the National Academy of Sciences of the United States of America (PNAS) 106(37): 15583–15587.

Orben, A. & Przybylski, A. K. (2019). The association between adolescent well-being and digital technology use. Nature human behaviour 3(2): 173–182.

Orzack, M. H., Voluse, A. C., Wolf, D., Henne, J. (2006). An ongoing study of group treatment for men involved in problematic Internet-enabled sexual behavior. Cyberpsychology & Behavior 9: 348–360.

Oswald, F., Hambrick, D., Jones, L. (2007). Keeping all the plates spinning: Understanding and predicting multitasking performance. In D. H. Jonassen D (Ed.): Learning to solve complex scientific problems (S. 77–96). Mahwah, NJ: Erlbaum.

Owens, J., Adolescent Sleep Working Group, Committee on Adolescence (2014). Committee on Adolescence Insufficient sleep in adolescents and young adults: An update on causes and consequences. Pediatrics 134: e921–e932.

Paavonen, E. J., Pennonen, M., Roine, M., Valkonen, S., Riita Lahikainen, A. (2006). TV exposure associated with sleep disturbances in 5- to 6-year-old children. Journal of Sleep Research 15: 154–161.

Park, J. H., Lee, Y. S., Sohn, J. H., Han, D. H. (2016). Effectiveness of atomoxetine and methylphenidate for problematic online gaming in adolescents with attention deficit hyperactivity disorder. Human psychopharmacology 31(6): 427–432.

Parkes, A., Sweeting, H., Wight, D., Henderson, M. (2013). Do television and electronic games predict children's psychosocial adjustment? Longitudinal research using the UK Millennium Cohort Study. Archives of Disease in Childhood 98: 341–348.

Parry, D. A. & Le Roux, D. B. (2021). »Cognitive control in media multitaskers« ten years on: A meta-analysis. Cyberpsychology: Journal of Psychosocial Research on Cyberspace. 15(2): Artikel 7.

Paschke, K., Holtmann, M., Melchers, P., Klein, M., Schimansky, G., Krömer, T. et al. (2020). Medienbezogene Störungen im Kindes- und Jugendalter: Evidenzpapier der Gemeinsamen Suchtkommission der kinder- und jugendpsychiatrischen und psychotherapeutischen Fachgesellschaft und Verbände (DGKJP, BAG, BKJPP). Zeitschrift für Kinder- und Jugendpsychiatrie und Psychotherapie 48: 303–317.

Paulus, F. W., Ohmann, S., von Gontard, A., Popow, C. (2018). Internet gaming disorder in children and adolescents: a systematic review. Developmental medicine and child neurology 60(7): 645–659.

Pea, R., Nass, G., Meheula, I., Rance, M., Kumar, A., Bamford, H. et al. (2012). Media use, face-to-face communication, media multitasking, and social well-being among 8- to 12-year-old girls. Developmental Psychology 48(2): 327–336.

Pearson, N. & Biddle, S. J. (2011). Sedentary behavior and dietary intake in children, adolescents, and adults. A systematic review. American Journal of Preventive Medicine 41: 178–188.

Peter, J. & Valkenburg, P. M. (2016) Adolescents and Pornography: A Review of 20 Years of Research. The Journal of Sex Research 53: 4–5, 509–531.

Petersen, K. U., Weymann, N., Schelb, Y., Thiel., R., Thomasius, R. (2009). Pathologischer Internetgebrauch – Epidemiologie, Diagnostik, komorbide Störungen und Behandlungsansätze. Fortschritte der Neurologie · Psychiatrie 77(5): 263–271.

Pfeifer, J. H., Masten, C. L., Moore, W. E., Oswald, T. M., Mazziotta, J. C., Iacoboni, M., Dapretto M. (2011). Entering adolescence: resistance to peer influence, risky behavior, and neural changes in emotion reactivity. Neuron 69: 1029–1036.

Pfetsch, J. (2018). Jugendliche Nutzung digitaler Medien und elterliche Medienerziehung – ein Forschungsüberblick. Praxis der Kinderpsychologie und Kinderpsychiatrie 67: 110–133.

Pintrich, P. R. (2000). Multiple goals, multiple pathways: The role of goal orientationin learning and achievement. Journal of Educational Psychology 92(3): 544.

Pintrich, P. R. (2004). A conceptual framework for assessing motivation and self-regulated learning in college students. Educational Psychology Review 16(4): 385–407.

Poldrack, R. & Foerde, K. (2007). Category learning and the memory systems debate. Neuroscience & Biobehavioral Reviews 32: 197–205.

Polizeiliche Kriminalprävention der Länder und des Bundes (ProPK) (2021). 5 Tipps für den Umgang mit digitalen Kettenbriefen und Online-Challenges. Abrufbar unter https://www.polizei-beratung.de/startseite-und-aktionen/aktuelles/detailansicht/5-tipps-der-polizei-fuer-den-umgang-mit-digitalen-kettenbriefen-und-online-challenges/ (abgerufen am 14. 02. 2022).

Pontes, H. M. (2017). Investigating the differential effects of social networking site addiction and Internet gaming disorder on psychological health. Journal of Behavioral Addictions 6: 601–610.

Porsch, T. & Pieschl, S. (Hrsg.) (2010). Neue Medien und deren Schatten. Mediennutzung, Medienwirkung und Medienkompetenz. Göttingen: Hogrefe.

Postman, N. (1983). Das Verschwinden der Kindheit. Frankfurt: Fischer.

Powell, L. M., Szczypka, G., Chaloupka, F. J. (2007). Adolescent exposure to food advertising on television. American journal of preventive medicine 33: 251–256.

Prändl, S. & Mazarin, G. (2008). Blended Learning im Raum – zwischen Klinik/Klinikschule/Hausunterricht/Heimatschule. In: Landesmedienzentrum Baden-Württemberg (Hsrg.): Neue Medien und Sonderpädagogik. Eine Publikation der Medienoffensiven Schule II Baden-Württemberg für Unterricht und Praxis. Karlsruhe: LMZ, 54–62.

Prensky, M. (2012). Brain Gain: Technology And The Quest For Digital Wisdom. New York, NY: St. Martin's Publishing Group.

Price, S., Jewitt, C., Crescenzi, L. (2015). The role of iPads in pre-school children's mark making development. Computers & Education 87: 131–141.

Przybylski, A. K., Deci, E. L., Rigby, C. S., Ryan, R. M. (2014). Competence-impeding electronic games and players' aggressive feelings, thoughts, and behaviors. Journal of personality and social psychology 106(3): 441–457.

Przybylski, A. K., Murayama, K., DeHaan, C. R., Gladwell, V. (2013). Motivational, emotional, and behavioral correlates of fear of missing out. Computers in Human Behavior 29: 1841–1848.

Przybylski, A. K., Ryan, R. M., Rigby, C. S. (2009). The motivating role of violence in video games. Personality & social psychology bulletin 35(2): 243–259.

Przybylski, A. K. & Wang, J. C. (2016). A large scale test of the gamingenhancement hypothesis. PeerJ 4: e2710.

Przybylski, A. K. & Weinstein, N. (2017). A large-scale test of the Goldilocks hypothesis. Psychological Science 28/2: 204–215.

Przybylski, A. & Weinstein, N. (2019). Violent video game engagement is not associated with adolescents' aggressive behaviour: Evidence from a registered report. Royal Society Open Science 6(2): 171474.

Pujol, J., Fenoll, R., Forns, J., Harrison, B., Martínez-Vilavella, G., Macià, D. et al. (2016). Video gaming in school children: How much is enough? Annals of Neurology 80(3): 424–433.

Quandt, T. & Vogelgesang, J. (2018). Jugend, Internet und Pornografie. In: P. Rössler, C. Rossmann (Hrsg.): Kumulierte Evidenzen. Wiesbaden: Springer Fachmedien.

Ra, C. K., Cho, J., Stone, M. D., De La Cerda, J., Goldenson, N. I., Moroney, E. et al. (2018). Association of Digital Media Use With Subsequent Symptoms of Attention-Deficit/Hyperactivity Disorder Among Adolescents. JAMA 320(3): 255–263.

Ragan, E. D., Jennings, S. R., Massey, J. D., Doolittle, P. E. (2014). Unregulated use of laptops over time in large lecture classes. Computers & Education 78: 78–86.

RCPCH Royal College of Pediatrics and Child Health (2019). The health impacts of screen time: a guide for clinicians and parents. Abrufbar unter https://www.rcpch.ac.uk/resources/health-impacts-screen-time-guide-clinicians-parents (abgerufen am 13. 09. 2021).

Read, G. L., Ballard, M., Emery, L. J., Bazzini, D. G. (2016). Examining desensitization using facial electromyography: violent video games, gender, and affective responding. Computers in Human Behavior 62: 201–211.

Rehbein, F. (2018). Computerspielsucht: Aktueller Forschungsüberblick. PowerPoint-Präsentation für das Kriminologische Forschungsinstitut Niedersachsen (KFN). Abrufbar unter https://www.ls-suchtfragen-lsa.de/wp-content/uploads/2020/10/rehbein_computerspiel sucht_-_aktueller_forschungsueberblick_wg.pdf (abgerufen am 16. 12. 2021).

Rehbein, F., Baier, D., Kleimann, M., Mößle, T. (2015b). Computerspielabhängigkeitsskala (CSAS): Ein Verfahren zur Erfassung der Internet Gaming Disorder nach DSM-5. Göttingen: Hogrefe.

Rehbein, F., Kleimann, M., Mößle, T. (2010). Prevalence and risk factors of video game dependency in adolescence: results of a German nationwide survey. Cyberpsychology, Behavior, and Social Networking 13: 269–277.

Rehbein, F., Kliem, S., Baier, D., Mößle, T., Petry, N. M. (2015a). Prevalence of Internet gaming disorder in German adolescents: diagnostic contribution of the nine DSM-5 criteria in a state-wide representative sample. Addiction (Abingdon, England) 110 (5): 842–851.

Reinecke, L., Aufenanger, S., Beutel, M. E., Dreier, M., Quiring, O., Stark, B. et al. (2016). Digital Stress over the Life Span: The Effects of Communication Load and Internet Multitasking on Perceived Stress and Psychological Health Impairments in a German Probability Sample. Media Psychology, 22. March 2016. Abrufbar unter https://www.medienkonvergenz.uni-mainz.de/files/2016/03/Digital-Stress-over-the-Life-Span-The-Effects-of-Communication-Load-and-Internet-Multitasking-on-Perceived-Stress-and-Psychological-Health-Impair ments-in-a-German-Probability-Sample.pdf (abgerufen am 09. 12. 2021).

Reinecke, L., Hartmann, T., Eden, A. (2014). The guilty couch potato: The role of ego depletion in reducing recovery through media use. Journal of Communication 64: 569–589.

Restrepo, A., Scheininger, T., Clucas, J., Alexander, L., Salum, G. A., Georgiades, K. et al. (2020). Problematic internet use in children and adolescents: Associations with psychiatric disorders and impairment. BMC Psychiatry 20: 252.

Reynolds, C. M., Gradisar, M., Kar, K., Perry, A., Wolfe, J., Short, M. A. (2015). Adolescents who perceive fewer consequences of risk-taking choose to switch off games later at night. Acta paediatrica 104(5): e222-e227.

Richardson, M., Abraham, C., Bond, R. (2012). Psychological correlates of university students' academic performance: a systematic review and meta-analysis. Psychological Bulletin 138(2): 353–387.

Rideout, V., Foehr, U., Roberts, D. (2010). Generation M², Media in the lives of 8- to 18-year-olds. A Kaiser Family Foundation Study. Menlo Park, CA: Henry J. Kaiser Family Foundation. Abrufbar unter https://files.eric.ed.gov/fulltext/ED527859.pdf (abgerufen am 08. 12. 2021).

Roberts, D., Foehr, U., Rideout, V. (2005). Generation M: Media in the lives of 8- to18 year olds. A Kaiser Family Foundation Study. Menlo Park, CA: Henry J. Kaiser Family Foundation. Abrufbar unter https://www.kff.org/wp-content/uploads/2013/01/generation-m-media-in-the-lives-of-8-18-year-olds-report.pdf (abgerufen am 09. 12. 2021).

Rocket Beans (2000). Sekiro – ab 18? Warum? Anonymer Chat im Forum. Abrufbar unter https://forum.rocketbeans.tv/t/sekiro-ab-18-warum/80071 (abgerufen am 11. 01. 2022).

Rodenbeck, A. (2007). Zirkadiane Rhythmusschlafstörungen. In: H. Peter, T. Penzel, J. H. Peter (Hrsg): Enzyklopädie der Schlafmedizin. Berlin: Springer, 1324–1329.

Rörig, J.-W. (2019). Gewinnmaximierung darf nicht vor Kinderschutz stehen. Kinder- und Jugendschutz in Wissenschaft und Praxis (KJug) 2: 63.

Rose, C. A. & Tynes, B. M. (2015). Longitudinal Associations Between Cybervictimization and Mental Health Among U. S. Adolescents. The Journal of adolescent health: official publication of the Society for Adolescent Medicine 57(3): 305–312.

Roseberry, S., Hirsh-Pasek, K., Golinkoff, R. M. (2014). Skype Me! socially contingent interactions help toddlers learn language. Child Development 85, 956–970.

Rosen, L. D., Carrier, L. M., Cheever, N. A. (2013). Facebook and texting made me do it: media-induced task-switching while studying. Computers in Human Behavior 29: 948–958.

Rosen, M. L., Sheridan, M. A., Sambrook, K. A., Dennison, M. J., Jenness, J. L., Askren, M. K. et al. (2017). Salience network response to changes in emotional expressions of others is heightened during early adolescence: relevance for social functioning. Developmental Science 21(3): e12571.

Rotge, J., Guehl, D., Dilharreguy, B., Tignol, J., Bioulac, B., Allard M. et al. (2009). Metaanalysis of brain volume changes in obsessive-compulsive disorder. Biological Psychiatry 65: 75–73.

Rubinstein, J., Meyer, D., Evans, J. (2001). Executive control of cognitive processes in task switching. Journal of Experimental Psychology: Human Perception and Performance 27: 763–797.

Rüger, E., Schäffler, M., Stephan, D. & Ziehmann, I. (2008). Computerführerschein für Blinde. In: Landesmedien-zentrum Baden-Württemberg (Hsrg.): Neue Medien und Sonderpädagogik. Eine Publikation der Medienoffensiven Schule II Baden-Württemberg für Unterricht und Praxis. Karlsruhe: LMZ, 34–42.

Ruthruff, E., Pashler, H., Hazeltine, E. (2003). Dual-task interference with equal task emphasis: Graded capacity sharing or central postponement? Perception & Psychophysics 65: 801–816.

Rütten, A. & Pfeifer, K. (2016). Nationale Empfehlungen für Bewegung und Bewegungsförderung. Gefördert durch das Bundesministerium für Gesundheit. Erlangen-Nürnberg: Friedrich-Alexander Universität. Abrufbar unter https://www.sport.fau.de/files/2016/05/

Nationale-Empfehlungen-f%C3%BCr-Bewegung-und-Bewegungsf%C3%B6rderung-2016.pdf, S. 26. (abgerufen am 18. 10. 2021).

Sala, G. & Gobet, F. (2018). Cognitive training does not enhance general cognition. Trends in Cognitive Sciences 23: 9–20.

Sanbonmatsu, D., Strayer, D., Medeiros-Ward, N., Watson, J. (2013). Who Multi-Tasks and why? Multi-Tasking ability, perceived Multi-Tasking ability, impulsivity, and sensation seeking. Plos One, published online January 23, 2013. Abrufbar unter http://dx.doi.org/10.1371/journal.pone.0054402 (abgerufen am 08. 12. 2021)

Sauer, J. D., Drummond, A., Nova, N. (2015). Violent video games: The effects of narrative context and reward structure on in-game and postgame aggression. Journal of experimental psychology. Applied 21(3): 205–214.

Schaible, W. (2008). Praxisbeispiel Integration: Hilfe in der Geometrie. In: Landesmedienzentrum Baden-Württemberg (Hsrg.): Neue Medien und Sonderpädagogik. Eine Publikation der Medienoffensiven Schule II Baden-Württemberg für Unterricht und Praxis. Karlsruhe: LMZ, 43–46.

»Schau hin« Initiative des BMFSFJ, Das Erste, ZDF und AOK (2021). Wie viel ist gut für dich? Feste Bildschirmzeiten gemeinsam vereinbaren. Eine Abrufbar unter https://www.schau-hin.info/grundlagen/medienzeiten-feste-bildschirmzeiten-fuer-kinder-vereinbaren (abgerufen am 18.10.21).

Schaumburg, H. (2015). Chancen und Risiken digitaler Medien in der Schule. Medienpädagogische und didaktische Perspektiven. Im Auftrag der Bertelsmann Stiftung. Abrufbar unter https://www.bertelsmann-stiftung.de/fileadmin/files/BSt/Publikationen/GrauePublikationen/Studie_IB_Chancen_Risiken_digitale_Medien_2015.pdf (abgerufen am 29.11.21).

Schaumburg, H., Prasse, D., Tschackert, K., Blömke, S. (2007). Lernen in Notebook-Klassen. Endbericht zur Evaluation des Projekts »1000mal1000: Notebooks im Schulranzen«. Analysen und Ergebnisse. Bonn: Schulen ans Netz e. V. Abrufbar unter https://beat.doebe.li/publications/not-from-me/2007-n21evaluationsbericht.pdf (abgerufen am 03. 11. 2021).

Schenk, A. & Fremouw, W. (2012). Prevalence, Psychological Impact, and Coping of Cyberbully Victims Among College Students. Journal of School Violence 11: 21–37.

Scheithauer, H., Petras, I.-K., Petermann, F. (2020). Cyber-Mobbing. Kindheit und Entwicklung 29(2): 63–66.

Schirrmacher, F. (2010). Wie hat das Internet ihr Denken verändert? FAZ 8. Januar 2010, S. 12.

Schmidt, M. E. & Anderson, D. R. (2009). The impact of television on cognitive development and educational achievement. In: N. Pecora, J. P. Murray & E. A. Wartella (Hrsg): Children and Television: Fifty Years of Research. New York, NY: Lawrence Erlbaum Publishers, 65–84.

Schmidt, M. E., Pempek, T. A., Kirkorian, H. L., Lund, A. F., Anderson, D. R. (2008). The effects of background television on the toy play behavior of very young children. Child Development 79, 1137–1151.

Schoneveld, E. A., Malmberg, M., Lichtwarck-Aschoff, A., Verheijen, G. P., Engels, R. C. M. E. & Granic, I. (2016). A neurofeedback video game (MindLight) to prevent anxiety in children: a ran-domized controlled trial. Computers in Human Behavior 63: 321–333.

Schuhler, P. & Vogelsang, M. (2012). Pathologischer PC und Internet-Gebrauch. Eine Therapieanleitung (Therapeutische Praxis, Bd. 67). Göttingen: Hogrefe.

Schultze-Krumbholz, A., Höher, J., Fiebig, J., Scheithauer, H. (2014b). Wie definieren Jugendliche in Deutschland Cyber-Mobbing? Eine Fokus-Gruppenstudie unter Jugendlichen einer deutschen Großstadt. Praxis der Kinderpsychologie und Kinderpsychiatrie. 63(5): 361–378.

Schultze-Krumbholz, A., Zagorscak, P., Wölfer, R., Scheithauer, H. (2014a). Das Medienhelden-Programm zur Förderung von Medienkompetenz und Prävention von Cyber-Mobbing. Konzept und Ergebnisse aus der Evaluation. Praxis der Kinderpsychologie und Kinderpsychiatrie 63(5): 379–394.

Schwier, B. (2009). Unterricht mit digitalen Medien an Förderschulen. Ergebnisse einer Untersuchung vor dem Hintergrund der Anbindung sonderpädagogischer Forschung an die unterrichtliche Praxis. Empirische Sonderpädagogik 1(2): 5–17.

Seidman, L. J., Doyle, A., Fried, R., Valera, E., Crum, K., Matthews, L. (2004). Neuropsychological function in adults with attention-deficit/hyperactivity disorder. The Psychiatric clinics of North America 27(2): 261–282.

Selwyn, N. (2010). Schools and Schooling in the Digital Age. London, New York: Routledge.

Sestir, M. A. & Bartholow, B. D. (2010). Violent and non-violent video games produce opposing effects on aggressive and prosocial outcomes. Journal of Experimental Social Psychology 46: 934–942.

Shaheen, S. (2014). How child's play impacts executive function-related behaviors. Applied Neuro-psychology: Child 3: 182–187.

Shek, D. T., Tang, V. M., Lo, C. Y. (2009). Evaluation of an Internet addiction treatment program for Chinese adolescents in Hong Kong. Adolescence 44: 359–373.

Shek, D. T. & Yu, L. (2016). Adolescent Internet Addiction in Hong Kong: Prevalence, Change, and Correlates. Journal of pediatric and adolescent gynecology 29(1): 22–30.

Sherman, L. E., Greenfield, P. M., Hernandez, L. M. Dapretto, M. (2017). Peer influence via instagram: effects on brain and behavior in adolescence and young adulthood. Child Development 89: 37–47.

Sherry, J. L. (2001). The effects of violent video games on aggression. A meta-analysis. Human Communication research 27(3): 409–431.

Sherry, J. L. (2007). Violent Video Games and Aggression: Why Can't We Find Effects? In: R. W. Preiss, B. M. Gayle, N. Burrell, M. Allen, J. Bryant (Hrsg.). Mass media effects research: Advances through meta-analysis (245–262). Lawrence Erlbaum Associates Publishers.

Shimada, S. & Hiraki, K. (2006). Infant's brain responses to live and televised action. Neuroimage 32(2): 930–939.

Shin, N. (2004). Exploring pathways from television viewing to academic achievement in school age children. Journal of Genetic Psychology 165(4): 367–381.

Silk, J. S., Siegle, G. J., Lee, K. H., Nelson, E. E., Stroud, L. R., Dahl, R. E. (2014). Increased neural re-sponse to peer rejection associated with adolescent depression and pubertal development. Social cognitive and affective neuroscience 9(11): 1798–1807.

Silk, J. S., Stroud, L. R., Siegle, G. J., Dahl, R. E., Lee, K. H., Nelson, E. E. (2012). Peer acceptance and rejection through the eyes of youth: pupillary, eyetracking and ecological data from the Chatroom Interact task. Social Cognitive and Affective Neuroscience 7(1) 93–105.

Silverman, M. H., Jedd, K., Luciana, M. (2015). Neural networks involved in adolescent reward processing: An activation likelihood estimation metaanalysis of functional neuroimaging studies. Neuroimage 122, 427–439.

Sinclair, P. M., Kable, A., Levett-Jones, T., Booth, D. (2016). The effectiveness of Internet-based e-learning on clinician behaviour and patient outcomes: A systematic review. International Journal of Nursing Studies 57: 70–81.

Slusarek, M., Velling, S., Bunk, D., Eggers, C. (2001). Motivational effects on inhibitory control in children with ADHD. Journal of the American Academy of Child & Adolescent Psychiatry 40: 355–363.

Small, G. W., Moody, T. D., Siddarth, P., Bookheimer, S. Y. (2009). Your brain on google: patterns of cerebral activation during internet searching. American Journal of Geriatric Psychiatry 17: 116–126.

Smith, L. J., King, D. L., Richardson, C., Roane, B. M., Gradisar, M. (2017). Mechanisms influencing older adolescents' bedtimes during videogaming: the roles of game difficulty and flow. Sleep medicine 39: 70–76.

Smith, Z. (2019). Belügt Euch nicht! Wir haben die junge Generation verraten. Frankfurter Allgemeine Sonntagszeitung 5. Mai 2019, S. 35.

Soldatova, G., Chigarkova, S., Dreneva, A. (2019). Features of Media Multitasking in School-Age Children. Behavioral sciences (Basel, Switzerland)9(12): 130.

Sanbonmatsu, D., Strayer, D., Medeiros-Ward, N. & Watson, J. (2013). Who Multi-Tasks and why? Multi-Tasking ability, perceived Multi-Tasking ability, impulsivity, and sensation seeking. Plos One, published online: January 23, 2013. Abrufbar unter http://dx.doi.org/10.1371/journal.pone.0054402 (abgerufen am 09. 12. 2022)

Song, J., Park, J. H., Han, D. H., Roh, S., Son, J. H., Choi, T. Y. et al. (2016). Comparative study of the effects of bupropion and escitalopram on Internet gaming disorder. Psychiatry and clinical neurosciences 70(11): 527–535.

Song, K-S., Nam, S. C., Lim, H. K., Kim, J. K. (2013). Analysis of Youngsters' Media Multitasking Behaviors and Effect on Learning. International Journal of Multimedia and Ubiquitous Engineering 8(4): 191–198.

Sonuga-Barke, E. J. (2002). Psychological heterogeneity in ADHD – a dual pathway model of behaviour and cognition. Behavioural Brain Research 130: 29–36.

Sparrow, B., Liu, J., Wegner, D. M. (2011). Google Effects on Memory: Cognitive Consequences of Having Information at Our Fingertips. Science 333: 776–778.

Spence, I., Yu, J. J., Feng, J., Marshman, J. (2009). Women match men when learning a spatial skill. Journal of Experimental Psychology: Learning, Memory, and Cognition 35: 1097–1103.

Spiewak, M. (2017). Bloß nicht Offline sein. Wie verändert das Smartphone die Psyche von Teenagern? Die Zeit 9. November 2017, S. 36.

Spitzer, M. (2012). Digitale Demenz. München: Droemer.

Spitzer, M. (2014). Information technology in education: Risks and side effects. Trends in Neuroscience and Education 3(3): 81–85.

Spitzer, M. (2018). Die Smartphone-Epidemie. Gefahren für Gesundheit, Bildung und Gesellschaft. Stuttgart: Klett-Cotta.

Stäheli, U. (2021). Soziologie der Entnetzung. Berlin: Suhrkamp.

Statista (2022). Social Networks mit den meisten Nutzern weltweit 2022. Abrufbar unter https://de.statista.com/statistik/daten/studie/181086/umfrage/die-weltweit-groessten-social-networks-nach-anzahl-der-user/ (abgerufen am 01. 02. 2022).

Stevens, M. W. R., King, D. L., Dorstyn, D., Delfabbro, P. H. (2019). Cognitive-behavioral therapy for Internet gaming disorder: A systematic review and meta-analysis. Clinical Psychology & Psychotherapy 26(2): 191–203.

Stiglic, N. & Viner, R. M. (2019). Effects of screentime on the health and well-being of children and adolescents: a systematic review of reviews. BMJ Open 3;9(1): e023191.

Stockdale, L. A., Coyne, S. M., Nelson, D. A., Erickson, D. H. (2015). Borderline personality disorder features, jealousy, and Cyberbullying in Adolescence. Personality and Individual Differences 83: 148–153.

Stothart, C., Mitchum, A., Yehnert, C. (2015). The attentional cost of receiving a cell phone notifica-tion. Journal of Experimental Psychology: Human Perception and Performance 41: 893–897.

Strahler Rivero, T., Herrera Nuñez, L. M., Uehara Pires, E., Amodeo Bueno, O. F. (2015). ADHD Rehabilitation through Video Gaming: A Systematic Review Using PRISMA Guidelines of the Current Findings and the Associated Risk of Bias. Frontiers in psychiatry 6: 151.

Strobach, T., Frensch, P. A., Schubert, T. (2012). Video game practice optimizes executive control skills in dual-task and task switching situations. Acta Psychologica 140: 13–24.

Subrahmanyam, K. & Renukarya, B. (2015). Digital games and learning: identifying pathways of influ-ence. Educational Psychology 50, 335–348.

Sülzenbrück, S., Hegele, M., Rinkenauer, G., Heuer, H. (2011). The death of handwriting: Secondary effects of frequent computer use on basic motor skills. Journal of Motor Behavior 43(3): 247–251.

Suris, J. C., Akre, C., Piguet, C., Ambresin, A. E., Zimmermann, G., Berchtold, A. (2014). Is Internet use unhealthy? A cross-sectional study of adolescent Internet overuse. Swiss Medical Weekly 144: w1406.1

Suzuki, K., Asaga, R., Sourander, A., Hoven, C. W., Mandell, D. (2012). Cyberbullying and adolescent mental health. International journal of adolescent medicine and health 24(1): 27–35.

Swedish Media Council (2012). Summary of Violent computer games and aggression – an overview of the research 2000–2011. Stockholm, Swedish Media Council. Abrufbar unter https://www.isfe.eu/wp-content/uploads/2012/01/literature_review_violent_games_-_summary.pdf (abgerufen am 14. 12. 2021).

Swing, E. L., Gentile, D. A., Anderson, C. A., Walsh, D. A. (2010). Television and video game exposure and the development of attention problems. Pediatrics 126: 214–221.

SWK (2022). Digitalisierung im Bildungssystem: Handlungsempfehlungen von der Kita bis zur Hochschule. Gutachten der Ständigen Wissenschaftlichen Kommission der Kultusministerkonferenz (SWK). Abrufbar unter https://www.kmk.org/fileadmin/Dateien/pdf/KMK/SWK/2022/SWK-2022-Gutachten_Digitalisierung.pdf (abgerufen am 13. 10. 2022).

Szycik, G. R., Mohammadi, B., Münte, T. F., te Wildt, B. T. (2017). Lack of Evidence That Neural Empathic Responses Are Blunted in Excessive Users of Violent Video Games: An fMRI Study. Frontiers in psychology 8: 174.

Tahiroglu, A. Y., Celik, G. G., Avci, A., Seydaoglu, G., Uzel, M., Altunbas, H. (2010). Short-term effects of playing computer games on attention Journal of attention disorders 13(6): 668–676.

Takeuchi, H., Taki, Y., Hashizume, H., Asano, K., Asano, M., Sassa, Y. et al. (2015). The impact of television viewing on brain structures: cross-sectional and longitudinal analyses. Cerebral cortex 25(5): 1188–1197.

Tan, P. Z., Lee, K. H., Dahl, R. E., Nelson, E. E., Stroud, L.-J., Siegle, G. J. et al. (2014). Associations between maternal negative affect and adolescent's neural response to peer evaluation. Develop-mental Cognitive Neuroscience 8: 28–39.

Tan, Y., Chen, Y., Lu, Y., Li, L. (2016). Exploring Associations between Problematic Internet Use, Depressive Symptoms and Sleep Disturbance among Southern Chinese Adolescents. International Journal of Environmental Research and Public Health 13: 313.

Tannock, R. & Brown, T. E. (2000). Attention-deficit disorders with learning disorders in children and adolescents. In: T. E. Brown (ed). Attention-deficit disorders and comorbidities in children and adolescents and adults. Washington (DC): American Psychiatric Press.

Tarter, R., Vanyukov, M., Giancola, P., Dawes, M., Blackson, T., Mezzich, A., Clark, D. B. (1999). Etiology of early-age onset substance use disorder: a maturational perspective. Development and Psychopathology 11: 657–683.

Tear, M. J. & Nielsen, M. (2014) Video games and prosocial behavior: a study of the effects of non-violent, violent and ultra-violent gameplay. Computers in Human Behavior 41: 8–13.

Tergan, S.-O. (2002). Hypertext und Hypermedia: Konzeption, Lernmöglichkeiten, Lernprobleme und Perspektiven. In: L. J. Issing und P. Klimsa (Hrsg.): Information und Lernen mit Multimedia und Internet. 3. vollständig überarbeitete Auflage. Weinheim: Beltz Psychologie Verlags Union, 99–112.

Tesler, N., Gerstenberg, M., Huber, R. (2013). Developmental changes in sleep and their relationships to psychiatric illnesses. Current Opinion in Psychiatry 26: 572–579.

Thomson, M., Spence, J. C., Raine, K., Laing, L. (2008). The association of television viewing with snacking behaviour and body weight of young adults. American journal of health promotion 22: 329–335.

Thorell, L. B., Lindqvist, S., Bergman Nutley, S., Bohlin, G., Klingberg, T. (2009). Training and transfer effects of executive functions in preschool children. Developmental Science 12(1): 106–113.

Thornton, B., Faires, A., Robbins, M., Rollins, E. (2014). The mere presence of a cell phone may be distracting implications for attention and task performance. Social Psychology 45: 479–488.

Tobin, S. J., Vanman, E. J., Verreynne, M., Saeri, A. K. (2015). Threats to belonging on Facebook: lurking and ostracism. Social Influence 10: 31–42.

Tóth-Király, I., Morin, A. J. S., Hietajärvi, L., Salmela-Aro, K. (2021). Longitudinal Trajectories, Social and Individual Antecedents, and Outcomes of Problematic Internet Use Among Late Adolescents. Child Development 92(4): e653-e673.

Tremblay, M. S., LeBlanc, A. G., Kho, M. E., Saunders, T. J., Larouche, R., Colley, R. C. et al. (2011). Systematic review of sedentary behaviour and health indicators in school-aged children and youth. International Journal of Behavioral Nutrition and Physical Activity 8: 98.

Truscheit, K. (2021). Ganz ohne Unrechtsbewusstsein. FAZ 14. August 2021, S 9.

Turkle, S. (2015). Reclaiming Conversation. The Power of Talk in a Digital Age. New York: Pinguin Books.

Twenge, J. M. (2018). Me, My Selfie and I. Was Jugendliche heute wirklich bewegt. München: Mosaik.

Twenge, J. M., Cooper, A. B., Joiner, T. E., Duffy, M. E., Binau, S. G. (2019). Age, period, and cohort trends in mood disorder indicators and suicide-related outcomes in a nationally representative dataset, 2005–2017. Journal of Abnormal Psychology 128: 185–199.

Twenge, J. M., Haidt, J., Joiner, T. E., Campbell, W. K. (2020). Underestimating digital media harm. Nature Human Behaviour 4: 346–348.

Twenge, J. M., Joiner, T. E., Rogers, M. L., Martin, G. N. (2018). Increases in Depressive Symptoms, Suicide-Related Outcomes, and Suicide Rates Among U. S. Adolescents After 2010 and Links to Increased New Media Screen Time. Clinical Psychological Science 6(1), 3–17.

Ulum, H. (2021). The effects of online education on academic success: A meta-analysis study. Education and Information Technologies. Education & Information Technologies 6: 1–22.

Uncapher, M. R., Thieu, M., Wagner, A. D. (2016). Media multitasking and memory: differences in working memory and long-term memory. Psychonomic Bulletin & Review 23: 483–490.

Uncapher, M. R. & Wagner, A. (2018). Minds and brains of media multitaskers: Current findings and future directions. PNAS 115(40): 9889–9896.

University of Michigan Health System (2008). Visual gaming no replacement for real exercise science daily. ScienceDaily, March 7, 2008. http://www.sciencedaily.com/releases/2008/03/080304130751.htm (abgerufen am 06. 10. 2021).

US Department of Education & US Department of Health and Human Services (2016). Early Learning and Educational Technology Brief. http://tech.ed.gov/earlylearning (abgerufen am 06. 10. 2021).

USK Unterhaltungssoftware Selbstkontrolle (2020a). Leitkriterien der USK für die jugendschutzrechtliche Bewertung von Computer- und Videospielen. Abrufbar unter https://usk.de/die-usk/grundlagen-und-struktur/grundlagen (abgerufen am 15. 02. 2022).

USK Unterhaltungssoftware Selbstkontrolle (2020b). USK-Alterskennzeichen. Abrufbar unter https://usk.de/alle-lexikonbegriffe/category/usk-alterskennzeichen/ (abgerufen am 11. 02. 2022).

USK Unterhaltungssoftware Selbstkontrolle (2021). Jahresstatistik 2020. Berlin, Freiwillige Selbstkontrolle Unterhaltungssoftware vom 26. 01. 2021. Abrufbar unter https://usk.de/jahresstatistik-2020/ (abgerufen am 11. 01. 2022).

Uttal, D. H., Meadow, N. G., Tipton, E., Hand, L. L., Alden, A. R., Warren, C., Newcombe, N. S. (2013). The malleability of spatial skills: a meta-analysis of training studies. Psychological Bulletin 139(2): 352–402.

Vadlin, S., Åslund, C., Hellström, C., Nilsson, K. W. (2016). Associations between problematic gaming and psychiatric symptoms among adolescents in two samples. Addictive Behaviors 61: 8–15.

Van den Eijnden, R. J., Meerkerk, G. J., Vermulst, A. A., Spijkerman, R., Engels, R. C. (2008). Online communication, compulsive Internet use, and psychosocial well-being among adolescents: a longitudinal study. Developmental psychology 44: 655–665.

Vanderloo, L. M. (2014). Screen-viewing among preschoolers in childcare: A systematic review. BMC Pediatrics 14: 205.

Van der Meulen, M., Veldhuis, J., Braams, B. R., Peters, S., Konijn, E. A., Crone, E. A. (2017). Brain activation upon ideal-body media exposure and peer feedback in late adolescent girls. Cognitive, Affective, & Behavioral Neuroscience 17(4): 712–723.

Van der Schuur, W. A., Baumgartner, S. E., Sumter, S. R., Valkenburg, P. M. (2015). The consequences of media multitasking for youth: A review. Computers in Human Behavior 53: 204–215.

Vandewater, E. A., Shirn, M., Caplovitz, A. G. (2004). Linking obesity and activity level with children's television and video game use. Journal of adolescence 27: 71–85.

Van Ekris, E., Altenburg, T. M., Singh, A. S., Proper, K. I., Heymans, M. W., Chinapaw, M. J. M. (2016). An evidence-update on the prospective relationship between childhood sedentary behaviour and biomedical health indicators: a systematic review and meta-analysis. Obesity Reviews 17: 833–849.

Van Harmelen, A-L., Hauber, K., Gunther Moor, B., Spinhoven, P., Boon, A. E., Crone, E. A., Elzingaet, B. M. (2014). Childhood Emotional Maltreatment Severity Is Associated with Dorsal Medial Prefrontal Cortex Responsivity to Social Exclusion in Young Adults. PLoS ONE 9(1): e85107.

Vannucci, A. & Ohannessian, C. M. (2019). Social media use subgroups differentially predict psychosocial well-being during early adolescence. Journal of Youth and Adolescence 48: 1469–1493.

Van Rooij, A. J., Kuss, D. J., Griffiths, M. D., Shorter, G. W., Schoenmakers, M. T., van de Mheen, D. (2014). The (co-)occurrence of problematic video gaming, substance use, and psychosocial problems in adolescents. Journal of behavioral addictions 3(3): 157–165.

Verbraucherzentrale NRW (2021). Kettenbriefe – das sollten Sie beachten. Abrufbar unter https://www.verbraucherzentrale.de/wissen/digitale-welt/soziale-netzwerke/kettenbriefe-das-sollten-sie-beachten-56652 (abgerufen am 14. 02. 2022).

Verhaeghen, P. & Cerella, J. (2002). Aging, executive control, and attention: A review of meta-analyses. Neuroscience and Biobehavioral Review 26: 849–857.

Verhaeghen, P. & Salthouse, T. A. (1997). Meta-analyses of age-cognition relations in adulthood: Estimates of linear and nonlinear age effects and structural models. Psychological Bulletin 122: 231–249.

Vijayakumar, N., Cheng, T. W., Pfeifer, J. H. (2017). Neural correlates of social exclusion across ages: A coordinate-based meta-analysis of functional MRI studies. Neuroimage 153: 359–368.

Voirol, O. (2010). Digitales Selbst. Anerkennung und Entfremdung. WestEnd Neue Zeitschrift für Sozialforschung 7(2): 106–120.

Von der Heide, R., Vyas, G., Olson I. (2014). The social network-network: size is predicted by brain structure and function in the amygdala and paralimbic regions. SCAN 9: 1962–1972.

Von Hentig, H. (2002). Der technischen Zivilisation gewachsen bleiben. Nachdenken über die Neuen Medien und das gar nicht mehr allmähliche Verschwinden der Wirklichkeit. Weinheim: J. Beltz Verlag.

Von Salisch, M., Kristen, A., Oppl, C. (2007). Computerspiele mit und ohne Gewalt. Stuttgart, Kohlhammer-Verlag.

Voorveld, H. A. M. & van der Goot, M. (2013). Age differences in media multitasking: A diary study. Journal of Broadcasting & Electronic Media 57: 392–408.

Wachs, S., Bilz, L., Fischer, S. M., Wright, M. F. (2017). Do Emotional Components of Alexithymia Mediate the Interplay between Cyberbullying Victimization and Perpetration? International journal of environmental research and public health 14(12): 1530.

Wallis, C. (2010). The impacts of media multitasking on children's learning and development: Report from a research seminar. New York: The Joan Conney Center at Sesame Workshop.
Wang, B. Q., Yao, N. Q., Zhou, X., Liu, J., Lv, Z. T. (2017). The association between attention deficit/hyperactivity disorder and internet addiction: a systematic review and meta-analysis. BMC Psychiatry 17(1): 260.
Wang, H. R., Cho, H., Kim, D. J. (2018). Prevalence and correlates of comorbid depression in a nonclinical online sample with DSM-5 internet gaming disorder. Journal of affective disorders 226: 1–5.
Wang, X., & Perry, A. C. (2006). Metabolic and physiologic responses to video game play in 7- to 10-year-old boys. Archives of pediatrics & adolescent medicine 160(4): 411–415.
Wang, Z., Irwin, M., Cooper, C., Srivastava, J. (2015). Multi-dimensions of media multitasking and adaptive media selection. Human Communication Research 41: 102–127.
Warburton, S. (2012). Digital identity and social media. Hershey, PA: IGI Global.
Warnecke, T. & Kixmüller, J. (2021). Jugendliche fühlen sich digital schlecht unterrichtet. Der Tagesspiegel, 5. Mai 2021, S. 22.
Wartberg, L., Kriston, L., Thomasius, R. (2020). Internet gaming disorder and problematic social media use in a representative sample of German adolescents: Prevalence estimates, comorbid depressive symptoms and related psychosocial aspects. Computers in Human Behavior 103: 31–36.
Wartberg, L. & Lindenberg, K. (2020). Predictors of Spontaneous Remission of Problematic Internet Use in Adolescence: A One-Year Follow-Up Study. International Journal of Environmental Research and Public Health 17 (2): 448.
Watson, J. M. & Strayer, D. L. (2010). Supertaskers: profiles in extraordinary multitasking ability. Psychonomic Bulletin & Review 17: 479–485.
Weaver, E., Gradisar, M., Dohnt, H., Lovato, N., Douglas, P. (2010). The effect of presleep videogame playing on adolescent sleep. Clinical Sleep Medicine 6(2): 184–189.
Weerdmeester, J., Cima, M., Granic, I., Hashemian, Y., Gotsis, M. (2016). A feasibility study on the effectiveness of a full-body videogame intervention for decreasing attention deficit hyperactivity disorder symptoms. Games for Health Journal 5, 258–269.
Wei, H. C. & Chou, C. (2020). Online learning performance and satisfaction: Do perceptions and readiness matter? Distance Education 41(1): 48–69.
Weidenmann, B. (2009). Multimedia, Multicodierung und Multimodalität beim Online-Lernen. In: L. J. Issing und P. Klimsa (Hrsg.): Online-Lernen. Handbuch für Wissenschaft und Praxis. München: Oldenbourg, 73–86.
Weinstein, A. & Lejoyeux, M. (2020). Neurobiological mechanisms underlying internet gaming disorder . Dialogues in clinical neuroscience 22(2): 113–126.
Weinstein, A. & Weizman, A. (2012). Emerging association between addictive gaming and attention-deficit/hyperactivity disorder. Current psychiatry reports 14(5): 590–597.
Welling, S., Averbeck, I., Stolpmann, B. E., Karbautzki, L. (2014). Paducation. Evaluation eines Modellversuchs mit Tablets am Hamburger Kurt-Körber-Gymnasium. Bremen, Hamburg: ifib und Universität Hamburg. Abrufbar unter https://www.ew.uni-hamburg.de/einrichtungen/ew1/medienpaedagogik-aesthetische-bildung/medienpaedagogik/dokumente/paducation-ifib-uhh-6-2-150227-sw.pdf (abgerufen am 03. 11. 2021)
WHO World Health Organization (2018). ICD-11 for Mortality and Morbidity Statistics: 6C51 Gaming Disorder. Abrufbar unter: https://icd.who.int/browse11/l-m/en#/http%3a%2f%2fid.who.int%2ficd%2fentity%2f1448597234 (abgerufen am 08. 12. 22)
Wiater, A., Lehmkuhl, G., Alfer, D. (2020). Praxishandbuch Kinderschlaf: Grundlagen, Diagnostik, Therapie. München: Urban & Fischer Verlag/Elsevier.
Wickens, C. D. (2002). Multiple resources and performance prediction. Theoretical Issues in Ergonomics Science 3: 159–177.

Widman, L., Evans, R., Javidi, H., Choukas-Bradley, S. (2019). Assessment of Parent-Based Interventions for Adolescent Sexual Health: A Systematic Review and Meta-analysis. JAMA pediatrics 173(9): 866–877.

Wiecha, J. L., Sobol, A. M., Peterson, K. E., Gortmaker, S. L. (2001). Household television access: associations with screen time, reading, and homework among youth. Ambulatory Pediatrics 1(5): 244–251.

Wiese, J. (2011). Der große Jahresrückblick: Facebook im Jahr 2011. All Facebook.de, Social Media für Unternehmen. Abrufbar unter https://allfacebook.de/allgemeines/der-grose-jahresruck blick-facebook-im-jahr-2011 (abgerufen am 06. 12. 2021).

Wilens, T. E., Martelon, M., Joshi, G., Bateman, C., Fried, R., Petty, C., & Biederman, J. (2011). Does ADHD predict substance-use disorders? A 10-year follow-up study of young adults with ADHD. Journal of the American Academy of Child and Adolescent Psychiatry 50(6): 543–553. https://doi.org/10.1016/j.jaac.2011.01.021

Will, G. J., Crone, E. A., van Lier, P. A., Güroğlu, B. (2016). Neural correlates of retaliatory and prosocial reactions to social exclusion: Associations with chronic peer rejection. Developmental Cognitive Neuroscience 19. 288–297.

Will, G. J., van Lier, P. A., Crone, E. A., Güroğlu, B. (2015). Chronic childhood peer rejection is asso-ciated with heightened neural responses to social exclusion during adolescence. Journal of Abnor-mal Child Psychology 44: 43–55.

Williams, K. D. & Jarvis, B. (2006). Cyberball: a program for use in research on interpersonal ostracism and acceptance. Behavior Research Methods 38: 174–180.

Williams, K. R. & Guerra, N. G. (2007). Prevalence and predictors of internet bullying. The Journal of adolescent health: official publication of the Society for Adolescent Medicine 41 (6 Suppl 1): 14–21.

Wilmer, H. H., Sherman, L. E., Chein, J. M. (2017). Smartphones and Cognition: A Review of Re-search Exploring the Links between Mobile Technology Habits and Cognitive Functioning. Frontiers in Psychology 8: 605.

Wilson, J. J., Nunes, E. V., Greenwald, S., Weissman, M. M. (2004). Verbal deficits and disruptive behavior disorders among children of opiate dependent parents. American Journal on Addictions/American Academy of Psychiatrists in Alcoholism and Addictions 13(1): 1–11.

Wiradhany, W. & Koerts, J. (2019). Everyday functioning-related cognitive correlates of media multitasking: a mini meta-analysis. Media Psychology published online Nov 2019: 276–303. Abrufbar unter https://www.tandfonline.com/doi/full/10.1080/15213269.2019.1685393 (abgerufen am 09. 12. 2021).

Wise, R. A. (2003). Brain reward circuitry: Insights from unsensed incentives. In: A. W. Graham, T. K. Schultz, M. F. Mayo-Smith, R. K. Ries, B. B. Wilford (Hrsg). Principles of addiction medicine. 3rd ed. Chevy Chase (MD): ASAM, 57–71.

Wolak, J., Mitchell, K., Finkelhor, D (2007). Unwanted and wanted exposure to online pornography in a national sample of youth Internet users. Pediatrics 119(2):247–257.

Wolf, W., Levordashka, A., Ruff, J. R., Kraaijeveld, S., Lueckmann, J-M., Williams, K. D. (2015). Ostra-cism Online: A social media ostracism paradigm. Behavior research methods 47(2): 361–373.

Wölfling, K., Beutel, M. E., Bengesser, I., Müller, K. W., Batra, A. Philipsen, A. (2022). Computerspiel- und Internetsucht: Ein kognitiv-behaviorales Behandlungsmanual (Störungsspezifische Psychotherapie) (2. Aufl.). Stuttgart: Kohlhammer.

Wölfling, K., Beutel, M. E., Müller, K. W. (2016). OSV-S-Skala zum Onlinesuchtverhalten. In K. Geue, B. Strauß, E. Brähler (Hrsg.), Diagnostische Verfahren in der Psychotherapie: Diagnostik für Klinik und Praxis. Göttingen: Hogrefe, 361–366.

Wölfling, K. & Müller, K. W. (2010). Pathologisches Glücksspiel und Computerspielabhängigkeit. Bundesgesundheitsblatt – Gesundheitsforschung – Gesundheitsschutz 2010. Abrufbar unter http://www.3-med.medizin.uni-mainz.de/fileadmin/kliniken/verhalten/Dokumente/

Woelfling_Mueller_2010_Bundesgesundheitsblatt_Pathologisches_Gluecksspiel_und_Computerspielabhaengigkeit.pdf (abgerufen am 27. 01. 2022).

Wölfling, K., Müller, K. W., Dreier, M., Beutel, M. E. (2017). Short-term Treatment of Internet and Computer Game Addiction (STICA) – a randomized clinical trial. Journal of Behavioral Addictions 6: 60–60.

Wölfling, K., Müller, K. W., Dreier, M., Ruckes, C., Deuster, O., Batra, A. et al. (2019). Efficacy of Short-term Treatment of Internet and Computer Game Addiction: A Randomized Clinical Trial. JAMA Psychiatry 76(10): 1018–1025.

Wolfson, A. R. & Carskadon, M. A. (2003). Understanding adolescent's sleep patterns and school performance: A critical appraisal. Sleep Medicine Review 7: 491–506.

Wooldridge, M. B. (2016). An Ecology of Technology? Infants, Toddlers, and Mobile Screen Devices. Vancouver, BC: The University of British Columbia.

Wright, J. C., Huston, A. C., Murphy, K. C., St. Peters, M., Piñon, M., Scantlin, R., Kotler, J. (2001). The relations of early television viewing to school readiness and vocabulary of children from low-income families: the early window project. Child Development 72: 1347–1366.

Wu, S. & Spence, I. (2013). Playing shooter and driving videogames improves top-down guidance in visual search. Attention, Perception, & Psychophysics 75: 673–686.

Xavier, A. J., D'Orsi, E., de Oliveira, C. M., Orrell, M., Demakakos, P., Biddulph, J. P., Marmot, M. G. (2014). English longitudinal study of aging: can Internet/E-mail use reduce cognitive decline Journals of Gerontology Series A: Biological Sciences and Medical Sciences 69(9): 1117–1121.

Xu, S., Wang, Z., David, P. (2016). Media multitasking and well-being of university students. Computers in Human Behavior 55: 242–250.

Yamasue, H., Kasai, K., Iwanami, A., Ohtani, T., Yamada, H., Abe, O., Kato, N. (2003). Voxel-based analysis of MRI reveals anterior cingulate gray-matter volume reduction in posttraumatic stress disorder due to terrorism. Proceedings of the National Academy of Sciences (PNAS) 100(15): 9039–9043.

Yang, X., Xu, X., Zhu, L. (2015). Media multitasking and psychological wellbeing in Chinese adolescents: Time management as a moderator. Computers in human behavior 53: 216–222.

Ybarra, M. L. & Mitchell, K. J. (2004a). Online aggressor/targets, aggressors, and targets: a comparison of associated youth characteristics. Journal of child psychology and psychiatry, and allied disciplines 45: 1308–1316.

Ybarra, M. L. & Mitchell, K. J. (2004b). Youth engaging in online harassment: associations with caregiver-child relationships, Internet use, and personal characteristics. Journal of adolescence 27(3): 319–336.

Yen, J. Y., Ko, C. H., Yen, C. F., Chen, S. H., Chung, W. L., Chen, C. C. (2008). Psychiatric symptoms in adolescents with Internet addiction: comparison with substance use. Psychiatry and Clinical Neuroscience 62(1): 9–16.

Yen, J. Y., Ko, C. H., Yen, C. F., Wu, H. Y., Yang, M. J. (2007). The comorbid psychiatric symptoms of Internet addiction: attention deficit and hyperactivity disorder (ADHD), depression, social phobia, and hostility. Journal of Adolescent Health 41(1): 93–98.

Yoo, H. J., Cho, S. C., Ha, J., Yune, S. K., Kim, S. J., Hwang, J. et al. (2004). Attention deficit hyperactivity symptoms and internet addiction. Psychiatry and Clinical Neurosciences 58(5): 487–494.

Young, K. S. (1999). Internet addiction: symptoms, evaluation, and treatment. In: L. Vandecreek & L. Jackson (Hrsg.). Innovations in Clinical Practice: A source Book. Sarasota: Professional Resource Press.

Yu, L. & Shek, D. T. (2013). Internet addiction in Hong Kong adolescents: a three-year longitudinal study. Journal of pediatric and adolescent gynecology 26(3): 10–17.

Yuwono, K. & Sujono, H. (2018). The Effectiveness of E-Learning: A Meta-Analysis. Journal of Physics: Conference Series 1140(1):012024.

Zajac, K., Ginley, M. K., Chang, R., Petry, N. M. (2017). Treatments for Internet gaming disorder and Internet addiction: A systematic review. Psychology of Addictive Behaviors: Journal of the Society of Psychologists in Addictive Behaviors. 31(8): 979–994.

Zaki, J., Schirmer, J., Mitchell, J. P. (2011). Social influence modulates the neural computation of value. Psychological Science 22: 894–900.

Zdun, S. (2022). Begriffliche Eingrenzung von Cybermobbing und subjektive Belastung für Betroffene. Praxis der Kinderpsychologie und Kinderpsychiatrie 71: 141–159.

Zelazo, P. D. & Frye, D. (1998). Cognitive complexity and control: II. The development of executive function in childhood. Current Directions in Psychological Science 7: 121–126.

Zhou, F., Montag, C., Sariyska, R., Lachmann, B., Reuter, M., Weber, B. et al. (2017). Orbitofrontal gray matter deficits as marker of Internet gaming disorder: converging evidence from a cross-sectional and prospective longitudinal design. Addiction Biology 24(1): 100–109.

Zhou, Y., Lin, F., Du, Y., Qin, L. D., Zhao, Z. M., Xu, J. R., Lei, H. (2011). Gray matter abnormalities in Internet addiction: a voxel-based morphometry study. Journal of Radiology 79: 92–95.

Zierer, K. (2019a). Die Chancen und Risiken der Digitalisierung. Pädiatrie: Kinder- und Jugendmedizin hautnah 31(5): 40–44.

Zierer, K. (2019b). Digitalisierung zwischen Mythen und Wahrheiten. Wie Digitalisierung in der Schule gelingen kann. Vortrag auf dem Bremer Medienfachtag 2019. Abrufbar unter https://www.medienfachtag-bremen.de/wp-content/uploads/2020/01/Keynote_Zierer.pdf (abgerufen am 22. 04. 2022).

Zimbardo, P. G. & Gerrig, R. J. (2004). Psychologie – 16., aktualisierte Auflage. München: Pearson Studium.

Zimber, A. & Rigotti, T. (2015). Komplexe Anforderungen im Arbeitsalltag verstehen, bewerten und bewältigen. Göttingen: Hogrefe.

Zimmerman, B. J. & Schunk, D. H. (2008). Motivation: An essential dimension of self-regulated learning. In D. H. Schunk & B. J. Zimmerman (Hrsg.): Motivation and self-regulated learning: Theory, research and applications (pp. 1–30). New York, NY: Lawrence Erlbaum.

Zimmerman, F. J. & Christakis, D. A. (2005). Children's television viewing and cognitive outcomes: a longitudinal analysis of national data. Archives of Pediatrics and Adolescent Medicine 159: 619–625.

Zimmermann, O. & Schulz, G. (2007). Zensur oder öffentliche Förderung? – Computerspiele in der Diskussion. In: O. Zimmermann & T. Geißler (Hrsg.): Streitfall Computerspiele: Computerspiele zwischen kultureller Bildung, Kunstfreiheit und Jugendschutz, 16–20.

Zurcher, J. D., Holmgren, H. G., Coyne, S. M., Barlett, C. P., Yang, C. (2018). Parenting and Cyberbullying Across Adolescence. Cyberpsychology, behavior and social networking 21(5): 294–303.

Zurstiege, G. (2019). Taktiken der Entnetzung. Die Sehnsucht nach Stille im digitalen Zeitalter. Berlin: Suhrkamp.